FULL CUSTOM
DIGITALLY MANUFACTURED
LINGUAL APPLIANCE SYSTEM

フルデジタルによる カスタムリンガル矯正

治療のコンセプトとテクニック

編著■杉山晶二・広瀬圭三・居波 徹

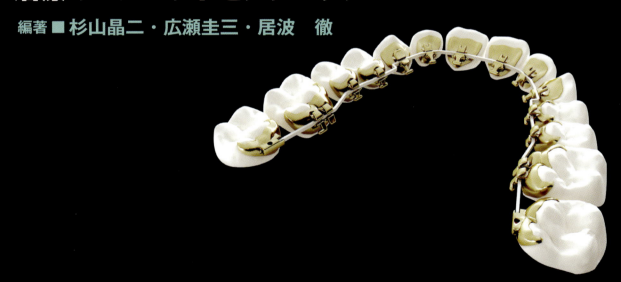

医歯薬出版株式会社

This book was originally published in Japanese
under the title of :

FURU DEJITARU NIYORU KASUTAMU RINGARU KYOSEI
—CHIRYO NO KONSEPUTO TO TEKUNIKKU
(Full Custom Digitally Manufactured Lingual Appliance System)

Editors :
SUGIYAMA, Shoji et al.
SUGIYAMA, Shoji
　　Sugiyama orthodontic office

© 2017　1st ed.
ISHIYAKU PUBLISHERS, INC.
　7-10, Honkomagome 1 chome, Bunkyo-ku,
　Tokyo 113-8612, Japan

はじめに

　1980年代以降，急速に発展したコンピュータ，デジタル技術は，われわれの社会構造や生活のあり方に劇的な変化をもたらした．現代のコンピュータ，デジタル技術のグローバルな普及と発展については，誰しもが身近に感ずることであろう．

　人類の技術革命の視点から考えると，紀元前に農業による農業革命が起こり，その後18世紀の産業革命に続き，今回のデジタルIT革命は3度目の歴史的技術革命ともいわれている．このグローバルな変化のなかで，世界中のあらゆる産業に構造変化が起きているが，当然のことながら医療分野にもその波が押し寄せてきている．矯正治療へのデジタル技術の応用はまだ初期の段階であるが，既存の矯正治療の概念や治療方法に大きなパラダイムの変化が起きることは避けられない事実であり，われわれ矯正歯科医もそのパラダイムシフトに対応してゆくことが求められていく．

　このデジタル矯正の黎明期にあたり，われわれはフルデジタルによるカスタムリンガル矯正のパイオニアとされる「Incognito」システムの概念および治療法について出版する機会を得た．われわれの蓄積してきたデジタル矯正臨床への知見が矯正治療の将来の発展に微力でも寄与できるのであれば，望外のよろこびである．

2017年8月

杉山晶二
広瀬圭三
居波　徹

フルデジタルによるカスタムリンガル矯正 ──治療のコンセプトとテクニック
contents

1 加速するデジタル技術の臨床応用　1

1. 近年のデジタル技術の普及と汎用化の意味　2
2. リンガル矯正の特性と，Incognito 開発の意義
　──デジタル化によるソリューション　3
3. Incognito のもたらす患者と術者へのメリット　3
4. Incognito システムのフィロソフィーと発展の経緯　4

2 ブラケット・チューブの構造特性　7

1. リボンワイズシステムの特性　8
2. 広範なブラケットベースとロープロファイルブラケット　8
3. 各種製作オプションの選択　8
4. デカルシフィケーション（思春期患者への適応）　10
5. Incognito システム装置の金属組成　11

3 Incognito の作製工程
──アナログとデジタル　13

① 印象採得　14
1. アナログ：シリコーン印象　14
2. デジタル：光学印象　21

② ラボへのケース情報の送付　22
1. アナログ：航空便　22
2. デジタル：Treatment Management Portal（TMP）　22

③ 工場での作製工程　23
1. アナログ：石膏模型の作製とアナログセットアップおよびスキャニング　23
2. デジタル：デジタルセットアップとセットアップチェック　23
3. 3D プリンターによるブラケット・チューブの作製　25
4. 鋳造と研磨　27
5. ベンディングロボットによるカスタムワイヤーの作製　28
6. インダイレクトボンディングトレーの作製と装着　28

COLUMN　TMP──進化を続けるデジタル管理システム　30

4 歯列のデジタル化とデジタルセットアップ　35

1. 歯列のデジタル化　36
2. アナログセットアップとデジタルセットアップ　37
3. Incognito システムのセットアップチェックと TMP　38
4. CBCT 情報を取り入れた 3D デジタルセットアップ　39

5 インダイレクトボンディング法　43

1. 3 種類の間接法用トレー　44
2. デジタル情報より作製されるクリアプレシジョントレーの優位性　44

6 リボンディング ——使用材料とリボンディング工程　51

1. ブラケット脱離調査　52
2. 脱離の原因と対応　53

7 各種結紮法と使用方法，効果　57

1. シングルタイ　58
2. オーバータイ（パワーチェーン）　58
3. リンガルリガチャ　58
4. スチールオーバータイ　59
5. パワータイ　59
6. スギヤマタイ　61
7. ティップチェーンエラスティクス　61

8 非抜歯治療のプロトコール　65

① レベリングステージ　66

1. 最初のアポイントですべての歯にボンディング可能なケース　66
2. 最初のアポイントですべての歯にボンディングすることが不可能なケース　67

② 上下顎関係改善のステージ　72
1. Angle Ⅱ級不正咬合　72
2. Angle Ⅲ級不正咬合　81

③ 空隙歯列治療時のラボオーダーフォーム　84

9 トルクコントロール　87
1. ワイヤーの位置とトルクコントロール　88
2. ワイヤーとブラケットの精密規格について　88
3. 結紮法とワイヤーサイズの差によるトルク伝達の影響　89
4. リボンワイズワイヤーとエッジワイズワイヤーとの剛性比較　90
5. リボンワイズワイヤーとエッジワイズワイヤーとの前歯部トルクの正確性の差　91

COLUMN　ティップバー　94

10 抜歯ケースのプロトコール　95
1. 日本人に多い抜歯症例　96
2. レベリングとトルク確立のステージ　96
3. 抜歯スペースの閉鎖と上下顎関係改善のステージ　104
4. フィニッシングとディテイリングのステージ　121

アンマス牽引時のメカニクスパターン　127

11 ラボオーダーフォームの記載方法　129
1. ラボオーダーフォーム　130
2. 患者情報と医院の情報　131
3. 赤枠内の記入　131
4. アーチワイヤーの注文欄　132
5. オプションに関する情報欄　134

12 装置撤去と保定装置　139
1. 装置の撤去法と使用器具　140
2. 保定装置の種類と装着　140

症例編

CASE01	前歯部に叢生を伴う軽度のローアングル Angle Ⅰ級非抜歯症例	**144**
CASE02	前歯部開咬を伴う Angle Ⅱ級抜歯症例 **150**	
CASE03	口蓋部の TAD（i-station）により水平的・垂直的固定を行った Angle Ⅱ級ハイアングル抜歯症例 **157**	
CASE04	上顎前歯部唇側傾斜を伴う Angle Ⅱ級症例 **163**	
CASE05	著しい上下顎前歯部唇側傾斜を伴う Angle Ⅱ級抜歯症例 **170**	
CASE06	思春期の Angle Ⅱ級1類抜歯症例 **176**	
CASE07	Angle Ⅱ級1類ハイアングル成人抜歯症例 **182**	
CASE08	開咬を伴う Angle Ⅱ級2類非抜歯症例 **189**	
CASE09	思春期の Angle Ⅱ級2類症例 **194**	
CASE10	骨格性下顎前突と左側偏位を伴う Angle Ⅲ級外科抜歯症例 **201**	
CASE11	上顎前歯部叢生と反対咬合を伴う Angle Ⅲ級抜歯症例 **208**	
CASE12	上下顎前歯部の叢生を伴う Angle Ⅲ級抜歯症例 **214**	

Incognito 治療の流れ　**220**
Incognito Step by Step の治療手順　**222**

文　献　**223**
索　引　**224**

1 加速するデジタル技術の臨床応用

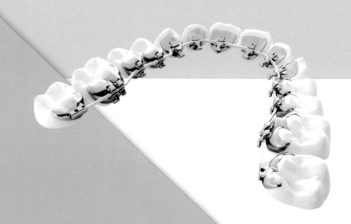

1. 近年のデジタル技術の普及と汎用化の意味

近年，デジタル技術は著しいスピードで開発，発展，普及しており，2017年の時点でデジタル技術を応用してつくられている工業製品は，われわれの身の回りに溢れている．テレビ，電話，パソコンなどはその代表例であるが，家電小売り大手のホームページをみても，そのほとんどの製品にデジタル技術が応用されている（図1）．

当然のことながら医科および歯科臨床においてもデジタル技術は数多く応用されている．医科領域の代表的なデジタル技術の応用例としてCT，MRI等のデジタル検査機器の開発が挙げられ，これらにより疾患の診断の精度は飛躍的に向上した．さらに最近ではCT，スキャナーの情報をもとにした3Dプリンター（rapid prototype machine）による人工骨や人工皮膚の造成，患者自身の細胞を培養して身体を築造するバイオプリントの試みが行われており，将来は患者自身の細胞を培養した身体修復や，腎臓などの臓器を3Dプリンターにより造成して移植することも視野に入っている（図2）．

歯科補綴領域では，1980年にチューリッヒ大学のMarmannによって，CAD/CAMシステムを応用した短時間で精度の高い修復物作製システムが発案され，現在ではSirona社より「CEREC」の製品名で，インレー，クラウン修復に広く臨床応用がなされている（図3）．

歯科矯正の分野では，デジタル技術応用の先駆けとして，1997年に米国のAlign社により，患者の口腔内模型のスキャンデータから熱可塑性樹脂製のアライナーを作製し，患者に装着させることにより不正咬合を改善する可撤式デジタル矯正治療システム「Invisalign」が考案された．このシステムによって治療された患者数は，2017年時点ですでに延べ400万人を超えており，世界中に

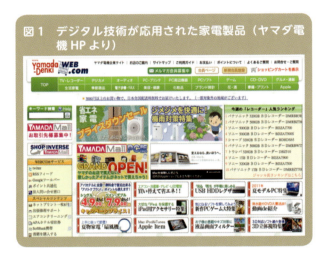

図1 デジタル技術が応用された家電製品（ヤマダ電機HPより）

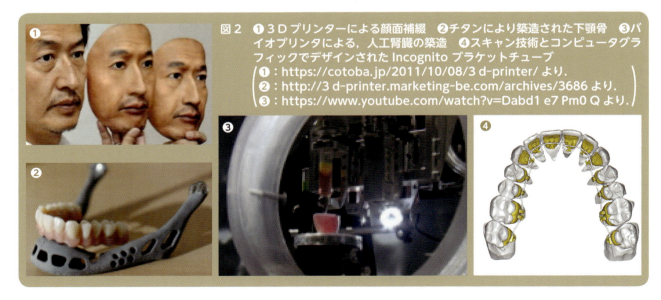

図2 ❶3Dプリンターによる顔面補綴 ❷チタンにより築造された下顎骨 ❸バイオプリンタによる，人工腎臓の築造 ❹スキャン技術とコンピュータグラフィックでデザインされたIncognitoブラケットチューブ
❶：https://cotoba.jp/2011/10/08/3d-printer/ より．
❷：http://3d-printer.marketing-be.com/archives/3686 より．
❸：https://www.youtube.com/watch?v=Dabd1e7Pm0Q より．

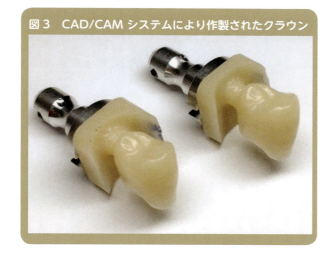

図3 CAD/CAMシステムにより作製されたクラウン

広く普及していることがわかる．Invisalignに続き，Incognitoシステムをはじめとして，suresmile，HARMONYなど多くのデジタル技術を応用した治療システムが発表・実用化されており（図4），これからもさらにデジタル技術の臨床応用は加速化していくものと考えられる．

2. リンガル矯正の特性と，Incognito開発の意義
——デジタル化によるソリューション

Incognitoシステムは，ドイツのWiechmannらにより，従来のリンガル矯正の問題点を改善すべく考案されたものである．リンガル矯正では，ラビアル矯正と比較してブラケットポジションのズレが歯の配列に大きく影響するため，歯の配列を正確に行うことが困難であった（図5）．そこで，Incognitoシステムでは，デジタル技術を応用することで，正確なブラケットポジションの再現，およびブラケットスロット，ワイヤーサイズの精度を向上させ，舌側からも正確な歯の配列を可能とした．

3. Incognitoのもたらす患者と術者へのメリット

これまで，リンガル矯正の主なデメリットとして，以下が挙げられていた．
①舌側装置による，違和感，痛み
②食事のしづらさ，咀嚼障害
③発音障害（とくに「サ行」「タ行」の不明瞭な発音）

以上の問題点の改善のため，Incognitoシステムでは装置特性としてブラケット，チューブの表面が滑らかに研磨され，個々の患者の舌側面にあわせたカスタムメイド法により，唇舌的な厚みが可能な限り薄く設計されている（図6）．その結果，リンガル矯正のデメリットであった，装置による痛みと違和感，食事のしづらさや咀嚼障害を訴える患者が減少した．発音障害に関しても，著しく改善されている．

また，ワイヤーが可及的に歯冠に近いとこ

図4 デジタル技術が応用された代表的な矯正治療システム（2016年時点）

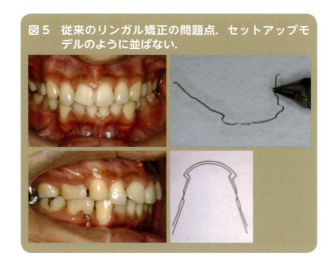

図5 従来のリンガル矯正の問題点．セットアップモデルのように並ばない．

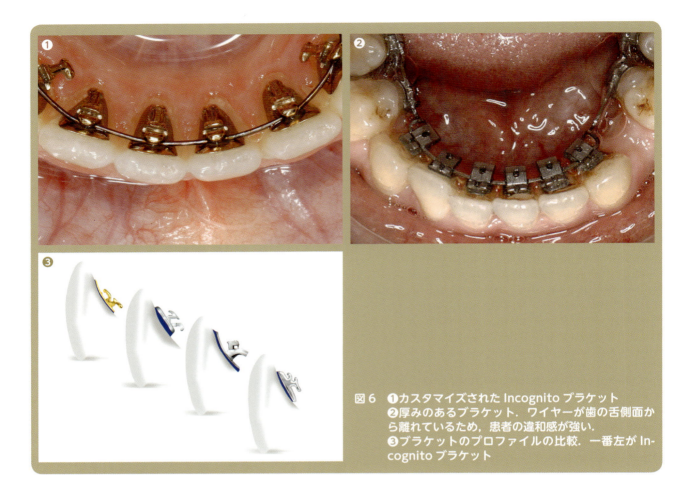

図6 ❶カスタマイズされたIncognitoブラケット
❷厚みのあるブラケット．ワイヤーが歯の舌側面から離れているため，患者の違和感が強い．
❸ブラケットのプロファイルの比較．一番左がIncognitoブラケット

ろからコントロールできるように設計されている．

図7は，カスタマイズされたブラケットと厚みのあるブラケットについて，装着する直前，後，3カ月後の違和感，発音，咀嚼，咬合の制限を比較したミュンスター大学の論文である．カスタマイズされたものが明らかに，舌のスペースの制限や，発音，咀嚼，咬合の問題が減少することを示している．

一方，リンガル矯正の術者側のメリットとして以下が挙げられる．

①デジタル情報から3Dプリンターで作製されるクリアプレシジョントレーによる，正確なブラケットポジションの実現
②3Dプリンターで作製されるブラケットと，ロボットが屈曲するワイヤーの精度の高さによる，正確な歯の移動の実現
③装置が外れた際の正確なブラケットリポジショニングが可能
④前歯部のバーティカルスロット構造特性による，抜歯ケースでの正確で強固な前歯部トルクコントロールの実現
⑤リボンワイズワイヤーの特性による，バーティカルなボーイングの防止
⑥ロボットが屈曲するワイヤーによる，チェアタイムの効率化

4. Incognitoシステムのフィロソフィーと発展の経緯

Incognitoシステムはデジタル技術を応用した，世界でもっともポピュラーなリンガル矯正システムの1つである．2016年のヨーロッパ舌側矯正学会（European Society of Lingual Orthodontics，以下，ESLO）のActive

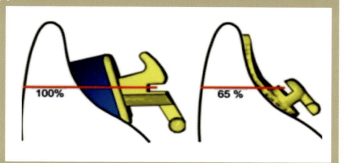

図7 カスタマイズされたブラケットと厚みのあるブラケットの比較研究．装着直前，後，3カ月後の違和感，発音，咀嚼，咬合の制限を比較したミュンスター大学の論文

- 18名の既製品リンガルブラケット（PB群）と24名のカスタマイズリンガルブラケット（CB群）を装着した被験者が比較された．
- リンガルブラケットを装着する直前（T0），装着後24時間以内（T1）および3カ月後（±1週後）（T2）に標準化されたアンケートを行った．
- CB群は，T1とT2においてPB群よりも舌の空間狭窄感，発音障害，咀嚼および咬合の障害が有意に少なかった．

Memberの診査提出ケースの7割以上がIncognitoシステムで治療されたケースであった．

Incognitoシステムが Wiechmann により公の学会で正式発表されたのは，2004年にバルセロナで開催された ESLO ミーティングであった．その学会には筆者も出席していたが，ロボットがワイヤーを屈曲する様子が映し出されると，初めて見るあまりに斬新な動画のためか，会場は驚きの静寂につつまれながらも，一部で失笑も聞かれた．一方，その後の講演者からは，矯正歯科医はワイヤーを曲げる仕事が好きだし，まともな矯正歯科

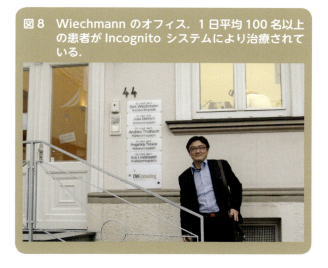

図8 Wiechmann のオフィス．1日平均100名以上の患者が Incognito システムにより治療されている．

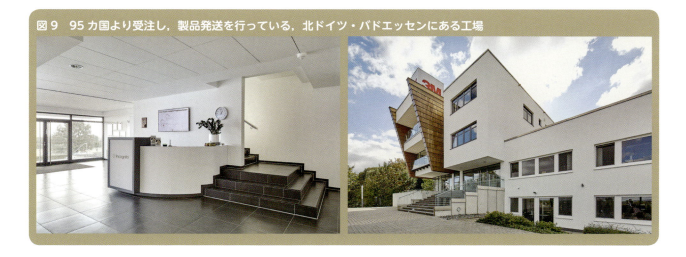

図9 95カ国より受注し，製品発送を行っている，北ドイツ・バドエッセンにある工場

医ならばロボットなどに頼る必要はないとのコメントもあった．筆者をはじめとして，聴講していた大半の矯正歯科医も同意見であり，別の世界の非現実的な矯正治療と思われたことであろう．しかしながら，現在では複数の矯正治療用製品メーカーからロボットの屈曲するカスタムワイヤーが供給され，臨床応用されていることを鑑みると，われわれが全く未知の新しい技術を容認して，その技術を使用できるようになる意識の入れ替え（パラダイムシフト）にはある程度の時間を要することがわかる．

Wiechmannのオフィスでは，1日平均100名以上の患者がIncognitoシステムにより治療されていた．その半数以上は，思春期の患者であった（図8）．

現在，延べ患者数は15万人を超え，北ドイツ・バドエッセンにある工場では，2015年時点で95カ国より受注と製品の発送を行っている（図9）．

ちなみに，日本国内でのIncognitoシステムの導入は2006年よりスタートしている．

2 ブラケット・チューブの構造特性

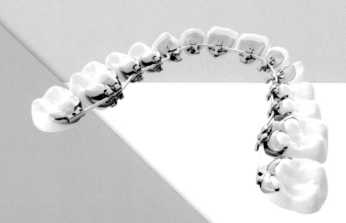

1. リボンワイズシステムの特性

Incognitoシステムで採用されている，ブラケットおよびチューブの様式は，「リボンワイズ（Ribbon VH）」と呼ばれている．これは，断面が.018×.025インチのワイヤーがフルサイズとなる寸法に設計されており，ワイヤーは前歯部（犬歯を含む）で垂直方向に挿入され，臼歯部では水平方向に挿入される方式となる．この特性により，前歯部のトルクコントロールの確立が比較的容易であり，目標としたトルク値に近い，バラツキの少ない治療結果を得ることが可能である（**図1**）．

リボンワイズシステムのもつバイオメカニクス特性を**表1**に示す．

2. 広範なブラケットベースとロープロファイルブラケット

Incognitoシステムのブラケット・チューブのベースは，舌側歯面のできるだけ広い範囲を覆うように設計されている．このことにより，ブラケットの接着力の向上と，リボンディングの際の位置再現性の向上がなされている．また，供給されるワイヤーには1stオーダーベンドが付与されており，ワイヤーが歯面にできるだけ近く位置するように設計がなされている．

3. 各種製作オプションの選択

Incognitoシステムでは，ブラケット・チューブを個別に設計，作製できるため，以下の各種オプションを選択することができる．

① イージーインサーション（**図2**）：チューブの近心咬合面側が一部開口している設計により，ワイヤー挿入が容易になる．
② ロングチューブ（**図3**）：チューブの近遠心径が標準より長く設計されており，ローテーションのコントロール性が向上するが，ワイヤーとの摩擦は大きくなる．
③ スプリントユニット（**図4**）：移動したくない複数の歯を連結して設計することができる．図では第二小臼歯～第二大臼歯が連結されている．
④ リンガルシース付きキャスティングリング（**図5**）：パラタルバー等を使用する際，脱離に対する抵抗力を増すための構造で，歯冠周囲をカバーするが隣接面は覆わない．
⑤ オクルーザルパッド，ハーフオクルーザルパッド（**図6**）：歯冠が完全に萌出し

図1 .018×.025インチのワイヤーがフルサイズとなる寸法に設計されている．

前歯部　臼歯部

表1 リボンワイズシステムのバイオメカニクス特性

■ 前歯部　バーティカルスロット（垂直方向）について

利点	・捻転，叢生の改善が早い ・前歯部のトルクコントロールが正確にできる
欠点	・前歯部のアンギュレーションコントロールが効きにくい

■ 臼歯部　ホリゾンタルスロット（水平方向）について

利点	・ワイヤーの挿入が容易 ・臼歯部のアンギュレーションコントロールが容易 ・抜歯ケースでのバーティカルなボーイングが出現しにくい
欠点	・臼歯部のトルクコントロール，ローテーションコントロールが効きにくい ・.0182×.0182 βチタンワイヤーによる臼歯部のトルクコントロールは不可能

2 ブラケット・チューブの構造特性

ていない場合,または舌側の臨床歯冠の面積が小さい場合に,接着力を増加させるために咬合面を覆うオクルーザルパッド,ハーフオクルーザルパッドを選択することができる.過蓋咬合などで前歯部の咬合挙上を行う目的でも使用する.

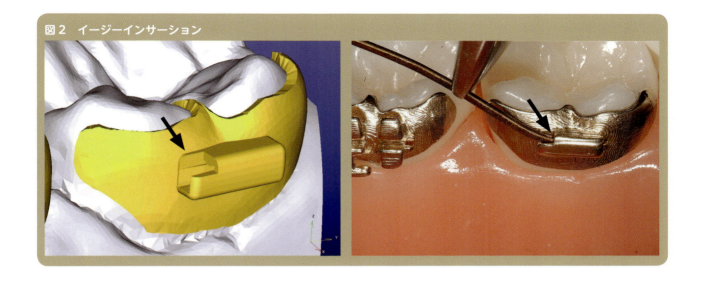
図2 イージーインサーション

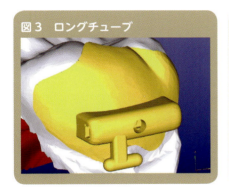
図3 ロングチューブ

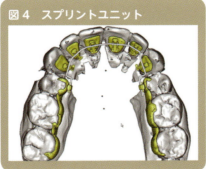
図4 スプリントユニット

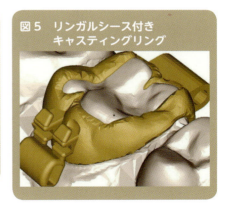
図5 リンガルシース付きキャスティングリング

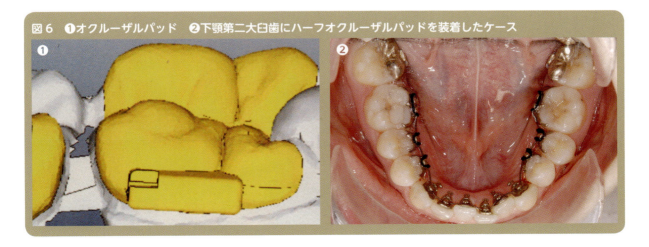
図6 ❶オクルーザルパッド ❷下顎第二大臼歯にハーフオクルーザルパッドを装着したケース

4. デカルシフィケーション（思春期患者への適応）

　Incognitoシステムの特性の1つとして，ラビアル矯正と比較して歯の脱灰（デカルシフィケーション）リスクが減少する，という報告がなされている．2010年のEurope Journal of Oral Science誌に，ラビアル矯正とIncognitoシステムにおける治療後のカリエス罹患率の差に関する調査論文が投稿された（図7）．

　図8は，上顎をIncognitoシステム，下顎をラビアル矯正で治療を行った後，装置を撤去したときの写真である．上顎では歯冠の脱灰は認められなかったが，ラビアル矯正で治療を行った下顎では，多くの脱灰部位が認められた．

　この報告は，①脱灰されている部位（ホワイトスポット）の矯正治療前後の変化と，②脱灰部分の光誘導蛍光量が定量的に減少することを利用した，光誘導蛍光量の矯正治療前後の変化について，ラビアル矯正とIncognitoシステムによる治療群を比較したものである（図9）．結論として，ラビアル矯正で治療を行った患者の歯面に認められたホワイトスポットは，Incognitoシステムによる治療群の4.8倍多く認められた．また，光誘導蛍光量については，ラビアル矯正の治療群ではIncognitoシステムによる治療群の10.6倍の減少量を認めた．脱灰の原因論から考察するに，リンガル矯正では装置の近くに常に可動する舌があり，また唾液腺の数も唇側と比較して数多く存在するため，プラークの洗浄作用も大きいことが考えられる．このことから，ヨーロッパではIncognitoシステムでの矯正治療を受診する患者の低年齢化が進み，Wiechmannのオフィスでは思春期患者の比率が非常に高い．

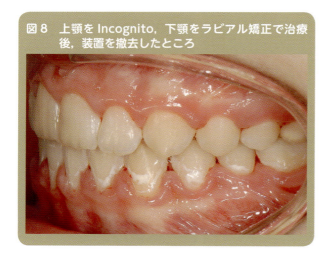

図7　ラビアル矯正とIncognitoシステムにおける治療後のカリエス罹患率の差に関する調査論文
（Europe Journal of Oral Science, 2010）

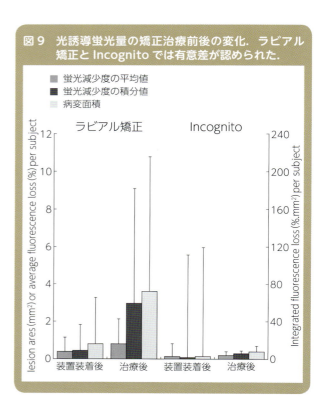

図8　上顎をIncognito，下顎をラビアル矯正で治療後，装置を撤去したところ

図9　光誘導蛍光量の矯正治療前後の変化．ラビアル矯正とIncognitoでは有意差が認められた．

基本的にリンガル矯正では，唇側のエナメル質に目につくようなカリエスをつくることはなく，これはとくにプラークコントロールの不良な思春期患者の矯正治療には大きなメリットとなる．このデカルシフィケーション効果は，「装置が見えない」という審美的な優位性とは全く違ったIncognitoシステムのメリットである．

5. Incognito システム装置の金属組成

Incognitoシステムのブラケット・チューブの金属組成は，AuとAgが組成の60％以上を占め，Pt，Pd，Cu，Zn，Irが数％含まれる．

Auの割合が多い理由は，鋳造変型を少なくするためである．また，貴金属組成の割合が多いことで，金属アレルギーの出現も少ない．

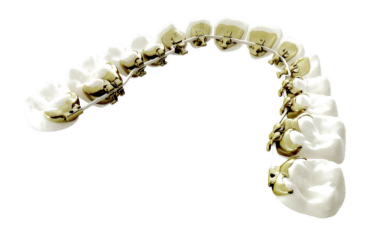

3 Incognito の作製工程
── アナログとデジタル

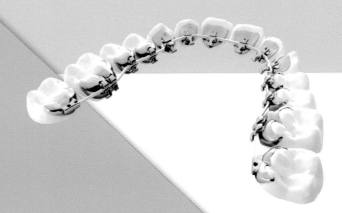

1 印象採得

1. アナログ：シリコーン印象

①精密印象のプロトコール

Incognito は，補綴物のクラウン，インレーのように非常に精密な装置で，個々の歯面に合わせて作製されるフルカスタムメイドの矯正装置である．

デジタル技術を駆使して精密な装置を作製する Incognito では，印象はラボの作業工程上，重要な要素である．印象の質によりブラケットのポジショニングのずれや脱離などを生じる可能性があり，治療過程が大きく左右される．したがって，正確な印象採得が必須になる．

印象の手順は以下のとおりである．
1) 歯面の完全なクリーニング
2) 舌側歯面の乾燥（唾液のコントロールが重要．とくに下顎大臼歯の舌側）
3) 印象時の舌のポジションの指示
4) 親水性のシリコーン印象材で連合印象（ライトボディの印象材が均一に十分な量になるように注意する）

図 1 のように，模型に気泡があり，歯頸部が明瞭に再現できていない場合は精密な装置が作製できない．これはアルジネートで採ったものであるが，模型の表面には気泡や粗れがみられる．アルジネートは矯正治療の世界ではスタンダードな材料だが，歯列全体をきれいに採得することは難しく，気泡や粗れを含む問題ある模型になる．

まず印象採得前に，舌側面のプラーク，歯石が認められる場合は除去する．ブリッジのポンティックの下など印象材の除去が困難な部位はあらかじめブロックアウトする．

つづいて，患者に矯正治療の既往があるかどうかを質問する．その際，フィックスリテイナーをつけていなかったかも確認し，既往があれば，残存レジンがないかチェックする（図 2-❶）．下顎の臼歯部の舌側面にはプラークが残りやすいので，歯頸部までしっかり清掃する（図 2-❷）．

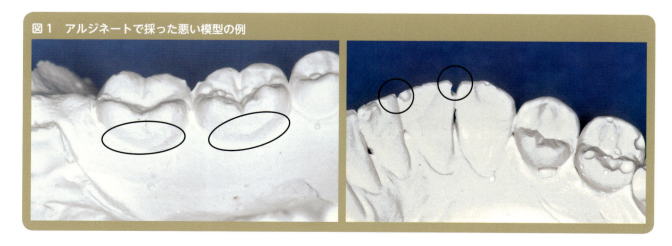

図 1　アルジネートで採った悪い模型の例

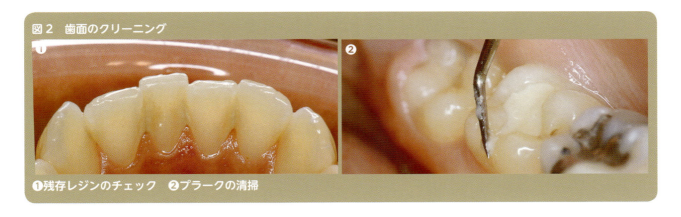

図2 歯面のクリーニング
❶残存レジンのチェック　❷プラークの清掃

　クリーニングが終了したら，トレーを試適して患者の歯列のサイズに適合したものを選び（図3），シリコーン印象材を使用する．
　叢生の強い症例では個人トレーを推奨するが，作製の際，できる限り歯面とトレーとの間隙を小さくし，クリアランスを2mm設けるとよい（図4）．
　トレーの種類と変形量の関係を図5に示す．

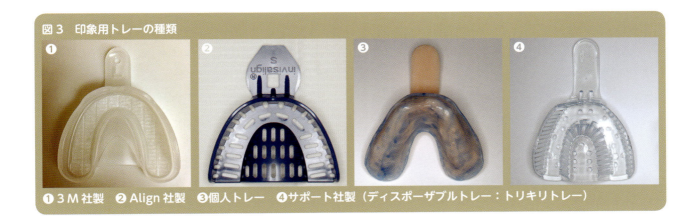

図3 印象用トレーの種類
❶3M社製　❷Align社製　❸個人トレー　❹サポート社製（ディスポーザブルトレー：トリキリトレー）

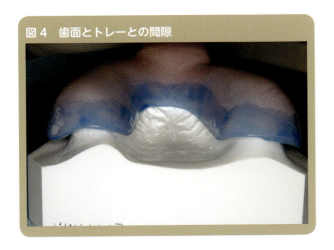

図4 歯面とトレーとの間隙

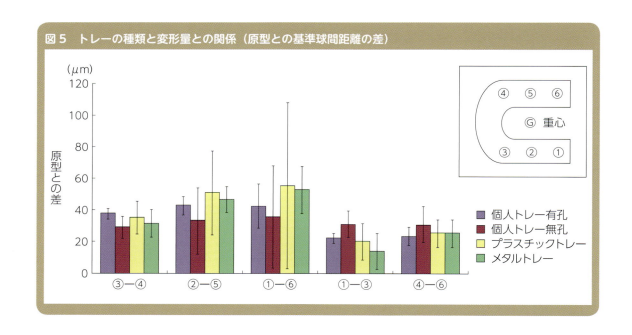

図5 トレーの種類と変形量との関係（原型との基準球間距離の差）

②シリコーン印象法について

　Incognitoでは，完全な模型を採取するために，補綴処置時に使用する2フェーズシリコーン印象材を採用する（**図6**）．ここを妥協すると，後でポジショニングエラーを起こすことになる．

　2フェーズシリコーン印象では，最初にAとBのパテがあるヘビーボディタイプの印象材（ミキシングタイプ）を使い，その後，流れのよいライトボディタイプを使用する．

　シリコーン印象の方法には，1回法と2回法がある．

　2回法は，最初にヘビーボディ印象，その後，余剰印象材をトリミングして二次印象（ライトボディ印象）を行う．

　1回法は，トレーにヘビーボディタイプ，口腔内に二次印象材（ライトボディタイプ）を同時注入して1回で印象する．

　インジェクションは冷蔵保存しておくと，硬化時間が延伸するため，余裕をもって操作ができる．

　精密印象に必要な材料は，一次印象材，二次印象材，トレー，咬合採得材である．

　ここで，印象材の選択のポイントを示す．

1) すぐれた弾性回復

　弾性回復にすぐれているということは，印象材のちぎれや変形の防止につながるため，叢生の多い歯列に適し，また装置の適合性の向上に貢献する．

2) すぐれた親水性

　親水性にすぐれているということは，細部への印象材の流れ込みが良好なので歯頸部の印記が明瞭となる．

　また，防湿が困難な部位へも到達しやすいため，舌側歯面に適応できる．

　親水性の指標となるものは接触角である．**図7**に東京歯科大学歯科理工学講座でおも

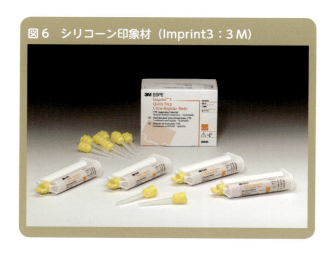

図6　シリコーン印象材（Imprint3：3M）

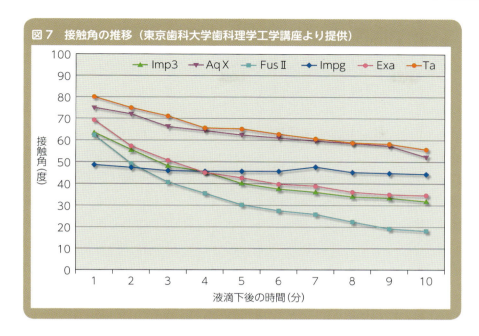

図7 接触角の推移（東京歯科大学歯科理工学講座より提供）

な4つの印象材について調査した結果を示す．接触角が大きいということは，つまり親水性が高いことを表し，親水性が高い印象材ほど湿潤下での印象採得に適している．

印象材のチェックポイントを以下に示す（図8）．

①トレーと印象材の剝がれはないか．
②印象の引けや破れがないか．
③歯頸部マージンが明瞭であるか．
④最後臼歯がトレーに納まっているか．
⑤トレーが露出していないか．

Incognitoのオーダー時に，部分印象を一緒に送付することで再印象を回避できる場合があるが，この場合，デジタルセットアップは利用できない．

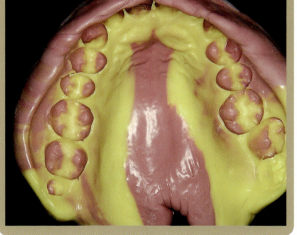

図8 印象材のチェックポイント ①トレーからの剝がれ ②印象の引けや破れ ③歯頸部マージン ④最後臼歯の納まり ⑤トレーの露出

③再印象

再印象の原因はおもに3つ挙げられる（図9）．

1) 歯面状態の確認不足
   原因：修復物の下に齲蝕があり，ステップができていた（図10-❶）．
   対策：印象採得前に各歯面の状態をミラーで確認する．

   原因：歯面に接着材が付着した状態で印象採得されていた（図10-❷）．
   対策：印象採得前に各歯面をミラーで確認する．

2) トレーサイズの不適合
   原因：印象用トレーのサイズが小さいため臼歯部が採れていない（図11-❶）．
   対策：トレーの試適を行い，適切な大きさのものを選択しておく．

原因：臼歯部の印象材が不足している（図11-❷）．
対策：十分な量の印象材を使用する．
原因：トレーと歯面が接触している（図11-❸）．
対策：印象採得前にトレーの適合をチェックする．

3）細部の再現性不足

原因：唾液が貯留したまま印象採得した（図12-❶）．
対策：防湿を徹底する．親水性に優れる印象材を使用する．

原因：一次印象と二次印象の癒合不足（図12-❷）．
対策：二次印象の前に一次印象の表面を乾燥させる，親水性に優れた印象材を用いる，他社メーカーの印象材を混ぜて使わない，などが考えられる．
原因：トレーを圧接する際に気泡を巻き込んだ（図12-❸）．
対策：トレーを垂直方向に10秒ぐらいかけて押し込んだり，歯頸部にあらかじめ印象材を行き渡らせたりする．

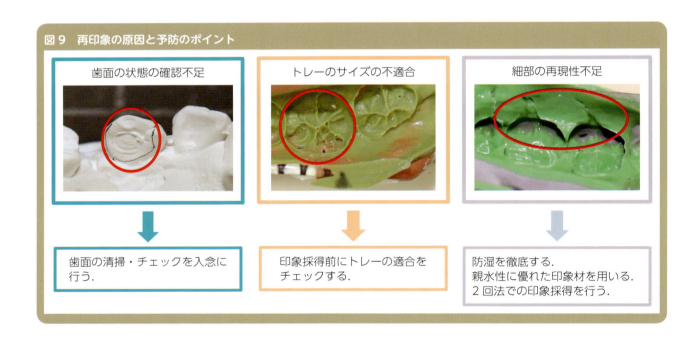

図9　再印象の原因と予防のポイント

3 Incognitoの作製工程

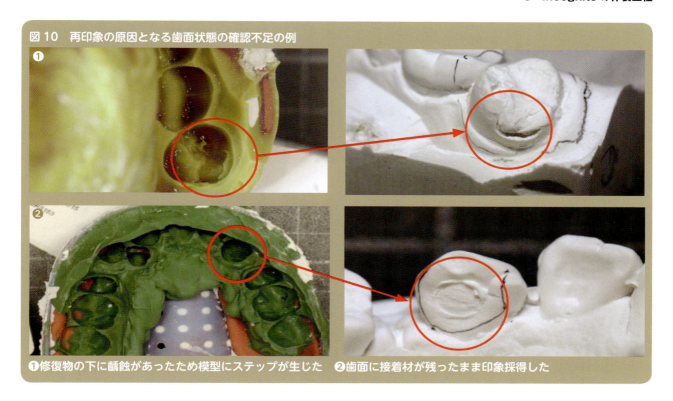

図10　再印象の原因となる歯面状態の確認不足の例
❶修復物の下に齲蝕があったため模型にステップが生じた　❷歯面に接着材が残ったまま印象採得した

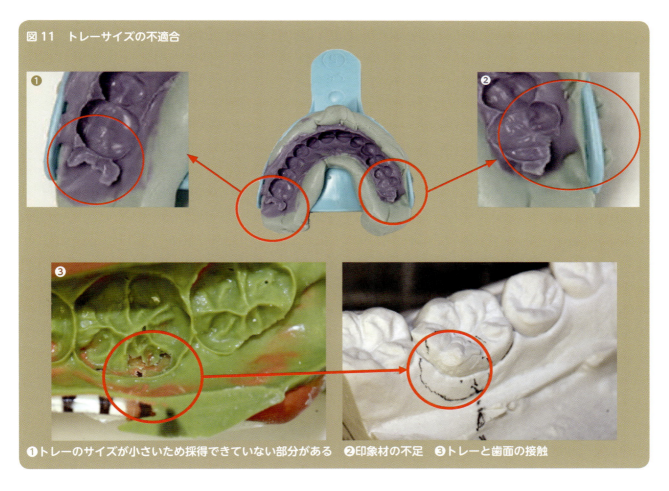

図11　トレーサイズの不適合
❶トレーのサイズが小さいため採得できていない部分がある　❷印象材の不足　❸トレーと歯面の接触

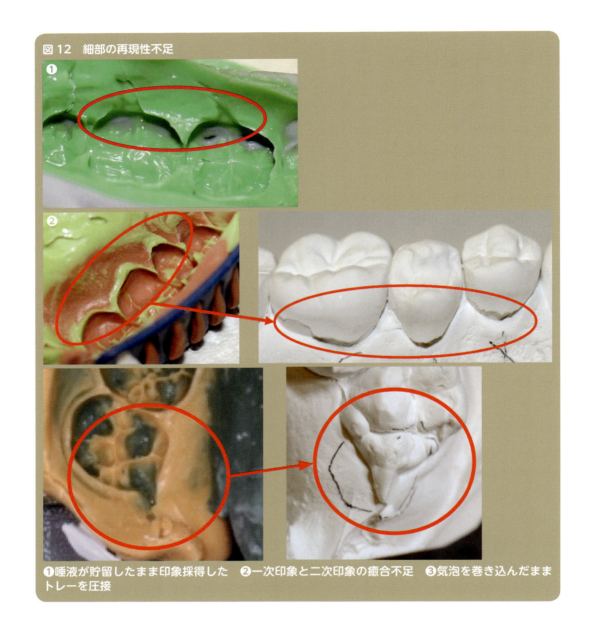

図12 細部の再現性不足

❶唾液が貯留したまま印象採得した　❷一次印象と二次印象の癒合不足　❸気泡を巻き込んだままトレーを圧接

④咬合採得

アナログセットアップモデルの作製時，咬合器に模型を装着する際のバイトを，咬合採得用ビニルシリコーン印象材を用いて中心咬合位で採得する（図13）．

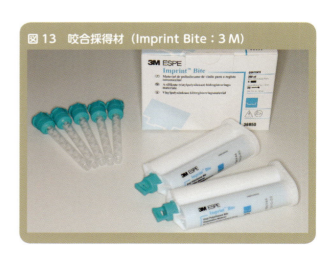

図13 咬合採得材（Imprint Bite：3M）

2. デジタル：光学印象

矯正治療に応用されている光学スキャナーは，3M社のトゥルーディフィニションスキャナー（**図14**），Orametrix社のオラスキャン，3 shape社のTrios，Align社が採用しているiTero等がある．

3M社のトゥルーディフィニションスキャナーは，192個のLEDと3個のCCDカメラを搭載した口腔内スキャナーであり，1秒に20コマの動画撮影を行うことができる．精度の高い光学印象採得を行うことができ，得られた三次元デジタルデータは最適化，圧縮後，LANにて3M社のサーバーを経由して，歯科技工所にダウンロードされる．スキャンに要する時間は，片顎約10分で，シリコーン印象と大体同じ時間で採取することが可能である．

図15は各社光学スキャナーの正確性についての比較である．光学スキャナーは新製品が目白押しで，よりシンプルに，速く，正確にスキャンできる器械がトピックである．

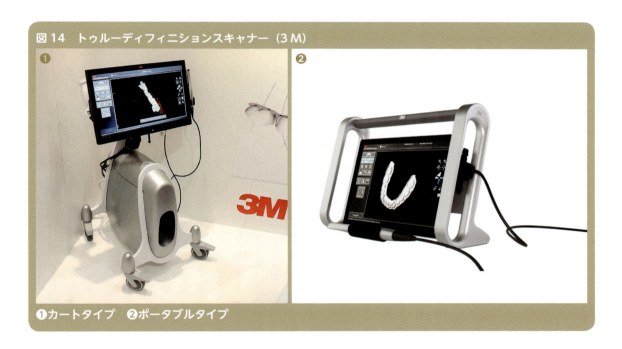

図14　トゥルーディフィニションスキャナー（3M）
❶カートタイプ　❷ポータブルタイプ

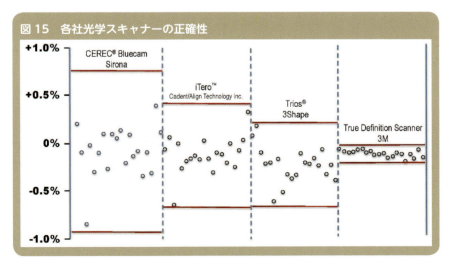

図15　各社光学スキャナーの正確性

2 ラボへのケース情報の送付

1. アナログ：航空便

上下のシリコーン印象（ハーフリンガル矯正の場合は対合歯列模型も），中心咬合位の咬合採得材，アナログラボオーダーフォームをIncognitoデジタルオペレーションへ送付する．その後，航空便でドイツ・バドエッセンへ送付される．

バドエッセンの工場で作製された製品は，注文後約6～7週間で納品される．

2. デジタル：Treatment Management Portal（TMP）

TMPのデジタルラボオーダーフォームの記入後，光学印象のデータとともにオンライン上で装置を発注する（図16）．

TMPとは，自身のIncognitoの全症例の履歴を一元管理して，どの症例がどこまで進んでいるかを確認することができるソフトウェアである．

歯科医師が依頼をしたセットアップに関して，何を変更されたかが確認しやすく，セットアップの分析も現行の3D pdfより綿密に行うことができる．

使えば使うほど，テンプレート上でのオーダーが簡便になる．また，装置作製の進捗状況が確認でき，セットアップレビューがやりやすくなり，納期の短縮が期待できるなど，メリットは多い．光学印象とTMPを組み合わせると，オーダーから納品までだいたい5週間前後である．

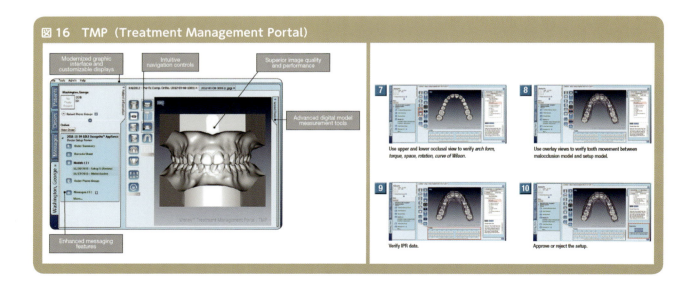

図16 TMP（Treatment Management Portal）

3 工場での作製工程

1. アナログ：石膏模型の作製とアナログセットアップおよびスキャニング

シリコーン印象がバドエッセンの工場に到着した後，以下の工程で作製が行われる（**図17**）．
① 印象状態のチェック
② 石膏注入
③ セットアップ用とコア作製用の2つの模型作製（2度注ぎ）
④ セットアップモデルの作製（1度目注ぎ模型）．SAM咬合器も選択可
⑤ セットアップモデルの3Dスキャニング

2. デジタル：デジタルセットアップとセットアップチェック

セットアップは，歯科医師のプリスクリプションに基づいて行われ，叢生の改善にあたり，抜歯を行うのか，非抜歯で拡大して行うのか指示をもらう必要がある．

図17 石膏模型の作製〜スキャニング

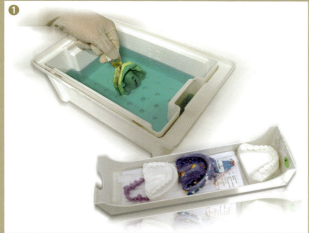
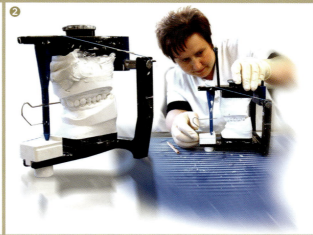
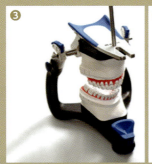
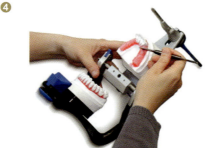
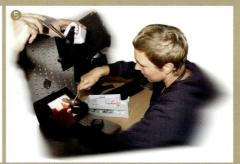

❶印象状態のチェック，石膏注入　❷セットアップ用とコア作製用の模型作製　❸❹セットアップモデル作製　❺セットアップモデルのスキャニング

図18 ❶デジタルセットアップ ❷3D画像上でのオリジナルとセットアップの重ね合わせ

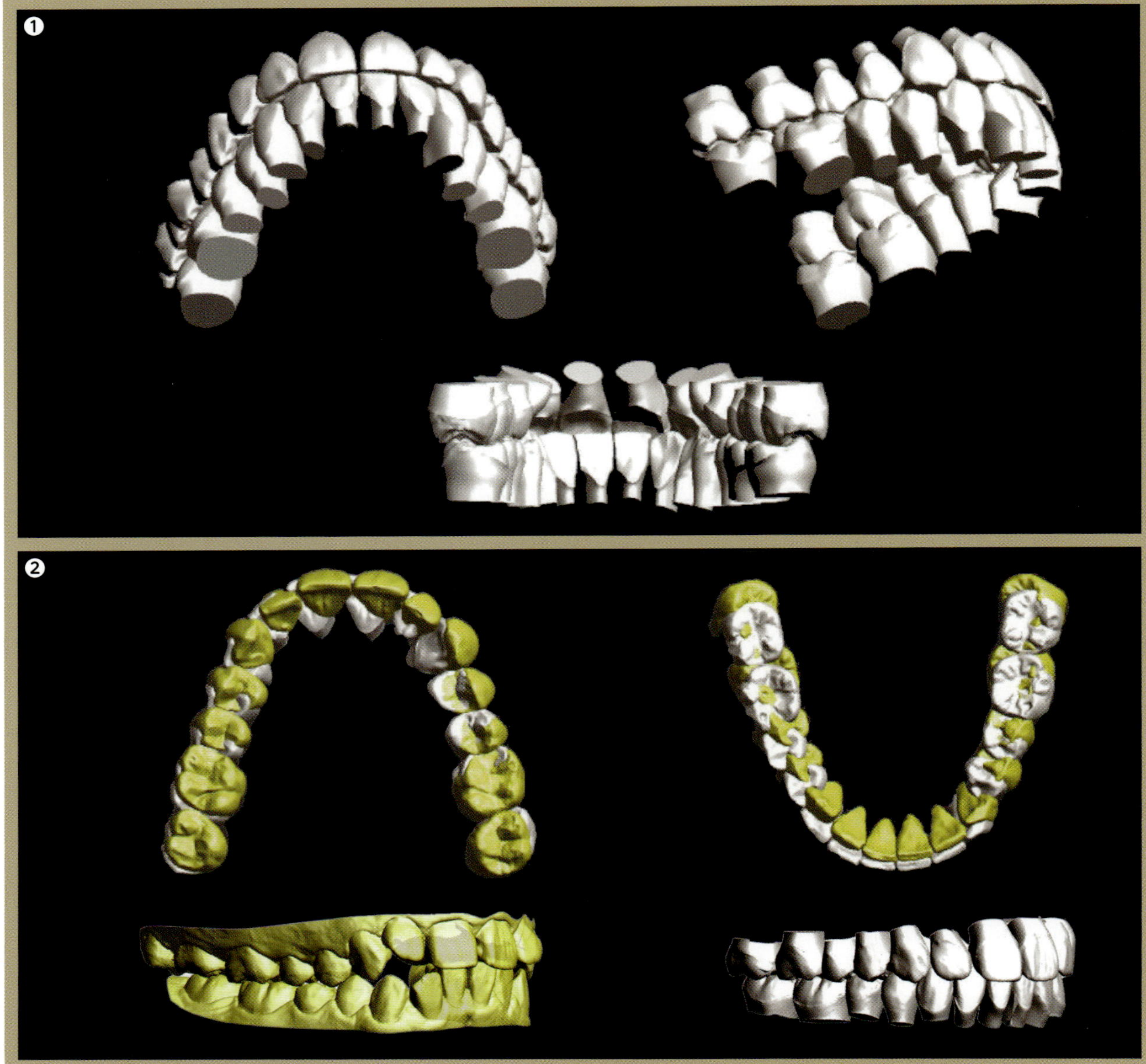

　そこで，デジタル情報により治療ゴールを視覚化し，歯科医師と歯科技工士，患者が共有する（図18）．一般に，会話による情報は翌日には40％失われるが，視覚による情報は80％記憶に残るといわれる．

　視覚を用いたカウンセリングは治療進行をよりスムースに成功へ導く．

　また，歯冠情報のみならず，CBCTデータによる歯根情報と皮質骨との位置関係を加味することにより理想的なセットアップが可能となる（図19）．

　スタンダードエッジワイズ法の時代はベンディング，ストレートワイヤー法の時代はポジショニング，デジタルの時代はコンピュータが治療成功の鍵となる．

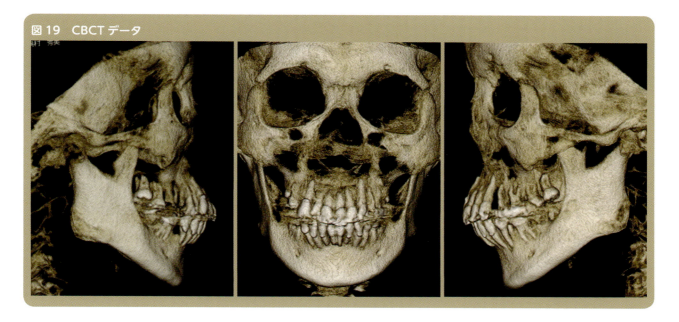

図19 CBCTデータ

3. 3Dプリンターによる
　　ブラケット・チューブの作製

　パソコン上でブラケットベースとなるパッドの範囲を設定後，テンプレート化されたブラケットをパッドに位置決めし（CAD），1st，2nd，3rdオーダーベンドを組み込んだワイヤーの設計を行う（図20）．

　発音障害の少ない，薄くて快適なブラケットがCAD/CAMにより作製され，カスタマイズされたワイヤーはベンディングロボットにより屈曲される．

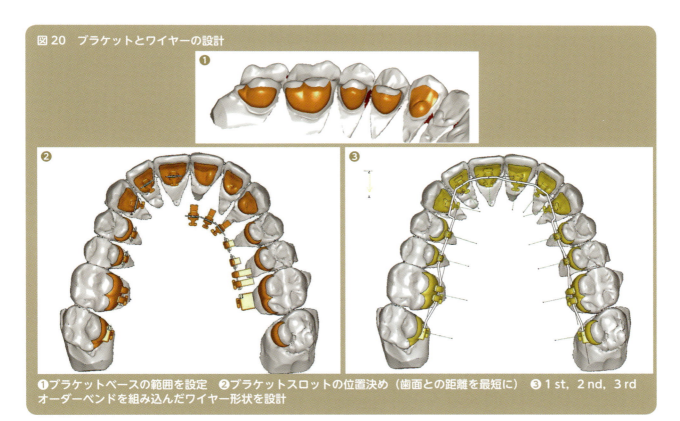

図20 ブラケットとワイヤーの設計
❶ブラケットベースの範囲を設定　❷ブラケットスロットの位置決め（歯面との距離を最短に）　❸1st，2nd，3rdオーダーベンドを組み込んだワイヤー形状を設計

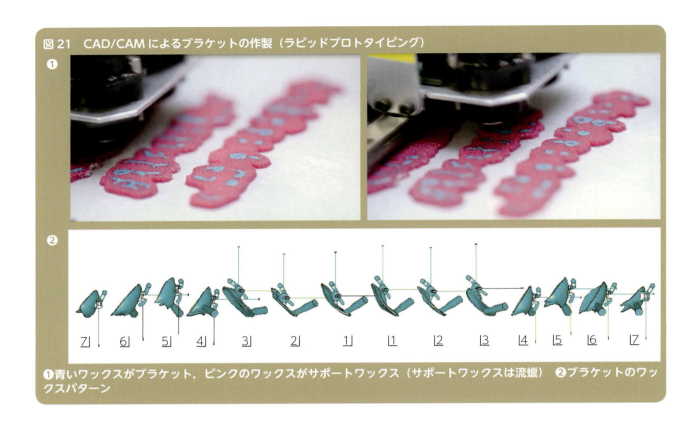

図21　CAD/CAMによるブラケットの作製（ラピッドプロトタイピング）

❶青いワックスがブラケット，ピンクのワックスがサポートワックス（サポートワックスは流蠟）　❷ブラケットのワックスパターン

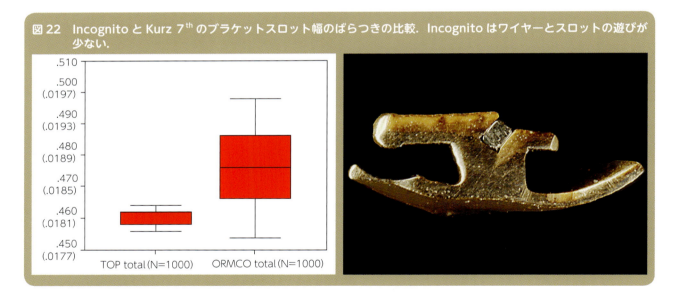

図22　IncognitoとKurz 7[th]のブラケットスロット幅のばらつきの比較．Incognitoはワイヤーとスロットの遊びが少ない．

　CAD/CAMによるブラケット・チューブの作製では，ラピッドプロトタイピングによるワックス築造によりワックスパターンへ変換（CAM）される（図21）．

　図22のグラフは，IncognitoとKurz 7[th]のブラケットのスロット幅をそれぞれ1,000個計測したグラフで，Kurz 7[th]のスロット幅の平均は.0187，Incognitoの平均は.0181であった．バラツキの範囲は，Kurz 7[th]で.0183〜.0197，Incognitoでは，.0180〜.0183であった．結論としては，Kurz 7[th]ではワイヤーとブラケット幅に遊びが出てしまうので，垂直的なコントロールをするのにバラツキが出てしまう．

Incognitoにゴールドを使用している理由は，ハイプレシャスメタルのゴールドは鋳造時の変形が非常に小さいからである．それに対してステンレススチールの鋳造時の変形はゴールドに比べて非常に大きく，また酸化膜が生成されるために寸法変化が大きくなる．

European Journal of Orthodonticsにロンドン大学・Mcdonaldが投稿した論文では，ステンレススチールのデーモンブラケットのスロットサイズは平均で10％オーバーサイズであった．.022スロットでは.024の幅になり，これではリンガル矯正で使用できる精度ではない．

4．鋳造と研磨

鋳造後，炉から取り出した後，粗研磨，最終研磨の順で研磨が行われる（図23）．

研磨の次は最終調整となる．

すべてのスロットサイズをゲージを使用してチェックし，補正する（図24）．

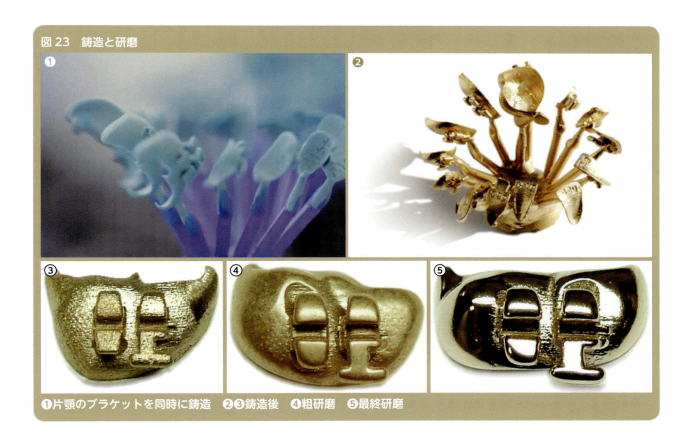

図23　鋳造と研磨
❶片顎のブラケットを同時に鋳造　❷❸鋳造後　❹粗研磨　❺最終研磨

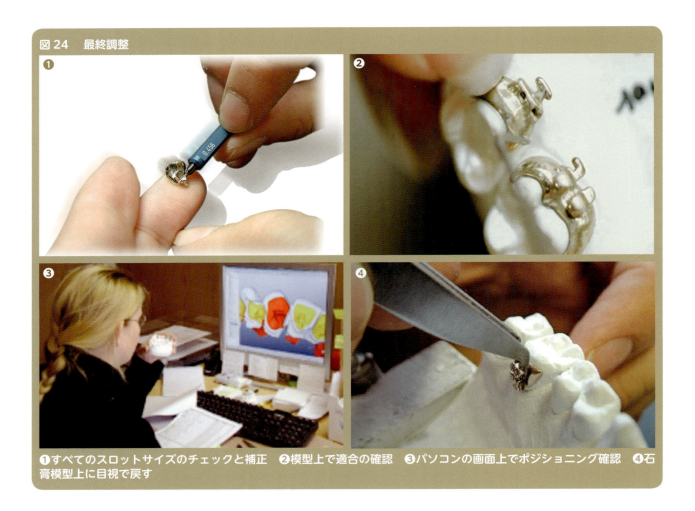

図24 最終調整
❶すべてのスロットサイズのチェックと補正　❷模型上で適合の確認　❸パソコンの画面上でポジショニング確認　❹石膏模型上に目視で戻す

5. ベンディングロボットによるカスタムワイヤーの作製

　ブラケットは既存の装置に比して患者の快適性を考慮して限りなく薄く作製され，個々の歯のオフセットはカスタマイズされたワイヤーにより調整される．ワイヤーはサイズ，形状のリクエストが可能で，デジタル方式のロボットにより作製される．

　ワイヤーベンディングロボット（図25）は複雑なワイヤーを短時間に簡単に作製することが可能であり，歯科技工士によりテンプレート上で修正される（図26）．

　フィニッシングステージにおいて，ステップアップダウン，インアウト，アンギュレーションを付与したカスタムワイヤーをオーダーできる．

6. インダイレクトボンディングトレーの作製と装着

　アナログトレーの場合，ブラケットベースへのロカテック処理後，接着面へ2層のボンディング材を塗布し，コンピュータ画像をもとに不正咬合模型（2度注ぎ模型）へブラケットをポジショニングした後，2種類のシリコーン樹脂を使用してトレーを作製する（図27）．

　デジタルトレーの場合は，3Dプリンターを使い，CAD/CAMデータから直接クリアプレシジョントレーを作製する．できあがったブラケット・チューブをトレーにはめ込むことになる（図28）．歯科技工士がブラケットを不正咬合模型に戻す際の人的エラーがなくなることがメリットである．

3 Incognito の作製工程

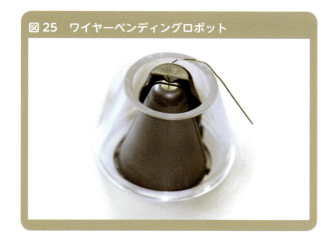

図25　ワイヤーベンディングロボット

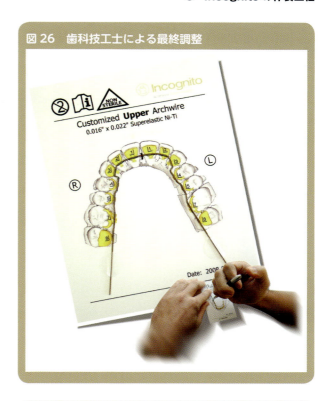

図26　歯科技工士による最終調整

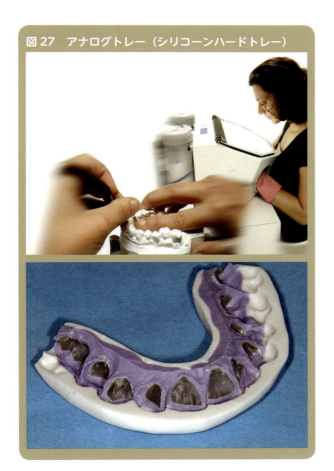

図27　アナログトレー（シリコーンハードトレー）

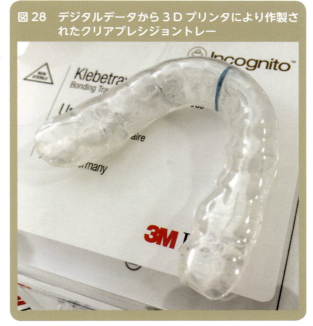

図28　デジタルデータから3Dプリンタにより作製されたクリアプレシジョントレー

COLUMN

TMP
Treatment Management Portal
―― 進化を続けるデジタル管理システム

はじめに

　TMPは2017年現在，Incognitoシステムで使用されているクラウド型ソフトウェアで，症例の提出，デジタルセットアップの作製確認，個別のブラケットやワイヤーのオーダー等，全症例の進行状況を一元管理できることから，広く活用されている（**1**）．

　現在はこれと並行してペーパー記入方式のアナログラボオーダーフォーム（LOF）も使用されているが，TMPはアナログにない多くのメリットを有した，これからのデジタル情報管理の時代にマッチしたソフトウェアといえる．ここでは，その概略および使用手順と特性について述べる．

1 TMPのメリット

- 自身の全症例の履歴を一元管理することができる．
- どの症例がどこまで進んでいるかを確認することができる．
- セットアップに関し，依頼内容について何が変更されたのか，確認がしやすい．
- セットアップ分析も現行の3D pdfより綿密に可能．

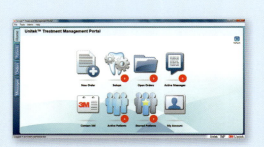

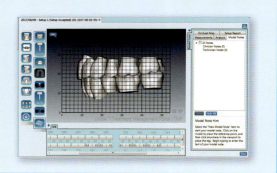

2 トップ画面 （丸数字は本文に対応）

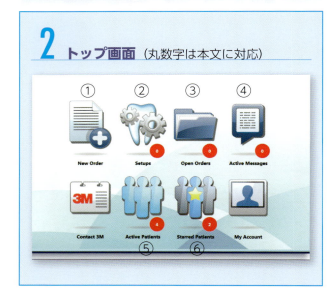

トップ画面には8つのアイコンが並び（**2**），それぞれ
① オーダー入力情報
② セットアップ確認
③ オーダー中の症例ファイル
④ オーダー先との症例のやりとりのメール
⑤ 選択患者情報ファイル
⑥ 登録されたすべての患者情報ファイル
　を示している．

オーダーの流れ

オーダーの流れを 3 に示す．患者の基本情報と歯列情報，使用する個別のブラケットの種類，ワイヤーの種類を入力しオーダーする．オーダー内容確定後にバーコードが発行される．それとともに印象を日本の歯科技工所へ送付することで LOF の代用となる．

この際，抜歯，非抜歯，片側抜歯等，ケースのパターンをテンプレート化すると，次回以降の入力を省くことができる（4）．

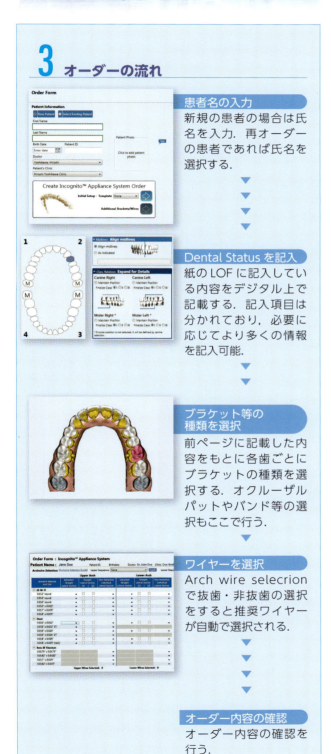

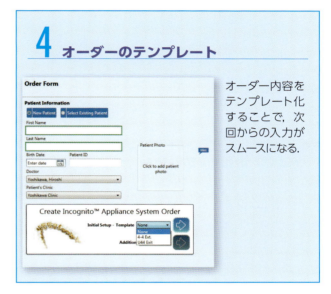

オーダー内容をテンプレート化することで，次回からの入力がスムースになる．

Dental Status

Dental Statusのページを 5 に示す．このページでは，まず最初に印象採得日と印象の種類（シリコーンまたは光学印象）を入力する．光学印象の場合はクラウド上にある当該患者の三次元データを選択する．

次にデジタルセットアップ作製のために，患者の歯式，正中線の設定，犬歯・大臼歯関係の設定，IPR の部位と量の指示，アーチフォームの設定，スペースの処理方法，オーバーバイト量・オーバージェット量の指示，前歯部トルクの指示等について情報を入力する．情報を細分化することで，デジタルセットアップ作製に対し，より詳細な条件を指定することができるようになっている．

COLUMN

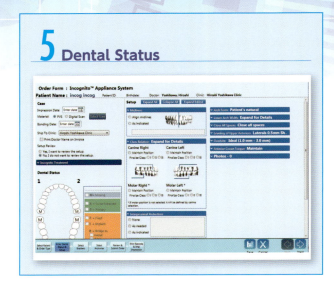

プレシジョントレーである．

Select Arch Wires

2017年より，ワイヤーの種類選択について，CuNiTiの選択が可能となった（7）．リンガル矯正ではブラケット間距離が短いため，高い弾性特性をもつCuNiTiは非常に効果的であるため推奨される．

Select Brackets

Incognitoシステムでは，ブラケット，チューブの種類の選択が可能である．Select Bracketsのページ（6）ではその他，バンドやハーフオクルーザルパッド，パラタルバー用のシース，フォーサス用のチューブ，ハーブスト装置用のアタッチメント，バッカルボタンやティップバーなどのオグジュアリーがポップアップボタンで選択でき，術者は希望するメカニクスに沿って注文を行う．

また，ボンディングの際のインダイレクトボンディングトレーの選択も行う．現段階での推奨は，クリア

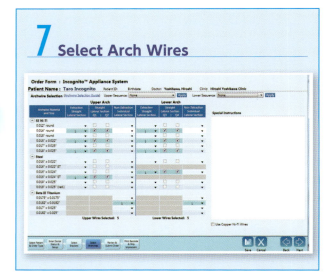

以上，デジタルセットアップ作製およびインダイレクトボンディングトレー，ワイヤー種別のオーダーを終了したのち，1〜2週後にデジタルセットアップが作製されてTMP上に準備される．次のステップは，TMP上でのセットアップレビューになる．

セットアップレビューの特徴

TMP上でのセットアップレビュー（8）では，TMP前に使用していた3D pdf像と比較していくつかの利点がある．すなわち，分析ツールの使用，セットアップ上への修正コメントの添付，修正画像と修正前の画像をシンクロさせて同方向から観察，評価することができる．

デジタルによる視覚画像の増加により，術者と歯科

8 セットアップレビュー

分析ツールが追加

グリッドが利用可能

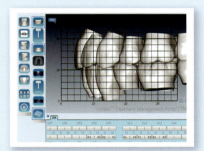

いくつかの分析ツールが利用可能

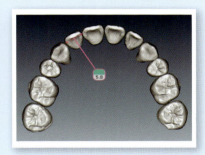

コミュニケーションが容易

セットアップ上に修正のコメントを入力することが可能

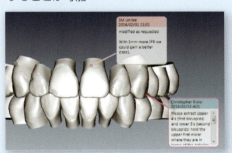

2つのセットアップ（もしくは不正咬合）を並べて比較することも可能

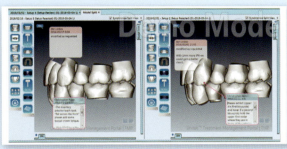

バドエッセンの歯科技工士のコメントもセットアップ上に残るため，何が行われたかを文字情報で理解できる．「依頼内容が反映されていないこと」が減ると予想される．

技工士との相互理解を深めることができる．

　セットアップ画像を確認後，修正を加えて再セットアップをオーダーするか，承認するか決定する．

求められるデジタルリテラシー

　TMPと同様のクラウド型オーダーソフトは，Invisalign，suresmile等でも使用されている．Invisalignで使用されているオーダーソフト「クリンチェック」では，アライナー交換による歯の移動を2週間隔で観察できる画像が作成され，治療期間の概算を予測することができる．またsuresmileソフトでは，歯科技工士が作製したデジタルセットアップに対して歯科医師が歯および歯根の位置を移動させることが可能であり，ワイヤーのアーチフォーム，トルクについても詳細に注文することができる．

　今後TMPソフトは，さらにアップデートを重ねて進化していくことであろうが，どのようなソフトを使用するにしても，歯科医師の正しい診断力をベースとしたデジタル機器およびソフトウェアに対する高いリテラシーが要求されることに変わりはない．

4

歯列のデジタル化と
デジタルセットアップ

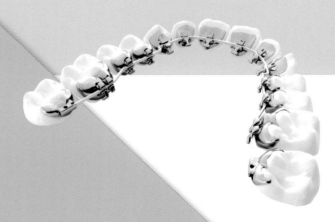

1. 歯列のデジタル化

　デジタルカスタム矯正治療，Incognitoシステムの構成に欠かせないのが，歯列のデジタル化である．ここでは，歯列のデジタル化によって可能となった，「デジタルセットアップによる矯正治療の診断と優位性」にフォーカスをあててみたい．石膏模型および口腔内のスキャニングによる歯列デジタル化の手法と，デジタルセットアップによる矯正治療のメリット，およびCBCT画像より歯根，歯槽骨の情報を取り入れた将来のデジタルセットアップの方向性について述べる．

　デジタルカスタム矯正治療は患者の歯列をデジタル化するところからスタートとなる．現在，歯列のデジタル化には2つの方法がとられており，石膏模型をスキャナーで読み取る間接法と，患者の口腔内をチェアサイドで光学スキャナーにより読み取る直接法がある．直接法に用いる機器は各社から販売されており，その読み取り精度は臨床応用に十分耐えうるというデータが示されているが，2017年7月の時点で矯正治療用途（Class Ⅱ）として認可されているのは，トゥルーディフィニションスキャナー（3M，図1）とiTero（アライン・テクノロジー・ジャパン）の2種類のみである．

　デジタル化された情報は，STL（Standard Triangulated Language）データという，三次元形状を小さな三角形の集合体として表現したフォーマット形式で保存される．このSTLデータは，CAD/CAM等で使用される世界標準フォーマットである．

　直接法により歯列をデジタル化することのメリットとしては，以下の項目が挙げられる．

①シリコーンによる精密印象の工程がなくなり，患者負担が軽減される．現在の口腔内スキャナーの読み取り時間は，術者の習熟度にもよるが，平均約10分程度（片顎）とされている．

②STLデータはインターネットで瞬時に情報交換が可能であり，従来の石膏模型，矯正装置等の配送時間が短縮される（図2）．

③光学印象モデルには，印象材，石膏模型で生じる変形がなく，精密な矯正装置の作製，また正確なデジタルセットアップおよびブラケットのポジショニングが可能となる（図3）．

④デジタル模型を作製することにより，大量の石膏模型の保管場所が必要なくなり，検索機能によるデータ検索が容易となる．

　一方，デジタル模型はパソコンのモニター上で観察することはできるが，実際の模型ではないため手に取ってチェアサイド等で観察することができないというデメリットもある．デジタル情報から樹脂製の3Dプリントモデルを作製することは可能であるが（図4），石膏模型と比較して細部の再現性は不明瞭であり，資料としてまだ十分とはいえな

図1　トゥルーディフィニションスキャナー（3M）
読み取りの際には上下顎の歯冠に酸化チタンパウダーを塗布してスキャンする．片顎のスキャニングにかかる所要時間は，約10分である．

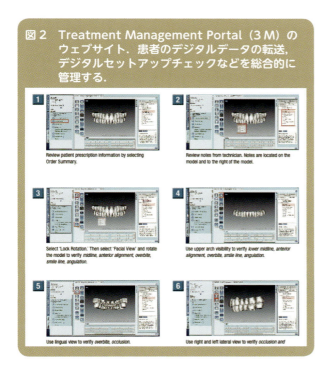

図2 Treatment Management Portal（3 M）のウェブサイト．患者のデジタルデータの転送，デジタルセットアップチェックなどを総合的に管理する．

図3 各社の光学スキャナーの読み取り精度を従来法と比較したデータ．読み取られた寸法精度は，シリコーン印象法と比較して，同等またはそれ以上を示しているものがあり，光学スキャナーが臨床上，問題のない正確性を有していることがわかる．

（P. Seelbach, C. Brueckel, B Wöstmann：Accuracy of digital and conventional impression techniques and workflow. Clin Oral Invest, 17：1759-1764, 2013）

いレベルである．しかし，この点については将来のコンピュータの性能，スキャナー精度の向上とともに解決されていくものと思われる．

2. アナログセットアップとデジタルセットアップ

歯列のデジタル化により，デジタルセットアップが可能となった．これまで矯正治療の予測模型として作製されてきたアナログのセットアップモデルは，採取した石膏模型から歯を分割して歯列の並び替えを行い，治療計画立案の助けになるものであった（図5）．セットアップモデルから得られる情報として，抜歯部位の選択，前歯部後退量および前方移動量の予測，臼歯部の近心および遠心移動量の予測，治療前後の歯列の拡大量の予測等があり，歯科医師が立案した治療方針が臨床上実現可能であるかどうかという判定に役立つものであった．

一方，デジタルセットアップは，これまで述べたように歯列のデジタル化を行った後，

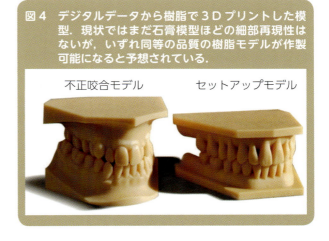

図4 デジタルデータから樹脂で3Dプリントした模型．現状ではまだ石膏模型ほどの細部再現性はないが，いずれ同等の品質の樹脂モデルが作製可能になると予想されている．

不正咬合モデル　　セットアップモデル

デジタル化されたバーチャルな歯をパソコン画面上で分割してセットアップを行う方法である（図6）．

アナログセットアップと比較して，デジタルセットアップのメリットとデメリットとしては以下が挙げられる．

①アナログセットアップより精度の高いセットアップが可能となる．

②セットアップにあたって，複数の治療計画のパターンを簡便にシミュレーションして比較することができるため，よりスピー

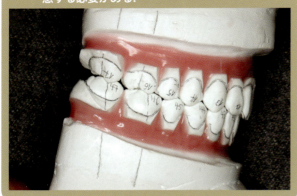

図5 石膏模型を分割して作製されたアナログセットアップモデル．矯正治療による歯の移動量，抜歯部位の決定の参考等に使用されてきた．セットアップモデル作製には4，5時間を要し，ワックスを使用するため，温度変化による変型に留意する必要がある．

ディーで確実に治療方針を決定することが可能となる．

③歯冠部をスキャンしたSTLデータとCBCT画像で使用されるDICOMデータを重ね合わせることにより，歯根の方向，歯槽骨と歯根の位置関係情報を考慮したセットアップが可能である．

④視覚化されたデジタルセットアップ情報を，歯科医師，歯科技工士，患者の3者で共有することができる．治療ゴールの視覚化は治療を行ううえでのコミュニケーション手段として有用となる．

⑤デジタルセットアップをもとに，3Dプリンターによる精密なインダイレクトボンディングトレーの作製ができる．

3. Incognitoシステムのセットアップチェックとか TMP

現在，筆者はラボオーダーフォームに治療計画を記載して，アナログセットアップかデジタルセットアップかのどちらかの選択をしている．

アナログセットアップを選択すると，治療方針に沿ったアナログセットアップモデルの写真が，ドイツの歯科技工士からメールで送られてくる（図5）．それを治療方針と照らし合わせながら，①個別の歯の配列状態，②上下顎の咬合状態，③オーバージェット，オーバーバイト，④上下顎前歯の唇舌的傾斜，についてチェックを行う．問題がなければ，装置作製を許可する．もしどこかに変更を希望する部分があれば，変更箇所のリクエストを記載してメールで返信し，再セットアップを行ってもらうこととなる．

デジタルセットアップを選択した場合も，デジタル化されたセットアップがメールで送付されてくる（図6）．アナログセットアップと同様，必要なチェックを行って，問題がなければ認証して装置作製の手続きに入る．

これら一連のコミュニケーションは，手書

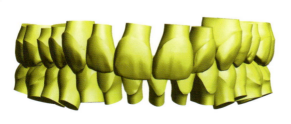 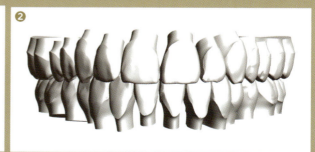

図6 オリジナルデジタルモデルとデジタルセットアップ

❶歯列をスキャニングしてデジタル化したオリジナルデジタルモデル．デジタル化による変形は原像に比べ極めて微小で，臨床応用に問題はない ❷初診時のデジタルモデルを再配列して治療後の状態を予想したデジタルセットアップ．作業は1時間以内であり，複数のセットアップを短時間で作製することが可能である

きによるラボオーダーフォームの提出，および歯科技工士から返送されるアナログセットアップモデルの写真，PDF ファイル上のデジタルセットアップ画像により行われてきたが，複雑な治療情報をすべて伝達するには不十分なものであった．2017 年より，これらのやり取りをさらに詳細に行うためのポータルサイトが，Treatment Management Portal（以下，TMP）と名付けられてインターネット上に公開されている．この TMP を通じて，術者と歯科技工士はより具体的で詳細なセットアップ作製のやり取りを行うことが可能となっている（TMP については 30 〜 33 ページを参照）．

4. CBCT 情報を取り入れた 3D デジタルセットアップ

　Incognito システムでは，デジタルセットアップを上下顎の歯冠情報を基に作製しているが，現状，CBCT 画像による歯根の方向，歯槽骨の情報を採用していない．ここでは，参考として，歯冠，歯根，歯槽骨情報を考慮した，将来のデジタルセットアップの方向性と展望について述べる．

　矯正臨床の場においても CBCT からの画像情報を，診断・治療に利用するケースは増加傾向にある．CBCT 画像を撮影することにより，各患者個別の歯槽骨の幅と歯根の幅の情報を得ることができるようになった．これまで CBCT 撮影については，被曝量の観点から矯正治療の臨床の場でルーティンに撮影されることは一般的ではなかったが，デジタル技術の進化とともに，年々，撮影被曝量の低い機種の開発がなされ（**図 7**），最近では初診時，治療中，治療後にルーティンとして CBCT 撮影するケースも増えつつあるようである．

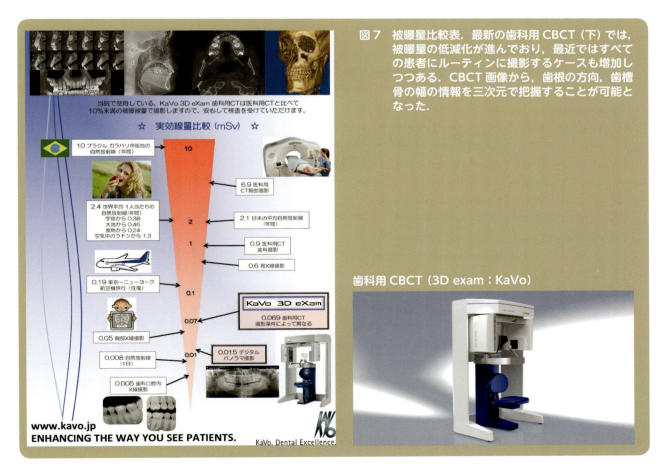

図 7　被曝量比較表．最新の歯科用 CBCT（下）では，被曝量の低減化が進んでおり，最近ではすべての患者にルーティンに撮影するケースも増加しつつある．CBCT 画像から，歯根の方向，歯槽骨の幅の情報を三次元で把握することが可能となった．

CT画像データは，DICOMデータという標準規格でフォーマットされているが，これは"Digital Imaging and Communication in Medicine"の略で，米国放射線学会（ACR）と北米電子機器工業会（NEMA）が開発したものであり，CTやMRIなどで撮影した医用画像のフォーマットの標準規格である．近年，DICOMデータをSTLデータに変換するソフトの開発とともに，CT画像をSTLデータと重ね合わせることが可能となり，すでに医科領域や口腔外科領域で外科手術等のシミュレーションに利用されている．

矯正治療の分野では，米国のOrametrics社が，歯列をスキャンしたSTLデータと歯根，歯槽骨を撮影したCBCTのDICOMデータを重ね合わせてデジタルセットアップを行う「suresmile」を開発して臨床応用されている（図8）．suresmileは，歯冠配列と同時に，歯根と歯槽骨の位置関係を考慮したデジタルセットアップを行った後，セットアップされた位置に歯と歯根が移動するように情報入力されたワイヤーを供給する画期的な治療システムである．suresmileのデジタルセットアップには，診断用デジタルセットアップと治療用デジタルセットアップの2種がある．診断用デジタルセットアップは，治療計画の立案のために作製するセットアップであり，初診時の歯冠情報と歯根，歯槽骨の情報を基にしてつくられる治療予測のためのセットアップである．

日本人のケースでは，欧米人と比較して歯根を支える歯槽骨の幅が小さく，歯肉の薄いMynardの分類のタイプ4のケースの割合が数多くみられる．杉山矯正歯科で採取した成人矯正患者の矢状面CTデータからは（図9），歯槽骨幅／歯根幅の割合は下顎中切歯で平均124%，最小67%，上顎中切歯で平均132%，最小68%という結果が得られた（表1）．このことから，歯根と歯槽骨幅の関係は患者個別でさまざまであり，矯正治療中や治療後に歯根が歯槽骨から逸脱して配列されるケースも数多くみられる．重篤なケースでは矯正治療によって歯肉退縮，歯根吸収を引き起こし治療後の安定性の喪失につながる事例も報告されている（図10）．診断用セットアップにより，歯槽骨内に歯を適正に配列

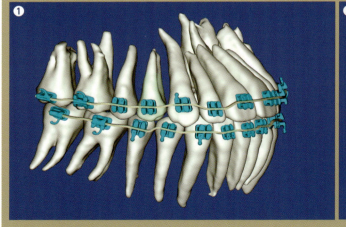
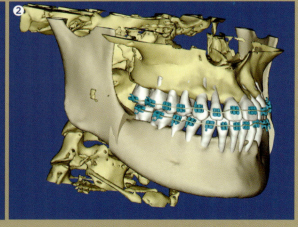

図8 ❶suresmile Systemで作製されるデジタルセットアップ．動的治療途中のブラケットが装着されている歯列のスキャニングを行い，歯冠のSTLデータとCBCTのDICOMデータを重ね合わせて，歯冠，歯根，歯槽骨の情報を組み込んだデジタルセットアップが作製される　❷歯根，歯槽骨の位置を確認するデジタルセットアップ．歯冠の配列を行い，かつ歯根が歯槽骨内に収まるようにデジタルセットアップが行われる．デジタルセットアップデータから，設定した位置に歯冠と歯根を配列させるワイヤーをワイヤーベンディングロボットが屈曲して供給される．

4 歯列のデジタル化とデジタルセットアップ

表1 歯根歯槽比率表 （杉山矯正歯科での計測データ）

	上顎（n=20）			下顎（n=20）		
	平均	最大	細小	平均	最大	細小
歯根幅	5.8	7.0	6.3	5.4	5.8	4.8
歯槽骨幅	7.7	10.0	4.3	6.7	9.3	3.6
歯根歯槽比率	132%	175%	68%	124%	160%	67%

歯根幅，歯槽骨幅の比率は，患者個人により個体差がある．歯を移動する際は，CBCTより患者個別の歯根と歯槽骨の位置関係を把握したうえで，移動方向と移動量の予測を行うことが望ましい．

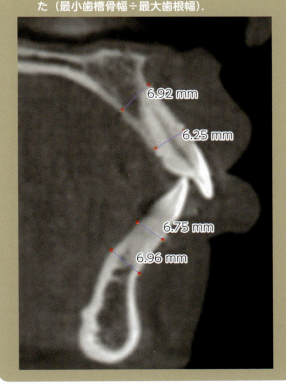

図9 中切歯の矢状面．歯根幅の最大部と歯根尖部の歯槽骨幅最小部を計測して，その比率を計算した（最小歯槽骨幅÷最大歯根幅）．

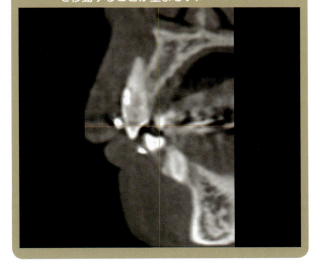

図10 初診時のCBCTから，上顎右側犬歯の歯根が，唇側歯槽骨から逸脱していることがわかる．矯正治療では，歯根を歯槽骨内に収めるように歯を移動することが望ましい．

する安全な矯正治療を患者に供給できる診断と治療計画の立案が可能となった．

次に，治療用デジタルセットアップであるが，これはブラケットをボンディングして治療をスタートした後に作製するデジタルセットアップである（図11）．治療用デジタルセットアップでは，歯冠にブラケットがボンディングされた状態で，咬合，歯槽骨内の歯根の適正配置が理想的に行われ，その位置に歯と歯根が移動するようにロボットが治療用ワイヤーを屈曲する．suresmileには，2,000種類を超えるブラケットライブラリーがあ

り，各ブラケット，チューブのアンギュレーション，トルク，インセット・オフセット量の情報がデータベース化されている．使用するブラケット，チューブの種類をあらかじめ登録しておくことで，患者個別に作製されるワイヤーのトルク量やベンド量が調整される．

ワイヤーベンディングロボットは，1985年にドイツ・キール大学のOrthuberとFischer-Brandiesにより世界で初めて開発された．1994年に第1世代のワイヤーベンディングロボットが実用化されたが，屈曲で

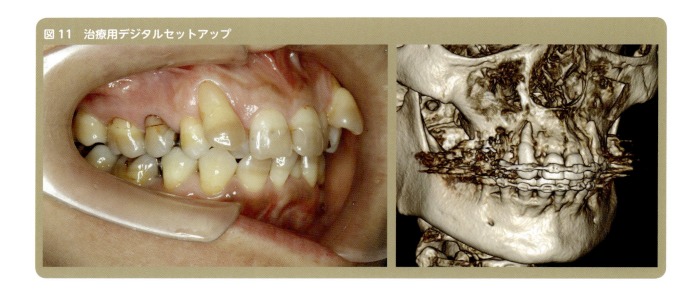

図11 治療用デジタルセットアップ

表2 第3世代のワイヤーベンディングロボットの屈曲誤差

	誤差範囲		誤差範囲	
X position	± 0.1 mm	96.87%	± 0.2 mm	99.33%
Y position	± 0.1 mm	98.76%	± 0.2 mm	99.90%
Z position	± 0.1 mm	98.68%	± 0.2 mm	99.91%
Torque	± 2.0°	94.92%	± 4.0°	99.46%
Angulation	± 1.0°	99.12%	± 2.0°	99.99%
Rotation	± 1.0°	99.39%	± 2.0°	99.97%
Over All Molar Distance error	± 1.0 mm	89.98%	± 2.0 mm	99.75%

きるワイヤーはステンレススチールのみで，1st，2ndベンドの付与に限られており，精度についても最終的に歯科技工士の修正が必要な不完全なものであった．しかし，2000年以降に第3世代が開発され，屈曲可能なワイヤーの種類は，ステンレス，NiTi，CuNiTi，βチタンとなり，精度についても距離±0.2 mm，角度2°の誤差の範囲内で99%のワイヤーが屈曲され，格段の向上がみられる（表2）．

このようなデジタル技術の発展によりsuresmileで治療したケースではそれ以外の治療システムにより治療したケースと比較すると，治療期間は約25%減少し，かつABO採点評価による治療結果は明らかな向上が認められるという報告がされている．

5 インダイレクトボンディング法

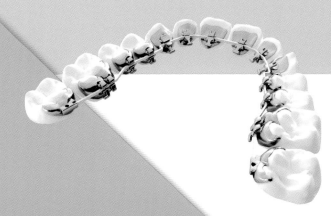

1. 3種類の間接法用トレー

ブラケット，チューブのボンディング方法にはダイレクトボンディング法とインダイレクトボンディング法の2つの方法がある．リンガル矯正では，目視によるダイレクトボンディング法ではブラケット，チューブの正確な位置設定が困難なため，セットアップモデルよりインダイレクトトレーを作製して間接的にボンディングが行われてきた．Incognitoシステムでもインダイレクトボンディング法を採用しているが，使用するインダイレクトボンディングトレーは以下の3種類より選択が可能である．

①クリアプレシジョントレー
②シリコーンハードトレー（2フェーズ）
③吸引成型トレー（サーモプラスチック）

3種のトレーを比較すると，もっともブラケットの正確な位置再現性が高く，信頼性が高いのが，デジタル情報から3Dプリンターで作製されるクリアプレシジョントレーであり（**図1**），それに次いで，石膏模型から作製されるシリコーンハードトレー，吸引成型トレーの順になる．クリアプレシジョントレーは3Dプリンターから作製されるため，「デジタルトレー」と呼称され，シリコーンハードトレー，吸引成型トレーは，石膏模型からシリコーン製材および樹脂で作製されるため，「アナログトレー」と呼称される．

2. デジタル情報より作製されるクリアプレシジョントレーの優位性

デジタルセットアップから，精密なデジタルインダイレクトボンディングトレーの作製が可能となり，いままで以上に，設定された理想的な位置に正確にブラケットを位置させることができるようになった（**図2, 3**）．

正しい位置に正確にブラケットをポジショニングさせることは，矯正治療を成功させるもっとも大きな要因の1つであるが，リンガル矯正ではさらにその重要性は高まる．これまでリンガル矯正では，「CLASS（カスタムリンガルセットアップシステム）」とよばれるインダイレクトボンディングトレー作製システムが多く採用されていた．作製手順は以下のとおりである．

①オリジナルの不正咬合模型の歯冠舌側面に直径2mm程度の陥凹を付けて複印象を行い，石膏模型を作製する．

②アナログセットアップモデルを作製して歯冠舌側面上に理想的なブラケットのポジションを設定し，レジンで仮付けする．

③歯冠舌側面の陥凹を基準として，オリジナルの不正咬合模型にブラケットをトランスファーしてシリコーン製トレーを作製する．

この作業工程で発生するエラーは，複印象を採取する際の印象材と模型の変形およびセットアップモデル上のブラケットポジションをオリジナルの不正咬合模型にトランスファーする際に起こる位置のズレ，また不正咬合模型上で作製するシリコーン製トレーの変形などが挙げられる．

現在，Incognitoシステムで使用されているクリアプレシジョントレーではこれらの問題の解決がなされている．すなわち，デジタル上では印象材と模型の変形はなく，デジタルセットアップ上に設定したブラケットポジションは，オリジナルのデジタルモデル上に寸分のエラーなくトランスファーされる．トレー本体は，デジタル情報から3Dプリンターにより精密にシリコーンで築造され，トレーの引っぱり強度，捻れ強度ともに十分臨床に耐えうる実験データが報告されている．このトレーにより，ブラケットポジショニングの位置精度が上がり，治療結果の向上が期待される．

図1 デジタルデータから3Dプリンターで作製されるクリアプレシジョントレー．設定された理想的なブラケットポジションを正確に口腔内にトランスファーすることができる．

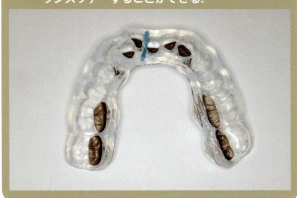

図2 アナログトレーとクリアプレシジョントレーでのボンディング位置のズレの差を計測した実験．理想的なブラケットポジションを設定したオリジナルデジタルデータ（❶）と，アナログトレーまたはクリアプレシジョントレーで実際にボンディングした後の口腔内をスキャンしたデジタルデータ（❷）を重ね合わせて，ブラケットポジションのズレの差を計測した．

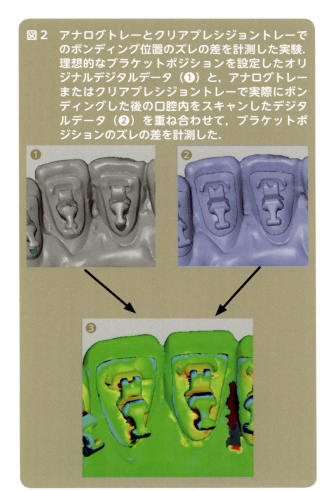

図3 ❶アナログトレーでは，ボンディング後のブラケットポジションのズレの偏差の最大値が0.25 mmであった ❷クリアプレシジョントレーではボンディング後のブラケットポジションのズレの偏差の最大値が0.1 mmであり，オリジナルデジタルデータに極めて近い位置にトランスファーされている

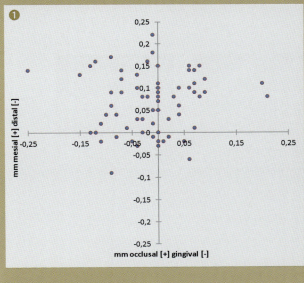
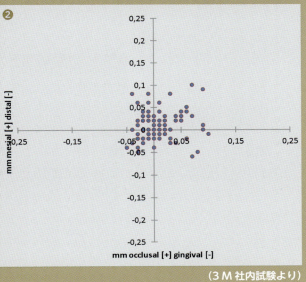

（3M社内試験より）

ボンディング
リライエックス™ ユニセム 2 オートミックス

インコグニト™ クリア プレシジョン トレー
又は吸引成型トレー

Checklist

- [ ] 1a　インコグニト™ クリア プレシジョン トレー
- [ ] 1b　吸引成型トレー
- [ ] 2　エッチング ゲル
- [ ] 3　リライエックス™ ユニセム 2 オートミックス
- [ ] 4　光照射器
- [ ] 5　ミラー
- [ ] 6　ピンセット
- [ ] 7　スケーラー
- [ ] 8　ドライフィールドシステム
- [ ] 9　アルコール 又は アセトン
- [ ] 10　マイクロブラシ（ブラシヘッドの小さなもの）
- [ ] 11　咬合紙
- [ ] 12　ラウンドバー
- [ ] 13　ロールワッテ、綿栓、デンタルフロス
- [ ] 14　ストリップス
- [ ] 15　ドライチップ
- [ ] 16　スクリーンショット

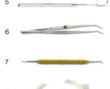
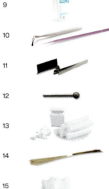
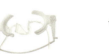

リライエックス™ ユニセム 2 オートミックスは常温保存してください。

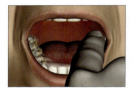

01
適合性の精度を確認するため、一度トレーを口腔内に装着してください。

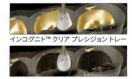

インコグニト™ クリア プレシジョン トレー
吸引成型トレー

02
アルコールでブラケットベース内面を清掃してください。

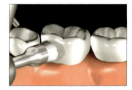

03
歯面清掃研磨剤を用いて歯面を清掃し、洗浄してください。

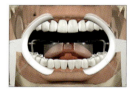

04
両側頬粘膜に1枚ずつドライチップを挟み、ドライフィールドシステムを装着します。

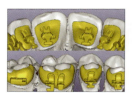

05
エッチングが必要な歯面範囲をスクリーンショットを用いて確認します。

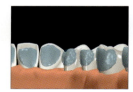

06
エッチング ゲルを歯面に塗布します。エッチングシステムの使用説明書に従ってください。

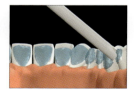

07
バキュームを用いてエッチング ゲルを除去します。

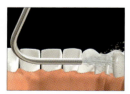

08
ウォーターシリンジで洗い流します。

5 インダイレクトボンディング法

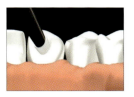

09
オイルを含まないエアーで慎重に乾燥してください。乾燥後、ミラーを用いて歯面を確認してください。

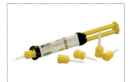

10
リライエックス™ ユニセム 2 オートミックスはデュアルキュアです。

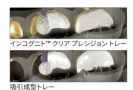

インコグニト™ クリア プレシジョントレー
吸引成型トレー

11
02で塗布したアルコールがブラケット内面へ残っていないことを確認し、マイクロブラシの先を用いてブラケット内面にセメントを適量塗布します。なるべく薄く、均等に塗布してください。塗布量が多いと余剰セメント除去が困難になります。

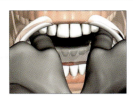

12
トレーを装着し、術者がしっかり保持します。アシスタントが光照射の準備をします。

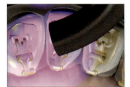

13
ご使用の光照射器の設定に準じて4方向から光照射してください。その際、照射先をなるべく歯面へ近接させてください。

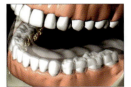

14
まず、ドライフィールドシステムを、次にアウタートレーを取り外します。臼歯部から前歯部にかけ、また頬側から舌側にかけて撤去します。
（必要に応じてスケーラーを使用します）

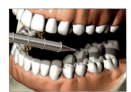

15
同様にソフトインナートレーを取り外します。

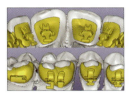

16
スクリーンショットと比較して、すべてのブラケットが正しく位置づけられていることを確認します。

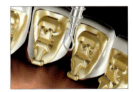

17
ブラケットの周囲・隣接面付近の余剰セメントをスケーラーもしくはデンタルフロスを用いて取り除きます。必要に応じて低速のラウンドバーを用いてください。

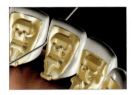

18
デンタルフロスを用いて、全ての空隙が空いているか確認します。頬側歯面の残留セメントも確認してください。

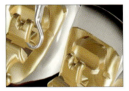

19
ブラケットスロット、チューブ、ブラケットウイング、フックにトレー材の残留がないか確認してください。この作業でワイヤーの適合性向上とスムーズな結紮が可能となります。

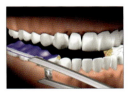

20
側方歯群の早期接触を咬合紙で確認します。

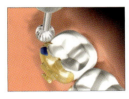

21
咬合紙を用いて臼歯部側面のブラケットベースの早期接触を確認し、ラウンドバーで除去します。

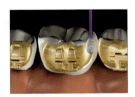

22
備考：エッチング処理をした歯面でセメントが塗布されていない部分へはシーラントやフッ素などをご使用いただけます。

※セメントの硬化時間はご使用の光照射器によって変わりますのでご注意ください。

（3M社パンフレットより）

ボンディング
トランスボンド™ IDB
インダイレクト ボンディング用 接着材

**インコグニト™ クリア プレシジョン トレー
又はシリコン ハードトレー**

Checklist

- [ ] 1a インコグニト™ クリア プレシジョン トレー
- [ ] 1b シリコンハードトレー
- [ ] 2 エッチング ゲル
- [ ] 3 トランスボンド™ IDB インダイレクト ボンディング用 接着材
- [ ] 4 ミラー
- [ ] 5 ピンセット
- [ ] 6 スケーラー
- [ ] 7 ストリップス
- [ ] 8 ドライフィールドシステム
- [ ] 9 アルコール 又は アセトン
- [ ] 10 ロールワッテ、綿栓、デンタルフロス
- [ ] 11 マイクロブラシ（ブラシヘッドの小さなもの）
- [ ] 12 ドライチップ
- [ ] 13 咬合紙
- [ ] 14 ラウンドバー
- [ ] 15 スクリーンショット

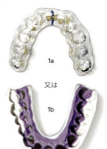
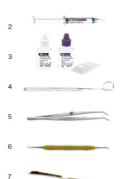
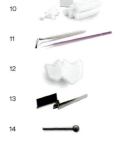
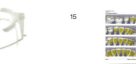

トランスボンド™ IDB インダイレクト用ボンディング用 接着材は 2-8℃で保管してください。

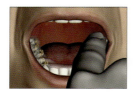

01
適合性の精度を確認するため、一度クリア プレシジョン トレーを口腔内に装着してください。

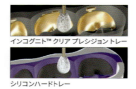

02
アルコールでブラケットベース内面を清掃してください。

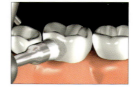

03
歯面清掃研磨剤を用いて歯面を清掃し、洗浄してください。

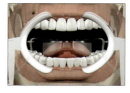

04
両側頬粘膜に1枚ずつドライチップを挟み、ドライフィールドシステムを装着します。

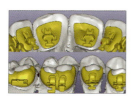

05
エッチングが必要な歯面範囲をスクリーンショットを用いて確認します。

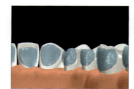

06
エッチング ゲルを歯面に塗布します。ご使用頂きますエッチングゲルの使用方法に従ってください。

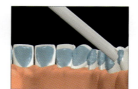

07
バキュームを用いてエッチング ゲルを除去します。

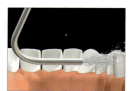

08
ウォーターシリンジで洗い流します。

5 インダイレクトボンディング法

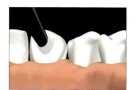
09
オイルを含まないエアーで慎重に乾燥してください。乾燥後、ミラーを用いて歯面を確認してください。

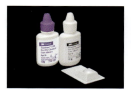
10
トランスボンド™ IDB インダイレクトボンディング用 接着材のA・B液を各4滴ずつミキシングウェルへ滴下します。混和開始前まで冷蔵保存すると、作業時間が延長します。

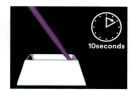
11
約10秒間しっかり混和してください。

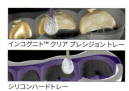
12
02で塗布したアルコールがブラケット内面へ残っていないことを確認し、各ブラケット内面へ混和した接着材を薄く塗布します。

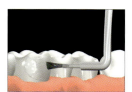
13
同様に歯面へ薄く接着材を塗布します。

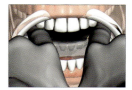
14 クリアプレシジョントレーの場合
クリアプレシジョントレーを装着し、3分間術者がしっかり保持します。その後クリアプレシジョントレーを装着したまま、さらに1分間待ちます。

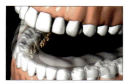
15
まず、ドライフィールドシステムを、次にアウタートレーを取り外します。臼歯部から前歯部にかけ、また頬側から舌側にかけて撤去します。
（必要に応じてスケーラーを使用します。）

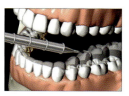
16
同様にソフトインナートレーを取り外します。

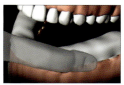
17 シリコンハードトレーの場合
シリコンハードトレーを装着します。

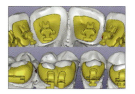
18
スクリーンショットと比較して、すべてのブラケットが正しく位置づけられていることを確認します。

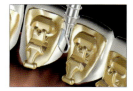
19
ブラケットの周囲・隣接面付近の余剰セメントをスケーラーもしくはデンタルフロスを用いて取り除きます。必要に応じて低速のラウンドバーを用いてください。

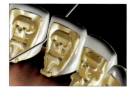
20
デンタルフロスを用いて、全ての空隙が空いているか確認します。頬側歯面の残留セメントも確認ください。

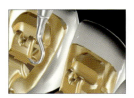
21
ブラケットスロット、チューブ、ブラケットウイング、フックにトレー材の残留がないか確認してください。この作業でワイヤーの適合性向上とスムーズな結紮が可能となります。

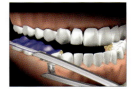
22
側方歯群の早期接触を咬合紙で確認します。

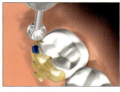
23
側方歯群の早期接触を咬合紙で確認します。

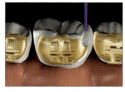
24
備考：エッチング処理をした歯面でセメントが塗布されていない部分へはシーラントやフッ素などをご使用いただけます。

（3M社パンフレットより）

6 リボンディング
─使用材料とリボンディング工程

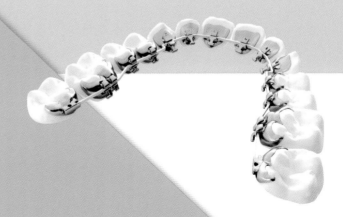

1. ブラケット脱離調査

表1のデータは，杉山矯正歯科でのブラケット脱離率の調査結果である．①アナログトレーとトランスボンドIDB（3M）を使用した場合，②クリアプレシジョントレーとトランスボンドIDBを使用した場合，③クリアプレシジョントレーとUnicem 2（3M）（図1）を使用した場合の3つのパターンでのブラケット脱離率を比較調査した．参考にラビアル矯正でのブラケット脱離データも示してある．

アナログトレーとトランスボンドIDBを使用した場合の脱離率は16%であったが，クリアプレシジョントレーとUnicem 2のマッチングでは，脱離率は6%に減少している．クリアプレシジョントレーとトランスボンドIDBのマッチングで脱離率が25%ともっとも高い理由は，トランスボンドIDBのIncognitoブラケット接着面への接着強度が十分に得られないことが考えられる．

次に，歯の素材別に比較した脱離率の調査結果は表2のとおりであった．

クリアプレシジョントレーでトランスボンドIDBを使用した場合の脱離率は，天然歯で15%，メタルクラウンで56%と，とくにメタルクラウンで高率であった．また，クリアプレシジョントレーでUnicem 2を使用した場合，天然歯で5%，メタルクラウンでは28%と，天然歯では十分な接着力を得ることができている．しかしながらメタルクラウンの接着に関しては，Unicem 2を使用しても脱離率は減少するものの，やや高いことがわかる．

図2にUnicem 2の素材別の接着強度を示す．エナメル質とゴールドには同等の接着強度を示し，各種セラミックスへの接着強度は非常に高いことがわかる．

図3は，いなみ矯正歯科における，Incognito装着患者42名（男性7名，女性35名，平均年齢28歳3カ月）のブラケット脱離についての調査結果である．調査項目は脱離部位，歯種別の脱離率，脱離回数の3項目であった．

表1　ブラケット脱離率調査

	総ボンディング歯数	総脱離歯数（セット時脱離歯数）	脱離率	1症例平均脱離歯数
クリアプレシジョントレーとUnicem 2（39ケース）	826	50（13）	6%（2%）	1.3
クリアプレシジョントレーとトランスボンドIDB（11ケース）	224	55（16）	25%（7%）	5.1
アナログトレーとトランスボンドIDB	736	118	16%	3.8
ラビアル矯正	800	57	7%	1.7

（杉山矯正歯科，2015年）

表2　歯の素材別の脱離調査

	天然歯	メタル	ポーセレン
クリアプレシジョントレーとUnicem 2（39ケース）	5%（40/793）	28%（10/36）	0%（0/9）
クリアプレシジョントレーとトランスボンドIDB（11ケース）	15%（35/228）	56%（5/9）	0%（0/1）

（杉山矯正歯科，2015年）

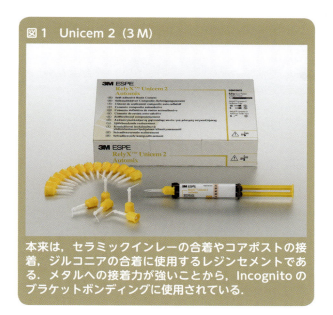

図1 Unicem 2（3 M）

本来は，セラミックインレーの合着やコアポストの接着，ジルコニアの合着に使用するレジンセメントである．メタルへの接着力が強いことから，Incognito のブラケットボンディングに使用されている．

まず，脱離部位については，大臼歯に多く，とくに上顎第二大臼歯と下顎第一大臼歯に多く見られた．

1人当たり平均脱離数は 2.3 回，最大脱離回数は15回で，最小脱離回数は0回であった．一度もブラケット脱離しなかった患者の比率は全体の43％であった．

脱離歯面の性状は，天然歯と比較して，レジン，メタル，ポーセレンが高い脱離率を示した．さらに，ブラケットベース面の形態を比較した場合，広く歯面を覆うよう設計されたバンド型やパッド型ブラケットは低い脱離率を示した．

この調査より，大臼歯部や補綴処置された歯ではブラケットが脱離しやすいことがわかった．このためブラケットの脱離を防ぐためには，症例に応じて接着面積を広く設計し，補綴処置された歯面に対して接着する場合にはアンダーカットを付与するなどの前処置をする必要があると示唆された．また，咬合干渉を取り除くことも非常に重要で，適宜咬合調整を行い，必要に応じてバイトアップレジンによる築盛も行うとよい．さらに，一度脱離すると再度脱離を繰り返す傾向がみられるため，正確な接着前処置，プロトコールの遵守，最終咬合調整を行うことが重要となる．

2. 脱離の原因と対応

ブラケット脱離の原因として，以下の要因が考えられる．
①唾液による汚染，湿潤．
②トレーの押し込みが不完全．
③歯の移動によるトレーの不適合．
④ボンディング材の温度による作業時間の延長．
⑤説明書に沿った使用を行っていない．
⑥大臼歯部の咬合の確認不足による早期接触．

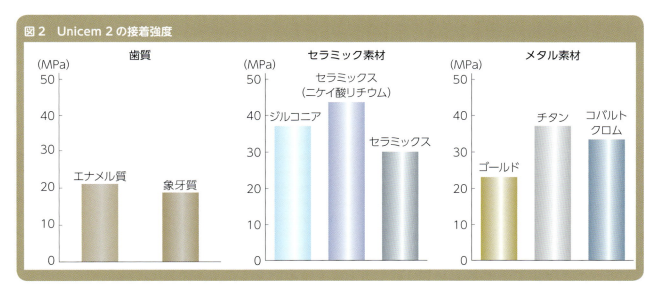

図2 Unicem 2 の接着強度

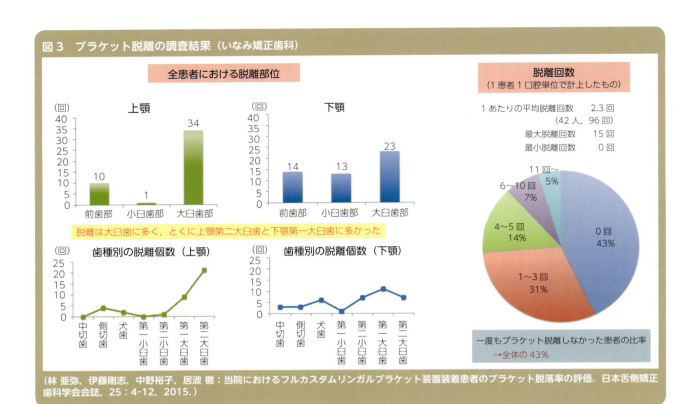

図3 ブラケット脱離の調査結果（いなみ矯正歯科）

(林 亜弥，伊藤剛志，中野裕子，居波 徹：当院におけるフルカスタムリンガルブラケット装置装着患者のブラケット脱落率の評価．日本舌側矯正歯科学会会誌，25：4-12，2015．)

　また，脱離の際の特性として，ボンディング直後1〜2カ月の脱離が多くみられ，臼歯部，とくにメタルクラウンの脱離が多いことがわかっている．

　以上から，ブラケット脱離の防止策について以下の項目に留意して対応すべきである．
1）咬合圧に対する脱離防止策
　ブラケットへの咬合接触をなくす．
　①咬合調整（早期接触の除去）を行い，側方運動時の干渉もなくす．
　②咬合挙上を行う（バンド用光重合接着材トランスボンドプラスの併用）．
　③ハーフオクルーザルパッド，オクルーザルパッドを適用して歯への接着面積を増やす．とくに下顎第一小臼歯と第二大臼歯は，基本的にハーフオクルーザルパッドを使用する（図4）．
2）メタルクラウン，ポーセレンの接着対応
　天然歯と比較して，とくにメタルクラウンへのブラケット脱離率は高いことがわかっている．日本人の成人患者には臼歯部にメタルクラウンが装着されているケースが多くみられ，臼歯部は咬合圧が強いうえ，ボンディング材のメタルへの接着強度が十分に得られないことが原因と考えられる．

　対応策としては，オクルーザルパッド付きのブラケット，チューブをオーダーして接着面積を大きくしておくか，矯正治療前にメタルクラウンをレジンジャケット冠に変更しておく．

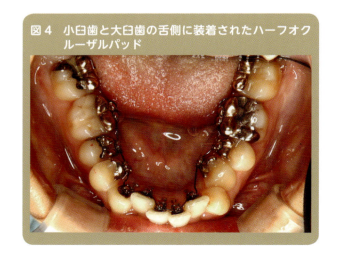

図4 小臼歯と大臼歯の舌側に装着されたハーフオクルーザルパッド

リボンディング
リライエックス™ ユニセム 2 オートミックス

インコグニト™ クリア プレシジョン トレー

Checklist

- ☐ 1　インコグニト™ クリア プレシジョン トレー
- ☐ 2　光照射器
- ☐ 3　リライエックス™ ユニセム 2 オートミックス
- ☐ 4　エッチング ゲル
- ☐ 5　ブラケット
- ☐ 6　メス
- ☐ 7　ピンセット
- ☐ 8　ミラー
- ☐ 9　咬合紙
- ☐ 10　スケーラー
- ☐ 11　ロールワッテ、綿栓、デンタルフロス
- ☐ 12　アルコール 又は アセトン
- ☐ 13　マイクロブラシ（ブラシヘッドの小さなもの）
- ☐ 14　サンドブラスト
- ☐ 15　ラウンドバー
- ☐ 16　スクリーンショット

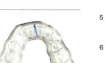
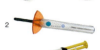

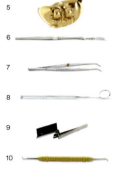
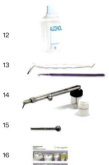

リライエックス™ ユニセム 2 オートミックスは常温保存してください。

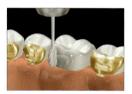

01
コントラ用バーを用いて歯面に残存している接着材を除去します。

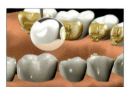

02
接着材の残存がないか目視で確認します。

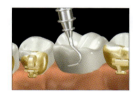

03
単針で歯面にひっかかりが無いかをチェックします。

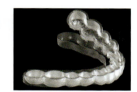

04
アウタートレーからソフトインナートレーを取り外します。

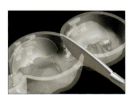

05
歯牙の近遠心部の歯間部を明確にして、カットします。

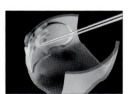

06
ブラケットが収まるスペースにシリコン材の残りが無いかを確認します。

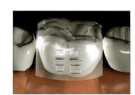

07
ブラケットが挿入されていない状態で歯牙にジグを再ポジショニングし、適合を確認します。

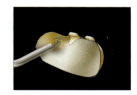

08
ブラケットの接着面に垂直にサンドブラスト処理を施します。完全にセメントを除去し、金属表面を粗面化して下さい。

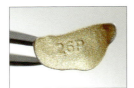
09 サンドブラスト処理されたブラケット接着面です。

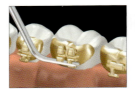
10 接着面が滑らかか、ポジショニングが正しい位置にされているか、ブラケットの適合性を確認します。

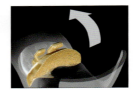
11 サンドブラスト処理されたブラケットをジグに挿入します。

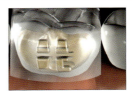
12 ブラケットが挿入されたジグを歯牙に装着します。適合性を再確認してください。

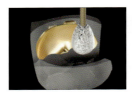
13 アルコールでブラケットベース内面を清掃してください。

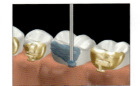
14 エッチングゲルを紙面に塗布します。エッチングシステムの使用説明書に従ってください。

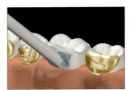
15 バキュームを用いてエッチングゲルを除去します。

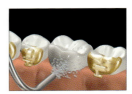
16 ウォーターシリンジで洗い流します。

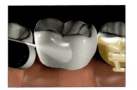
17 オイルを含まないエアーで慎重に乾燥してください。乾燥後、ミラーを用いて歯面を確認してください。

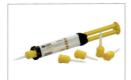
18 リライエックス™ ユニセム 2 オートミックスはデュアルキュアです。

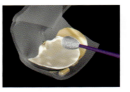
19 13で塗布したアルコールがブラケット内面へ残っていないことを確認し、マイクロブラシの先を用いてブラケット内面にセメントを適量塗布します。なるべく薄く、均等に塗布してください。塗布量が多いと余剰セメント除去が困難になります。

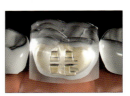
20 ブラケットが入ったジグを装着します。

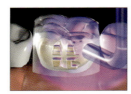
21 ご使用の光照射機の設定に準じて4方向から光照射してください。その際、照射先をなるべく歯面へ近接させてください。

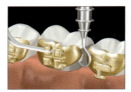
22 ジグを取り除き、スケーラーで慎重に接着材を除去してください。

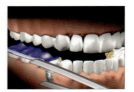
23 咬合状態の確認をします。

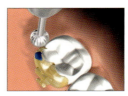
24 咬合紙を用いて臼歯部側面のブラケットベースの早期接触を確認し、ラウンドバーで除去します。

※セメントの硬化時間はご使用の光照射器によって変わりますのでご注意ください。

（3M社パンフレットより）

7

各種結紮法と使用方法，効果

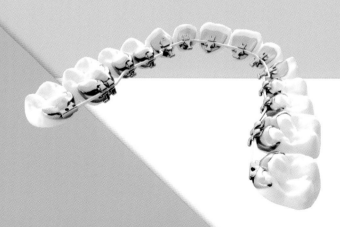

Incognito システムでは，各種の結紮法を使い分けて使用する．

以下に，結紮法と効果について記す．

1. シングルタイ

もっともシンプルな結紮法である（図1）．

2. オーバータイ（パワーチェーン）

オーバータイ（図2）は，シングルタイと比較してより強い結紮力を得ることができる．

3. リンガルリガチャ

3M社のアーラスチックリンガルリガチャは，通常のエラスティックモジュールと比較して材質が高剛性であり，結紮力を強くすることができる（図3）．おもに，レベリングステージで使用することがすすめられる．リンガルリガチャにはタブがついており，持針器などでタブを把持して結紮を行う．タブは歯頸側のフックの下に位置させると，患者への違和感が少ない．

リンガルリガチャは，シングル結紮でも一般的なモジュールのオーバータイと同等の結紮力を有するため，ワイヤーの力を歯にしっかりと伝えることが可能であり，レベリングのスピードおよびトルクコントロールの向上につながる効果がある（図4，5）．

さらに，リンガルリガチャでオーバータイを行うと，強固な力でワイヤーをブラケットに結紮することができる（図6）．

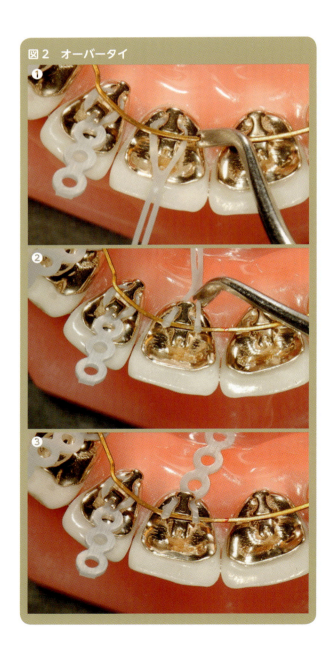

図1 シングルタイ

図2 オーバータイ

4. スチールオーバータイ

スチールオーバータイは，長期間を通じて緩むことがないため，抜歯ケースのスペース閉鎖時に犬歯の遠心傾斜を防止する効果が高い．

図7にスチールオーバータイの結紮手順を示す．

5. パワータイ

パワータイは，もっとも結紮力の大きい結紮法であり，ワイヤーをスロット底に押し込む力が強い（図8）．結果として，ワイヤーのトルクおよびアンギュレーションを改善する力をもっとも歯冠に伝えることができる結紮法である．

パワータイを行う際に使用するパワーチェーンは，FM Ringlet LX 2849 Gray（ロッキーマウンテンモリタ）の弾性が大きいため推奨される．

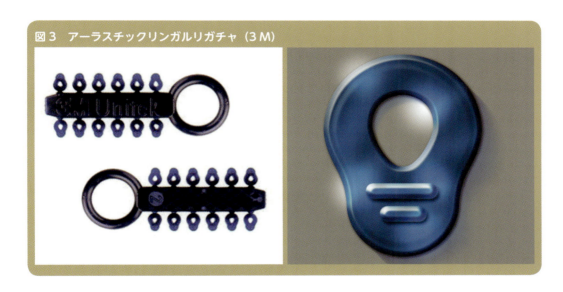

図3 アーラスチックリンガルリガチャ（3M）

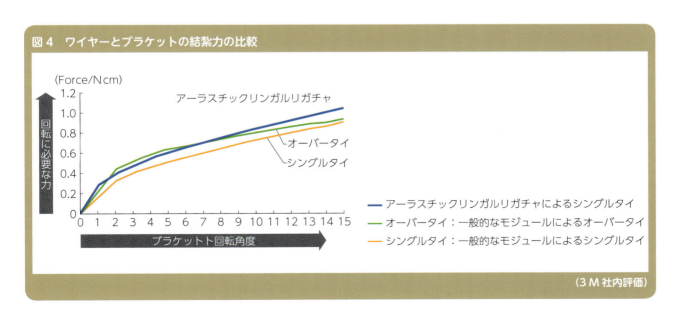

図4 ワイヤーとブラケットの結紮力の比較

（3M社内評価）

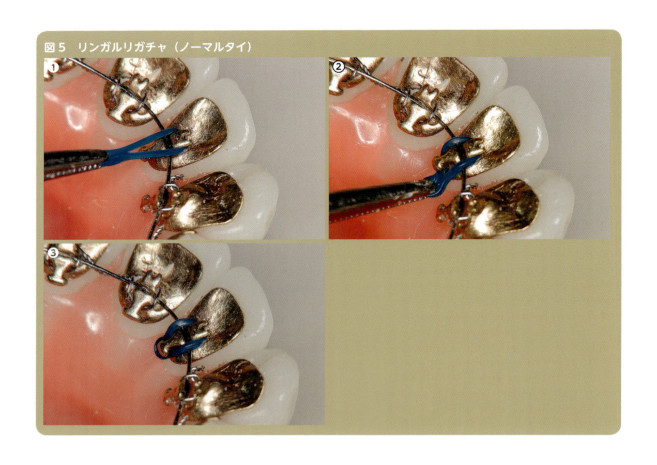

図5 リンガルリガチャ（ノーマルタイ）

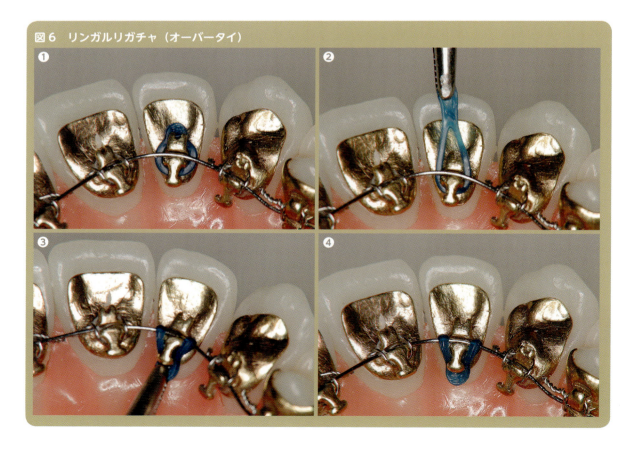

図6 リンガルリガチャ（オーバータイ）

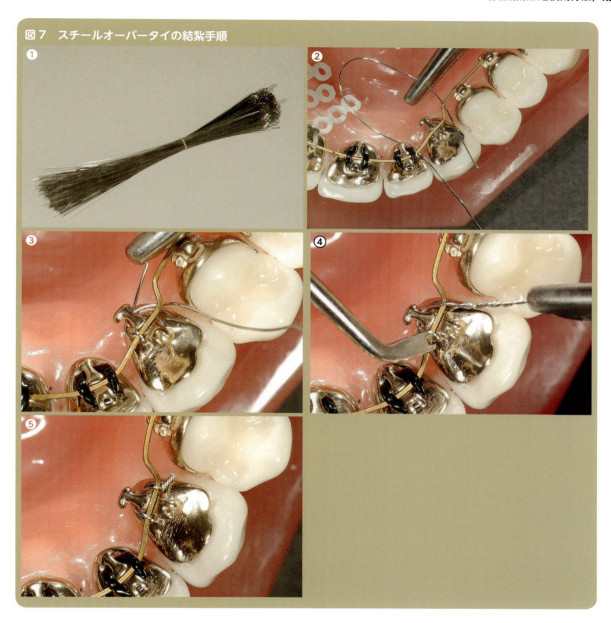

図7 スチールオーバータイの結紮手順

6. スギヤマタイ

スギヤマタイは，パワータイに準じて結紮力の強い結紮法である．

パワータイに比べ結紮が容易であり，ブラケットの近遠心よりモーメントの力が加わるため，アンギュレーション改善効果が高い．

図9に結紮手順を示す．

7. ティップチェーンエラスティクス

ティップチェーンエラスティクスは，歯冠のアンギュレーション改善時に使用する方法である（図10）．改善効果は高いが、ワイヤーサイズが小さい場合はアーチフォームを変形させることがあるため，注意が必要である．

図8 パワータイの結紮手順

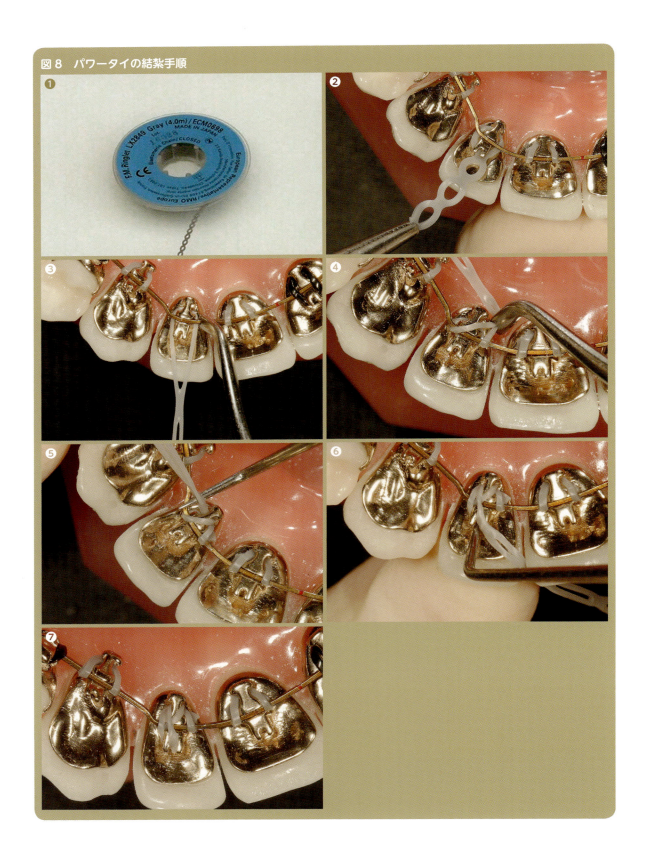

7 各種結紮法と使用方法，効果

図9 スギヤマタイの結紮手順

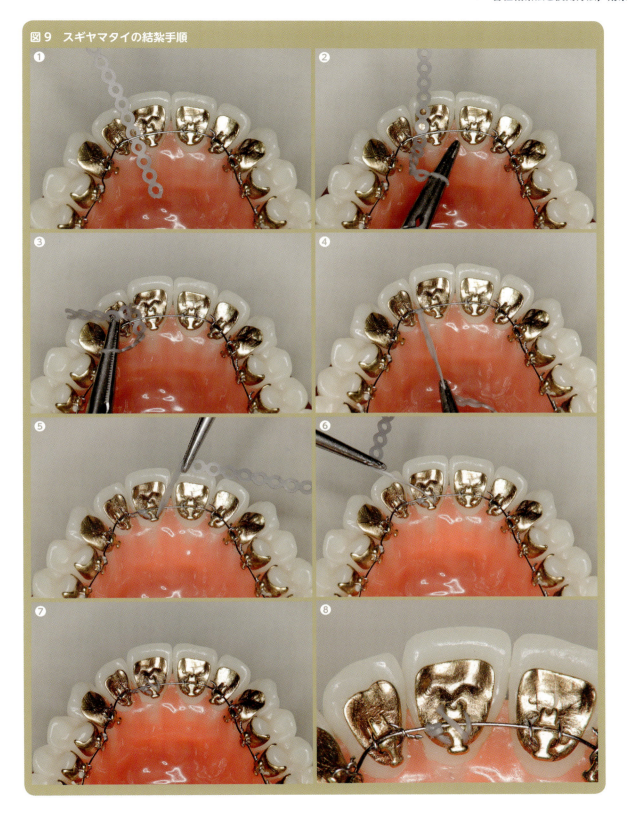

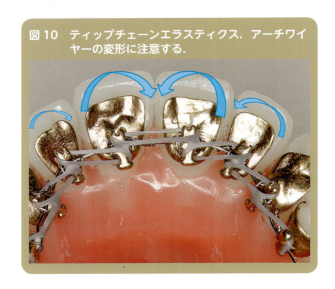

図10 ティップチェーンエラスティクス．アーチワイヤーの変形に注意する．

8 非抜歯治療のプロトコール

矯正診断で非抜歯治療を決定した場合，その症例がⅠ級，Ⅱ級，Ⅲ級のどれであっても，①レベリングステージ，②上下顎関係改善のステージ，③フィニッシングステージの順に治療ステップを進行させる．

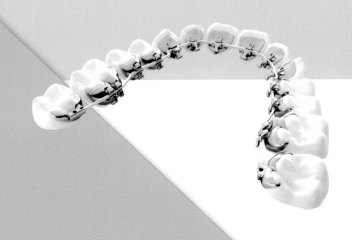

1 レベリングステージ

　大部分の症例では,程度の差はあれ上顎,下顎の一方もしくは両方に叢生が存在している.そこで,治療の最初の最重要課題の1つは叢生の改善ということになる.そのためには隣接面の削合(IPR：Interproximal enamel reduction)や歯列の拡大,もしくはその両方が必要になる.この大切な治療方針を事前に決定し,ラボオーダーフォーム(LOF：laboratory order form)を介してIncognito装置を作製する歯科技工士に伝えることが重要となる.

1. 最初のアポイントですべての歯にボンディング可能なケース

　まず,すべてのブラケットのメインスロットにイニシャルアーチワイヤー(.014 NiTiや.016 NiTi)が挿入可能な場合(図1)は別として,ワイヤーの弾性限界を超えそうな場合には下顎はセルフライゲーションスロットを活用することが望ましい(図2).通常,下顎のイニシャルアーチワイヤーには.014 NiTiワイヤーを使用するが,このサイズの場合はあえて結紮しなくてもワイヤーがセルフライゲーションスロットから抜け出ることはない.かなり重篤な叢生の場合でも応用が可能である(図3).

　上顎には厳密な意味でセルフライゲーションスロットはないが,ブラケット上部ウイング上にアーチワイヤーを載せてオーバータイ

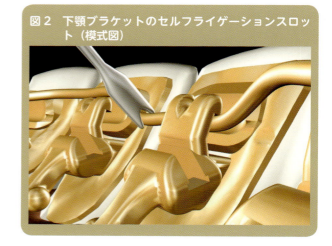

図2　下顎ブラケットのセルフライゲーションスロット（模式図）

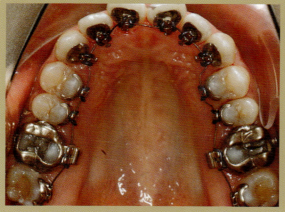
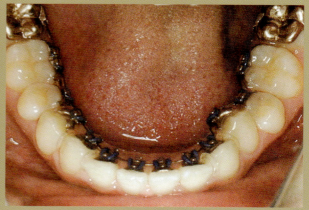

図1　すべてのブラケットのメインスロットにイニシャルアーチワイヤーが挿入可能な場合,通常,上顎には.016 NiTiワイヤー,下顎には.014 NiTiワイヤーを選択する.

をすることでセルフライゲーション効果が期待できる（図4）．

2. 最初のアポイントですべての歯にボンディングすることが不可能なケース

スペースの必要な部位にオープンコイルスプリングを装着したり，アクティブストップの活用によって新たなスペースをつくる場合が多い．

①オープンコイルの使用

ラビアル矯正の場合はスペース確保に際して，移動距離の予測や歯の移動様式の確実性からオープンコイルを使用する場合が多い．

リンガル矯正では舌感の問題から多用されることはないが，確実なスペース確保の手段である（図5）．

②アクティブストップの使用

下顎歯列におけるスペース確保の鍵は，ストップを正しく位置決めすることである．ワイヤーの長さが適切であるかを確認すること

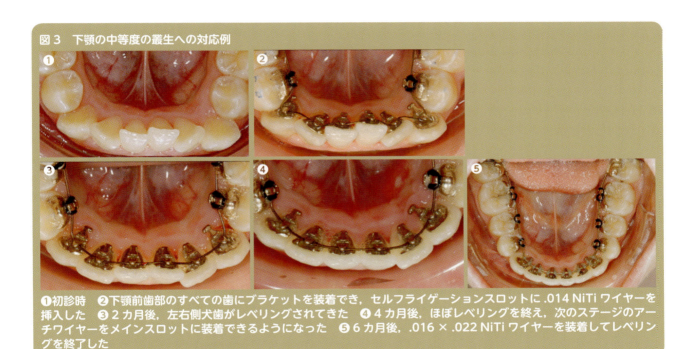

図3　下顎の中等度の叢生への対応例
❶初診時　❷下顎前歯部のすべての歯にブラケットを装着でき，セルフライゲーションスロットに.014 NiTiワイヤーを挿入した　❸2カ月後，左右側犬歯がレベリングされてきた　❹4カ月後，ほぼレベリングを終え，次のステージのアーチワイヤーをメインスロットに装着できるようになった　❺6カ月後，.016×.022 NiTiワイヤーを装着してレベリングを終了した

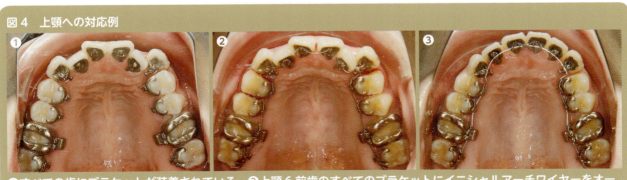

図4　上顎への対応例
❶すべての歯にブラケットが装着されている　❷上顎6前歯のすべてのブラケットにイニシャルアーチワイヤーをオーバータイでセルフライゲーション状にした　❸イニシャルアーチワイヤーを装着して3カ月後，ほぼレベリングを終えたので.016×.022 NiTiワイヤーをシングルタイで装着した

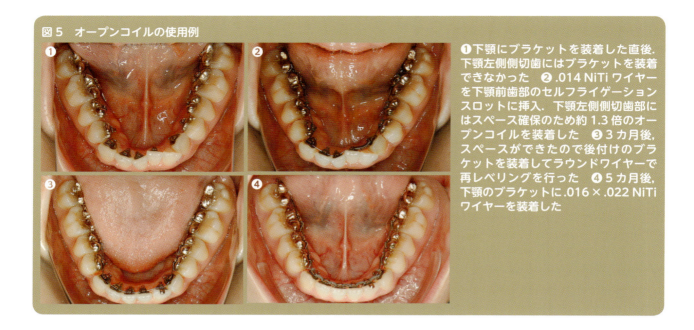

図5 オープンコイルの使用例
❶下顎にブラケットを装着した直後．下顎左側側切歯にはブラケットを装着できなかった　❷.014 NiTi ワイヤーを下顎前歯部のセルフライゲーションスロットに挿入．下顎左側側切歯部にはスペース確保のため約1.3倍のオープンコイルを装着した　❸3カ月後，スペースができたので後付けのブラケットを装着してラウンドワイヤーで再レベリングを行った　❹5カ月後，下顎のブラケットに.016×.022 NiTi ワイヤーを装着した

が重要で，ストップはアーチワイヤーテンプレートに記載されている第一小臼歯ブラケット本体の近心に位置決めする必要がある（**図6**）．このアクティブストップの位置決めは口腔内では行わない．

　第一小臼歯ブラケットのスロット幅は約 1.5 mm である．適切なアクチベーションはテンプレート上のブラケット幅の近心 1/3 のところにストップをかしめることである．非常に小さなスライディングストップを推奨する．この作業は可能であれば超弾性の .016 × .022 NiTi ワイヤーで行う．歯周組織に問題がある場合や，歯根や歯肉の状態が良好でない場合は，超弾性の .016 NiTi ワイヤーで開始することも多い．

③2Dブラケットや既成アタッチメントの使用

　圧縮したアーチワイヤーが長くて不安定な場合は軟組織に為害作用を及ぼすことがある．そのような場合に2Dブラケット（**図7**）や既成アタッチメントの使用が非常に役立つ．

④拡大装置の使用

　歯列弓の狭窄で大臼歯部が反対被蓋になった症例など，アーチワイヤーでの拡大が困難な場合には，Incognito 装置の装着前にクワドヘリックス拡大装置やバイヘリックス拡大装置などを使用して歯列弓の側方拡大をしておく．側方拡大をして数カ月後に Incognito の印象をしたほうが正確な印象採得が可能になると考えられる（**図8**）．

　しかし，Angle Ⅱ級1類の小臼歯抜歯症例等で上顎歯列弓の著明な狭窄を伴う場合では，あらかじめ Incognito 装置を装着後に第一大臼歯と第一小臼歯にセパレーティング処置をして，上顎急速側方拡大装置（RPE）の装着を行う（**図9，10**）．側方拡大終了後に第一小臼歯を抜歯し，第一大臼歯にはあらかじめ用意していた Incognito のバンドブラケットを後付けで装着でき，非常に正確に位置決めすることができる．

8 非抜歯治療のプロトコール

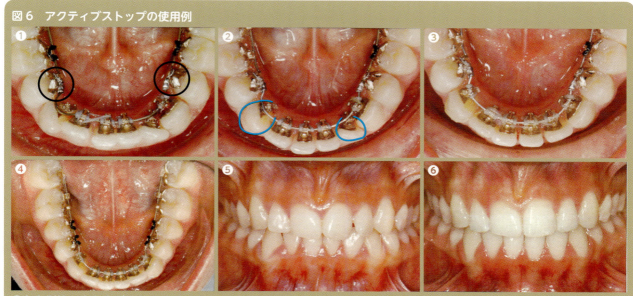

図6 アクティブストップの使用例
❶左右側第一小臼歯ブラケットの近心に2つのストップを装着し，ワイヤーは左右側小臼歯間で圧縮された．下顎右側中切歯‐側切歯間のスペースはパワーチェーンで閉鎖した　❷前歯部の拡大によってスペースがつくられたので，下顎右側犬歯と下顎左側側切歯の捻転解消のためにシケインを使用した　❸数週間後，スペース閉鎖にパワースレッドを使用した　❹ストップを撤去後，同じワイヤーをアーチフォームの最適化に使用した　❺❻治療開始時からオーバージェットは少なかったが（❺），治療終了時にはオーバージェットが若干減少した（❻）．圧縮したアーチワイヤーの使用は，治療開始時にすべてのブラケットのボンディングができない症例の第一選択となる

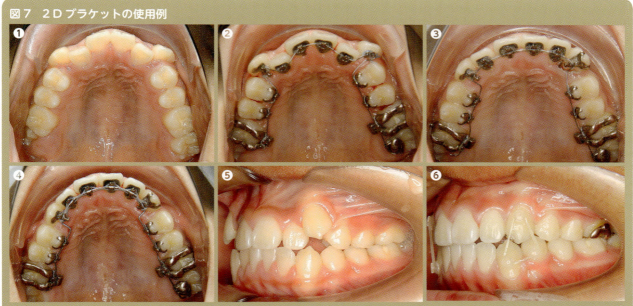

図7 2Dブラケットの使用例
❶上顎左右側犬歯は低位唇側転位しており，ブラケット装着が困難であった　❷上顎左側犬歯は歯肉肥厚もあり，後付けブラケットの装着が困難であったため，2Dブラケットを使用した　❸2カ月後，2Dブラケットを撤去し，上顎左側犬歯の歯肉肥厚部を電気メスで切除して後付けブラケットを装着し，.016 NiTiワイヤーで再レベリングを行った　❹6カ月後，.016×.022 NiTiワイヤーを装着した　❺❻初診時（❺）との比較．ディテイリングとフィニッシングを行っている（❻）

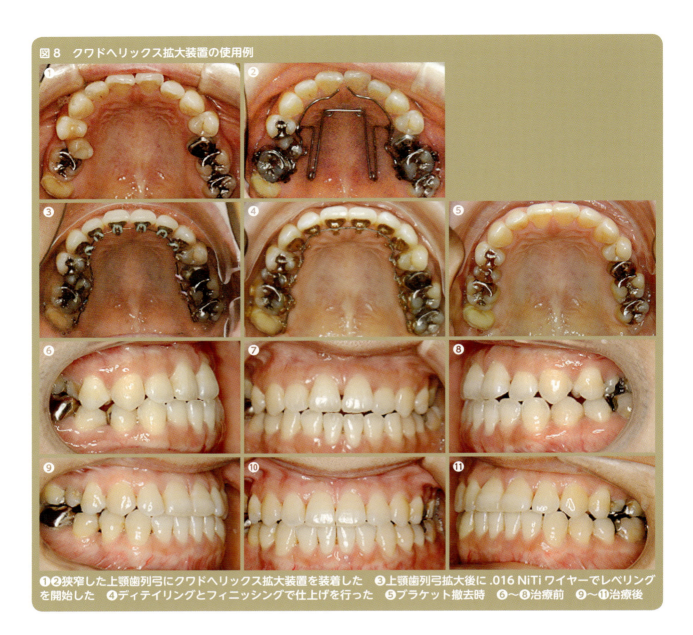

図8 クワドヘリックス拡大装置の使用例

❶❷狭窄した上顎歯列弓にクワドヘリックス拡大装置を装着した　❸上顎歯列弓拡大後に.016 NiTi ワイヤーでレベリングを開始した　❹ディテイリングとフィニッシングで仕上げを行った　❺ブラケット撤去時　❻〜❽治療前　❾〜⓫治療後

図 9　上顎急速側方拡大装置（RPE）の使用例（上顎左右側第一小臼歯抜歯症例）

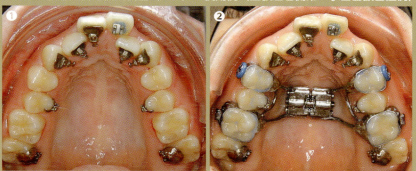

❶まず最初に Incognito 装置を装着する．上顎左側中切歯は最初の段階で装置装着が不可能だったので，2Dリンガルブラケット（フォレスタデントデント）を装着した．次に上顎左右側第一小臼歯，第一大臼歯にセパレーティング処置をし，上顎急速側方拡大装置を装着した　❷上顎急速側方拡大装置を装着して，必要回数指示して側方拡大を行った．拡大終了後に小臼歯を抜歯し，第一大臼歯にはあらかじめ用意していた Incognito のバンドブラケットを後付けで装着でき，非常に正確に位置決めすることができた

図 10　上顎急速側方拡大装置（RPE）の使用例（上顎左右側第一小臼歯，第一大臼歯抜歯症例）

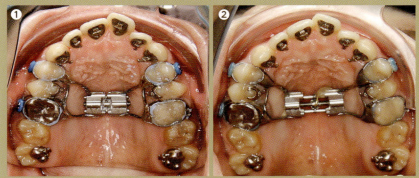

❶急速側方拡大装置装着後．本症例では，拡大終了後に上顎左右側第一小臼歯，第一大臼歯を抜歯予定であった．上顎左右側第二大臼歯にはあらかじめバンドブラケットが用意してある　❷側方拡大後．ネジ部分をブラスワイヤーで固定した．側方拡大量は約 6 mm であった

2 上下顎関係改善のステージ

　非抜歯による治療の2つめのステージは上下顎関係の改善である．Angle Ⅰ級不正咬合の場合は不要になるが，左右的な上下顎関係の改善が必要な症例もある．

　ここでは各種顎間ゴム，オグジュアリーや歯科矯正用アンカースクリュー，スケレタルアンカレッジの使用方法について解説する．

1. Angle Ⅱ級不正咬合

　Angle Ⅱ級不正咬合の治療では，上顎の後方牽引や下顎の前進が治療方針となる．成長期ではヘッドギアによる上顎骨の後方移動，機能的矯正装置による下顎骨の前方成長誘導により上顎前突の解消をはかる．とくに，非抜歯での治療の場合は，できるだけ第1期治療で上下顎の大臼歯関係をⅠ級の状態にしておくことが望ましいと考えられる．

　リンガル矯正では成長を期待した治療が困難な場合が多いが，Incognito の場合はⅡ級ゴムの使用やハーブスト，フォーサスなどの補助装置の併用が推薦されている．さらに，歯科矯正用アンカースクリューを利用した治療も盛んに行われている．

①Ⅱ級ゴムの使用による
　Angle Ⅱ級2類の治療例

　片側性 Angle Ⅱ級2類不正咬合の患者で，Ⅱ級関係を治すために顎間ゴムを使用した．ポイントは上顎切歯のトルクを改善することで，そうしないと下顎が前進できない（図11）．

②補助装置（ハーブスト）の併用による
　Angle Ⅱ級2類の治療例

　Wichmann の診療所では成長期のⅡ級治療の場合，第1期治療で機能的矯正装置による上下顎関係の改善をはかり，第2期治療の Incognito による治療をⅠ級の治療として開始する傾向がある．ただし，成長期の後期では，補助装置（ハーブスト）の併用が必ずしも好結果を生み出すとは限らない（図12）．

③歯科矯正用アンカースクリューの
　使用による Angle Ⅱ級1類の治療例

　成長期を過ぎた症例の大臼歯関係Ⅱ級の改善をはかる場合，歯科矯正用アンカースクリューの使用も1つの選択肢である．上顎大臼歯部の遠心移動や，大臼歯の圧下にともなう下顎のオートローテーションによる下顎骨の前方移動をはかることで，Ⅱ級関係を改善する（図13）．

④スケレタルアンカレッジシステムを
　応用した Angle Ⅱ級2類開咬の治療例

　非常に大きな臼歯部の圧下を必要とする開咬症例では，外科矯正治療やスケレタルアンカレッジシステムの使用が推奨される．図14は Angle Ⅱ級2類の開咬症例で，上下顎の大臼歯の過萌出と診断された．上下顎歯列のレベリング後に上下顎左右側にスケレタルアンカレッジシステムを埋入して大臼歯の圧下を試みた．

8 非抜歯治療のプロトコール

図11 Ⅱ級ゴムの使用による Angle Ⅱ級2類の治療例

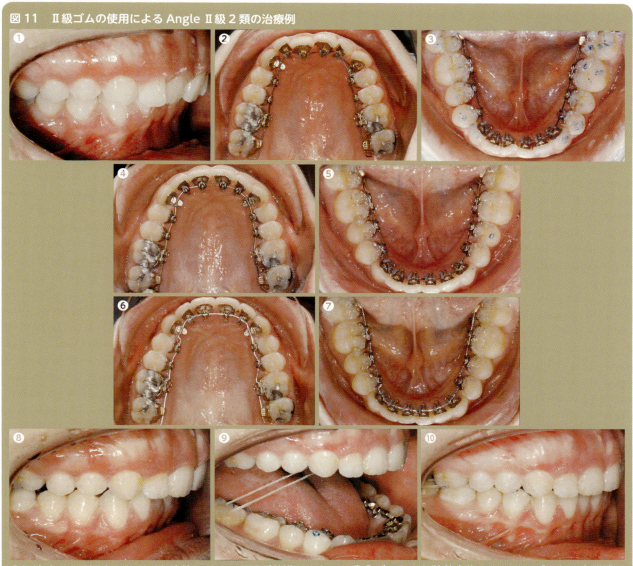

❶初診時．上顎切歯のトルクを改善しないと下顎が前進できない　❷❸ブラケット装着直後．レベリングのため上下顎に超弾性の.016 NiTi ワイヤーを装着した　❹❺6週間後，上下顎歯列のさらなるレベリングのために超弾性の.016×.022 NiTi ワイヤーを装着した　❻❼1カ月後，Ⅱ級ゴムを装着するため上下顎歯列に.016×.022 ステンレスワイヤーを装着した．上顎前歯部にスペースができるのを防止するため，左右側犬歯間のワイヤーをスチールリガチャで8の字結紮した．正しい切歯のトルクを確立するために，ステンレスワイヤーには上顎中切歯部に15°のルートリンガルトルクを追加している　❽レベリングを終了し，トルクが組み込まれたステンレスワイヤーを装着した直後の状態　❾上顎右側犬歯ブラケットのフックから下顎右側第二大臼歯頬側の歯冠色ボタンにⅡ級ゴムをかけた．ゴムは1日24時間装着した（ゴムの力は3.5オンスで，サイズは3/16インチ）　❿Ⅱ級ゴムを5カ月使用したところ，臼歯部の咬合と上顎切歯のトルクは改善した．この患者が非常に協力的であったことが大きい．さらに15°のクラウンラビアルトルクが追加された.016×.022 ステンレスワイヤーを使用することで切歯のトルクは継続的に改善された

図12 ハーブストの併用によるAngle Ⅱ級2類の治療例

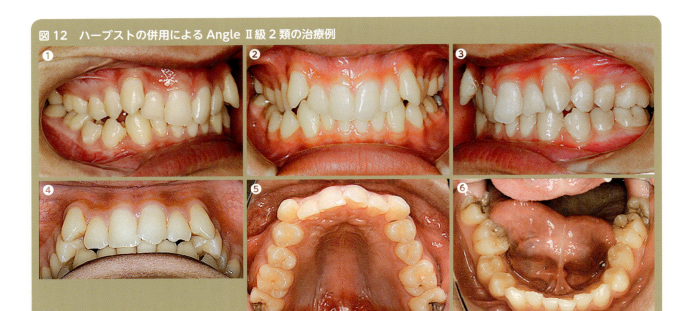

①〜⑥患者は16歳2カ月の男子で、Angle Ⅱ級2類の叢生症例である。初診時の口腔内写真では上顎前歯部の舌側傾斜、叢生と過蓋咬合がみられた

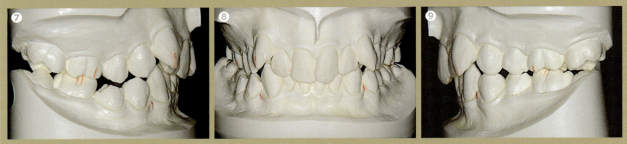

⑦〜⑨初診時の口腔内模型。大臼歯関係は左右ともⅡ級であった

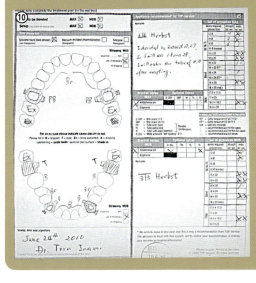

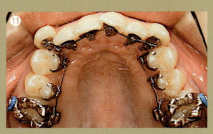

⑩成長期の後期であったためヘッドギアやⅡ級ゴムの使用を提案したが、困難だったので補助装置としてハーブストを併用することを決定し、ラボオーダーフォームに記した

⑪ステップ1として、歯列弓の拡大と叢生の改善を行った。上顎前歯部の切縁側のウイング内に.016 NiTiワイヤーを挿入し、結紮線でたすき掛けをした

8 非抜歯治療のプロトコール

図12（つづき）

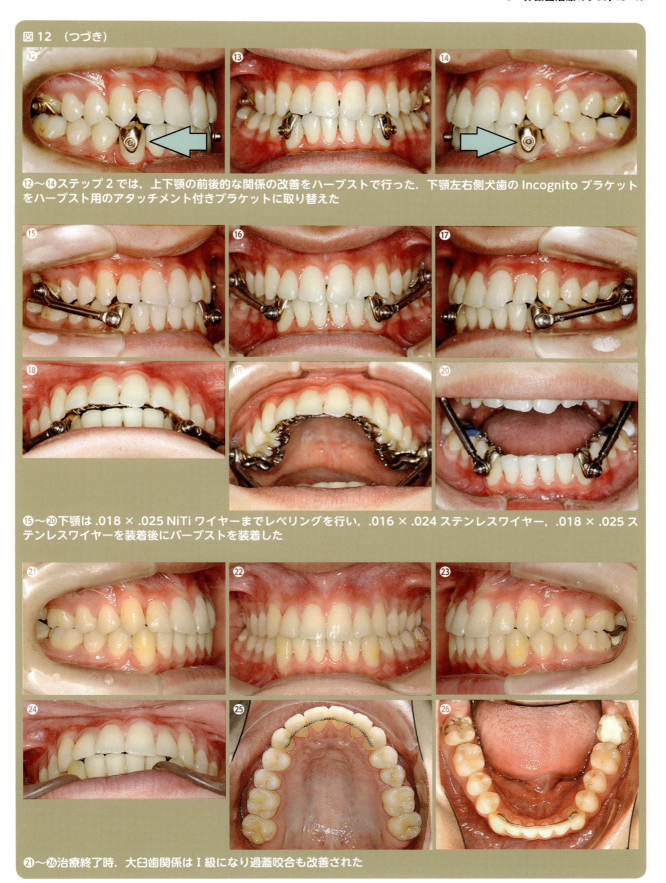

⑫〜⑭ステップ2では，上下顎の前後的な関係の改善をハーブストで行った．下顎左右側犬歯のIncognitoブラケットをハーブスト用のアタッチメント付きブラケットに取り替えた

⑮〜⑳下顎は.018×.025 NiTiワイヤーまでレベリングを行い，.016×.024ステンレスワイヤー，.018×.025ステンレスワイヤーを装着後にハーブストを装着した

㉑〜㉖治療終了時．大臼歯関係はⅠ級になり過蓋咬合も改善された

図13 歯科矯正用アンカースクリューの使用によるAngle Ⅱ級1類の治療例

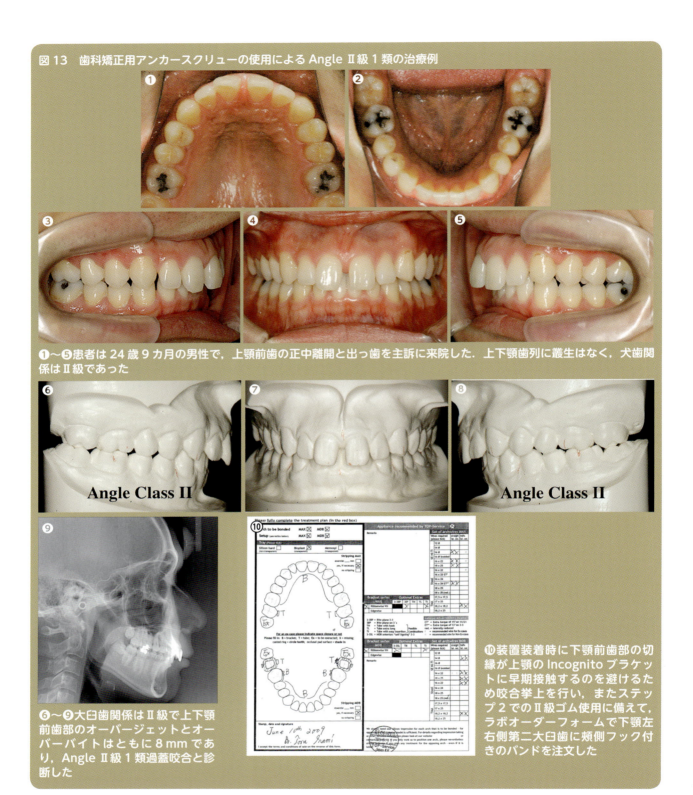

❶～❺患者は24歳9カ月の男性で，上顎前歯の正中離開と出っ歯を主訴に来院した．上下顎歯列に叢生はなく，犬歯関係はⅡ級であった

❻～❾大臼歯関係はⅡ級で上下顎前歯部のオーバージェットとオーバーバイトはともに8 mmであり，Angle Ⅱ級1類過蓋咬合と診断した

❿装置装着時に下顎前歯部の切縁が上顎のIncognitoブラケットに早期接触するのを避けるため咬合挙上を行い，またステップ2でのⅡ級ゴム使用に備えて，ラボオーダーフォームで下顎左右側第二大臼歯に頰側フック付きのバンドを注文した

8 非抜歯治療のプロトコール

図13 （つづき）

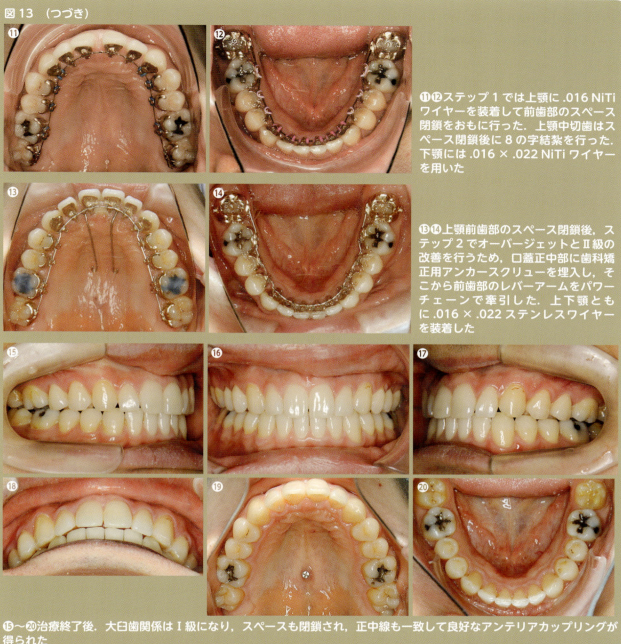

⑪⑫ステップ1では上顎に.016 NiTiワイヤーを装着して前歯部のスペース閉鎖をおもに行った．上顎中切歯はスペース閉鎖後に8の字結紮を行った．下顎には.016×.022 NiTiワイヤーを用いた

⑬⑭上顎前歯部のスペース閉鎖後，ステップ2でオーバージェットとⅡ級の改善を行うため，口蓋正中部に歯科矯正用アンカースクリューを埋入し，そこから前歯部のレバーアームをパワーチェーンで牽引した．上下顎ともに.016×.022ステンレスワイヤーを装着した

⑮〜⑳治療終了後．大臼歯関係はⅠ級になり，スペースも閉鎖され，正中線も一致して良好なアンテリアカップリングが得られた

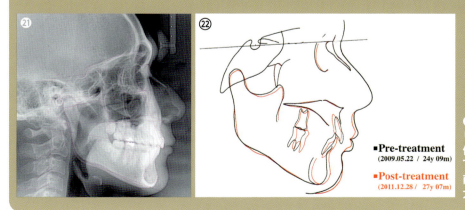

■Pre-treatment (2009.05.22 / 24y 09m)
■Post-treatment (2011.12.28 / 27y 07m)

㉑㉒歯科矯正用アンカースクリューからの牽引とⅡ級ゴムの使用，上顎大臼歯の圧下により，下顎の反時計回りの回転，上顎前歯部の圧下と牽引がなされ，大臼歯関係がⅠ級になった

図14 スケレタルアンカレッジシステム（SAS）を応用したAngle Ⅱ級2類開咬の治療例

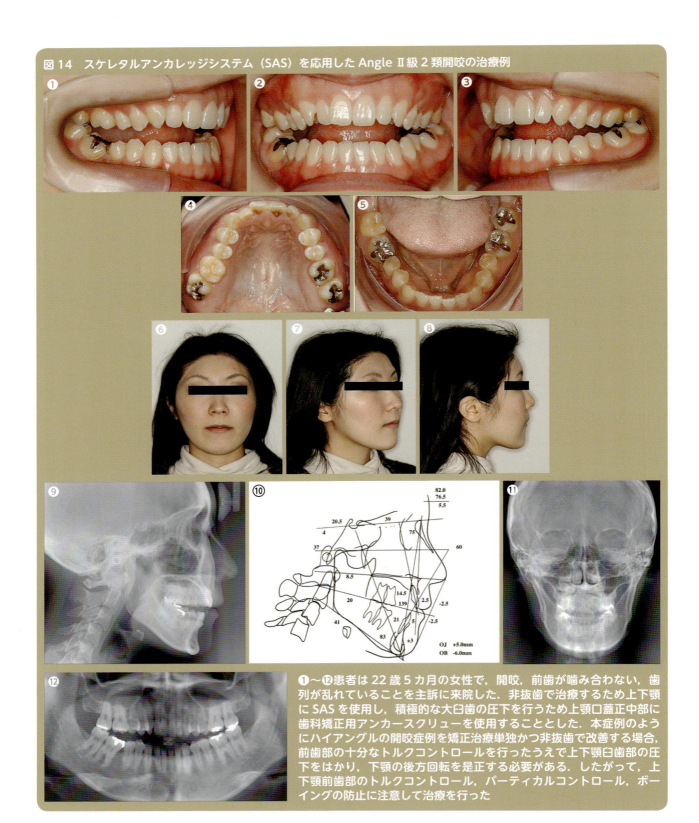

❶〜⓬患者は22歳5カ月の女性で，開咬，前歯が嚙み合わない，歯列が乱れていることを主訴に来院した．非抜歯で治療するため上下顎にSASを使用し，積極的な大臼歯の圧下を行うため上顎口蓋正中部に歯科矯正用アンカースクリューを使用することとした．本症例のようにハイアングルの開咬症例を矯正治療単独かつ非抜歯で改善する場合，前歯部の十分なトルクコントロールを行ったうえで上下顎臼歯部の圧下をはかり，下顎の後方回転を是正する必要がある．したがって，上下顎前歯部のトルクコントロール，バーティカルコントロール，ボーイングの防止に注意して治療を行った

図14 (つづき)

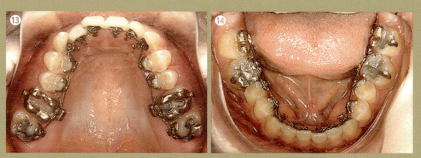

⑬⑭ステップ1では，.014 NiTiワイヤーをセルフライゲーションスロットに挿入してレベリングを開始した

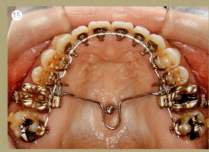
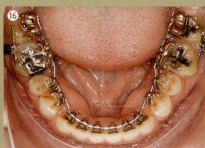

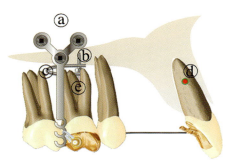
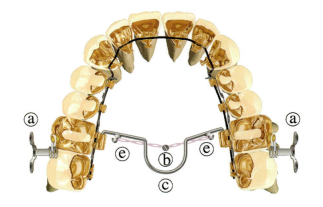

ⓐスケレタルアンカレッジシステム（SAS）
ⓑ歯科矯正用アンカースクリュー
ⓒパラタルバー
ⓓ回転中心
ⓔ圧下用パワーチェーン

⑮〜⑰ステップ2のときに上下顎大臼歯部にSASを埋入した．同時に上顎口蓋正中部に歯科矯正用アンカースクリューを埋入して口蓋側からも大臼歯を圧下した

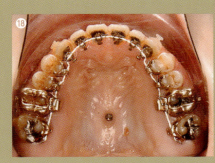
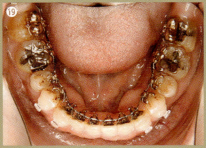

⑱⑲ディテイリング

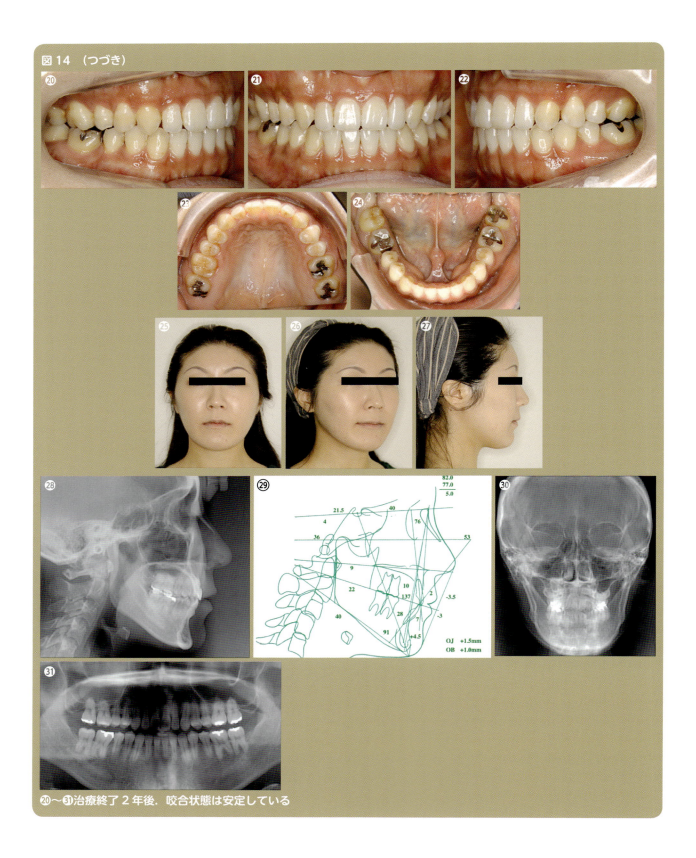

図14 (つづき)

⑳〜㉛治療終了2年後．咬合状態は安定している

2. Angle Ⅲ級不正咬合

永久歯の場合，Angle Ⅲ級，非抜歯での治療方針は，①ハイアングル症例や開咬を除いて下顎の開大・後下方への回転，②上顎前歯部の唇側傾斜移動と下顎前歯部の根尖を中心にした舌側傾斜移動，③ Occlusal to Mandibular Angle が大きくなるような咬合平面の傾斜の変化などを考える（図15）．

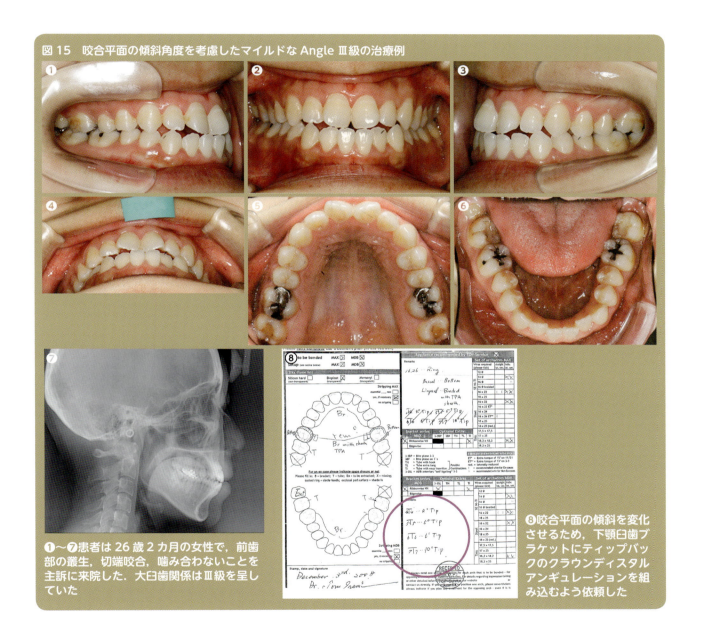

図15 咬合平面の傾斜角度を考慮したマイルドなAngle Ⅲ級の治療例

❶〜❼患者は26歳2カ月の女性で，前歯部の叢生，切端咬合，噛み合わないことを主訴に来院した．大臼歯関係はⅢ級を呈していた

❽咬合平面の傾斜を変化させるため，下顎臼歯ブラケットにティップバックのクラウンディスタルアンギュレーションを組み込むよう依頼した

図15 (つづき)

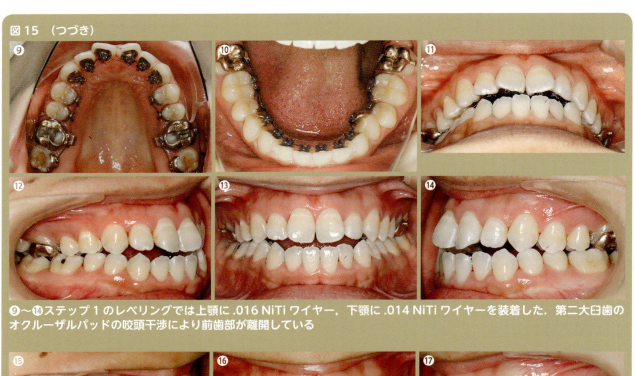

❾〜⓮ステップ1のレベリングでは上顎に.016 NiTiワイヤー, 下顎に.014 NiTiワイヤーを装着した. 第二大臼歯のオクルーザルパッドの咬頭干渉により前歯部が離開している

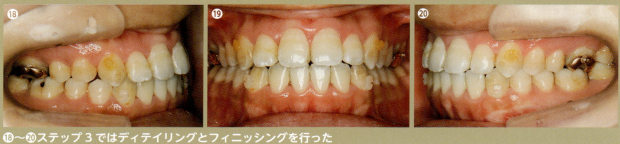

⓯〜⓱ステップ2ではⅢ級の改善のためにⅢ級ゴムを使用し, クラウンディスタルアンギュレーションとⅢ級ゴムの作用で咬合平面の傾斜を変化させた

⓲〜⓴ステップ3ではディテイリングとフィニッシングを行った

図15 （つづき）

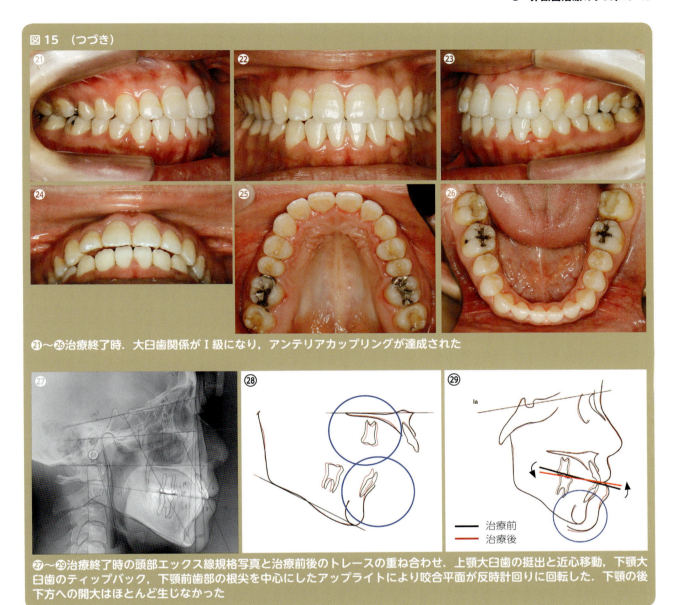

㉑〜㉖治療終了時．大臼歯関係がⅠ級になり，アンテリアカップリングが達成された

㉗〜㉙治療終了時の頭部エックス線規格写真と治療前後のトレースの重ね合わせ．上顎大臼歯の挺出と近心移動，下顎大臼歯のティップバック，下顎前歯部の根尖を中心にしたアップライトにより咬合平面が反時計回りに回転した．下顎の後下方への開大はほとんど生じなかった

3 空隙歯列治療時のラボオーダーフォーム

　フィニッシング（細かい修正と最終の仕上げ）のステージについては抜歯症例と共通するため，10章で詳述する．
　さて，本章では非抜歯治療について説明してきたが，同じ非抜歯治療であっても，前歯などに著明な空隙がある場合はラボオーダーフォームの記載の仕方が異なる．

　図16は2008年にオーダーした実際のラボオーダーフォームであるが，Wichmannから訂正するよう国際電話がかかってきた．空隙歯列弓のラボオーダーフォームは非抜歯ではなく抜歯治療のワイヤーシークエンスを守る必要があるとのことであった．

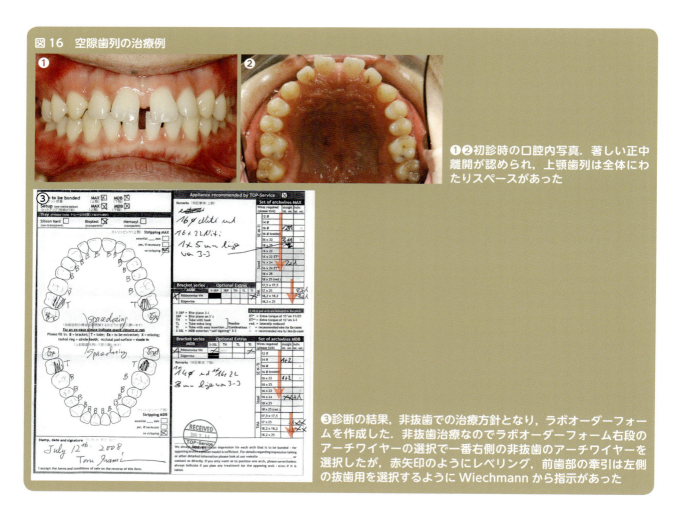

図16　空隙歯列の治療例

❶❷初診時の口腔内写真．著しい正中離開が認められ，上顎歯列は全体にわたりスペースがあった

❸診断の結果，非抜歯での治療方針となり，ラボオーダーフォームを作成した．非抜歯治療なのでラボオーダーフォーム右段のアーチワイヤーの選択で一番右側の非抜歯のアーチワイヤーを選択したが，赤矢印のようにレベリング，前歯部の牽引は左側の抜歯用を選択するようにWiechmannから指示があった

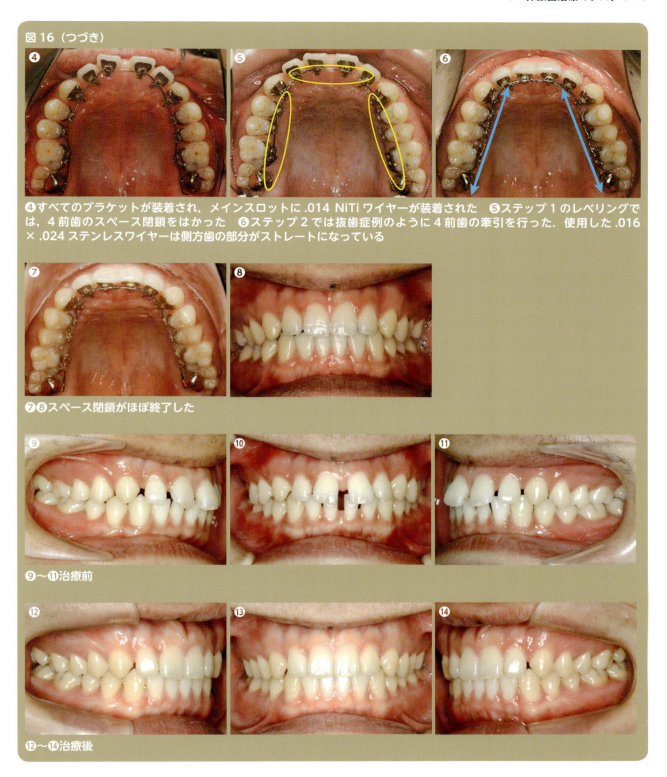

❹すべてのブラケットが装着され，メインスロットに .014 NiTi ワイヤーが装着された　❺ステップ 1 のレベリングでは，4 前歯のスペース閉鎖をはかった　❻ステップ 2 では抜歯症例のように 4 前歯の牽引を行った．使用した .016 × .024 ステンレスワイヤーは側方歯の部分がストレートになっている

❼❽スペース閉鎖がほぼ終了した

❾〜⓫治療前

⓬〜⓮治療後

9

トルクコントロール

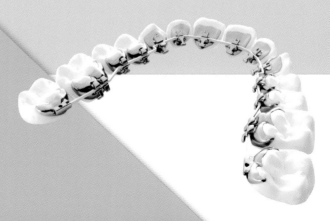

1. ワイヤーの位置とトルクコントロール

リンガル矯正では，ラビアル矯正と比較してトルクの差が歯の位置に大きく影響することがわかっている．**図1**の赤点は，ラビアル矯正とリンガル矯正でそれぞれワイヤーが通過する箇所を矢状面からみたものである．それぞれの赤点を中心に歯冠を±7°回転させると，ラビアル矯正では歯冠の切縁の垂直的移動が0.2 mm程度であるが，リンガル矯正では1 mmと約5倍になる．このことは，リンガル矯正におけるトルクコントロールの重要度を示している．

また**図2**は，リンガル矯正においてワイヤーの位置が歯面から5 mm離れた場合と8 mm離れた場合のトルクの差を示している．つまり，**図2左**ではブラケットデザインが薄くワイヤーが歯冠に近い部位を通過しているケースで，**図2右**はブラケットデザインが厚く歯冠から遠い部分をワイヤーが通過しているケースである．左では切縁の垂直的移動が1 mm，右では1.7 mmとなり，歯冠に近い部分にワイヤーを設定することが歯冠のコントロールに有利であるということを示す．

Incognitoシステムでは，これらの理由からブラケットスロット底が可能な限り歯冠に近接するように設計を行い，また使用するブラケット，ワイヤーの寸法精度のばらつきが少ないように高品位な作製が行われている．

ミュンスター大学・Stammの2000年の論文では，Ormco社のKurz 7[th]を使用した場合，15°のトルクの差で垂直的に1.8 mmの移動を起こすことが検証されている．このことから，リンガル矯正では正確なトルクコントロールにより歯の垂直的コントロールが可能となることがわかる．

2. ワイヤーとブラケットの精密規格について

Incognitoシステムで使用されるブラケットスロットの寸法は，CAD/CAM技術を応用することによって従来品に比べてばらつきの少ない精密なものとなっている．結果として，治療後の歯の位置は三次元的にデジタルセットアップにより近く再現されることとなる．

図3は，他社製品との比較であるが，Incognitoはブラケットスロット幅のばらつきが小さいことがわかる．

また，使用するワイヤーについても，角線

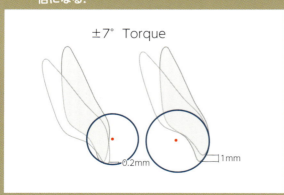

図1 赤点を中心に歯冠を±7°回転させると，ラビアル矯正では歯冠の切縁の垂直的移動が0.2 mm程度であるが，リンガル矯正では1 mmと約5倍になる．

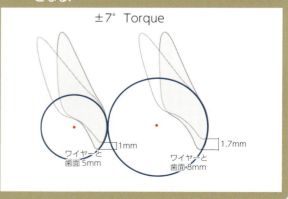

図2 赤点を中心に歯冠を±7°回転させると，歯面から5 mm離れた場合の切縁の垂直的移動が1 mmなのに対し，8 mm離れた場合は1.7 mmとなる．

断面のベベルの量が小さく設計されており，ブラケットスロット内でワイヤートルクが確実に効くようになっている（図4）．

3. 結紮法とワイヤーサイズの差によるトルク伝達の影響

トルクに影響を及ぼす因子として以下が挙げられる．

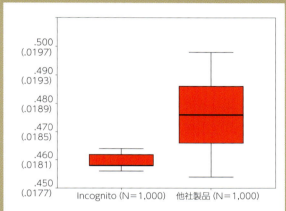

図3 Incognitoと他社製品のブラケットスロット幅のばらつきの比較

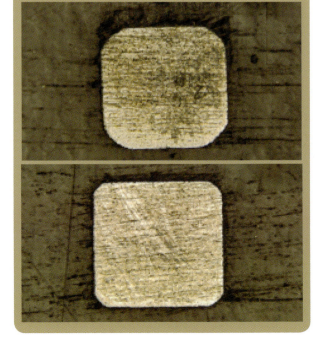

図4 Incognitoの角線断面（上：.0175×.0175 βチタン，下：.0182×.0182 βチタン）

①ブラケットスロットの寸法
②ワイヤーサイズ
③ワイヤーのベベル処理
④ワイヤーの性状
⑤ブラケットスロットの摩耗
⑥結紮法
⑦隣在歯の結紮状態

ここでは，結紮法とワイヤーサイズの違いによるトルク効果への影響について述べる．

図5は，.016×.024ステンレスワイヤーをIncognito前歯ブラケットに装着した際の，結紮法の差によるワイヤーとブラケットスロットの遊びの量を示す．シングルタイ，オーバータイ，パワータイでそれぞれ結紮した後，ワイヤーに1.5Nのトルクを加えると，スロットとワイヤーの遊びは，それぞれ20°，14°，8°であった．このことから，結紮の力がトルクの発現に影響していることが理解できる．

図6は，.0175×.0175 βチタンワイヤーをオーバータイとパワータイで結紮した際のスロット内での遊びを示す．オーバータイでは24°，パワータイでは18°の遊びを示し，このことから.0175×.0175 βチタンワイヤーではしっかりとした結紮をしても，ワイヤーは有効なトルクを発現できないことが理解できる．

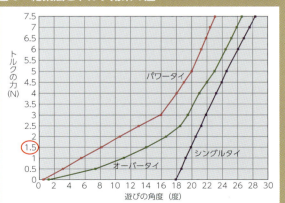

図5 結紮法とトルク効果の差

図7は，.0182×.0182 βチタンワイヤーをオーバータイとパワータイで結紮した際のスロット内での遊びを示す．遊びの量は8°および7°であった．これは，ワイヤーが十分なトルクをブラケットに伝えていることを示唆している．

これらの実験結果から，リボンワイズシステムを使用するリンガル矯正のトルクコントロールには，しっかりとした結紮法と，適正なワイヤーサイズが求められることが示唆された．

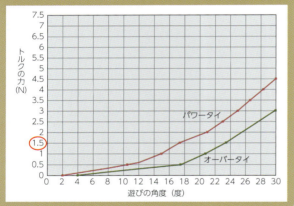

図6　.0175×.0175 βチタンワイヤーを結紮した際のワイヤーの遊び

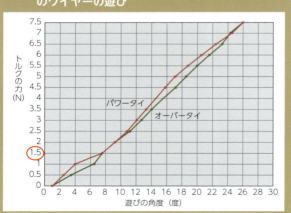

図7　.0182×.0182 βチタンワイヤーを結紮した際のワイヤーの遊び

4. リボンワイズワイヤーとエッジワイズワイヤーとの剛性比較

抜歯ケースをリンガル矯正で行う場合，ボーイングの発現を防止することは治療成功への重要な要素となる．Incognito システムは前歯部のトルクコントロールに優れ，バーティカルのボーイングが出現しにくいといわれているが，その要因はリボンワイズワイヤーの形状にあると考えられている．抜歯ケースのスペース閉鎖ステージでは，エッジワイズシステムでは.016×.022 ステンレスワイヤー，Incognito システムでは.016×.024 ステンレスワイヤーを使用するが，小臼歯抜歯スペース1本分のスペースでは.016×.024 ステンレスワイヤーは.016×.022 ステンレスワイヤーと比較して垂直的に1.8倍の剛性をもつことが示唆されている（図8）．リボ

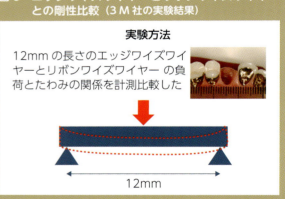

図8　エッジワイズワイヤーとリボンワイズワイヤーとの剛性比較（3M社の実験結果）

小臼歯を抜歯した場合のブラケット間距離を約12 mmと想定し，3点たわみ試験を行った．長さ12 mmのエッジワイズワイヤーおよびリボンワイズワイヤーに負荷をかけ，1 mmたわんだ時点での荷重量を計測して比較したところ，1 mmたわますためには，.016×.022 ステンレスワイヤーは1,620 g，.016×.024 ステンレスワイヤーは2,900 g必要であった．実験結果から，小臼歯抜歯スペース1本分のスペースでは.016×.024 ステンレスワイヤーは.016×.022 ステンレスワイヤーと比較して，垂直的に1.8倍の剛性をもつことが示唆され，リボンワイズワイヤーを使用した場合にバーティカルなボーイングが発現しにくい理由が示唆されている．しかしながら，リボンワイズワイヤーの水平的剛性は小さく，ホリゾンタルなボーイングについては発現しやすいと考えられる．

ンワイズワイヤーを使用した場合にバーティカルのボーイングが発現しにくい理由がここにある．

5. リボンワイズワイヤーとエッジワイズワイヤーとの前歯部トルクの正確性の差

図8の実験から，リボンワイズワイヤーではスペース閉鎖ステージでの前歯部のトルクロスが起こりにくいことがわかる．

筆者らは，エッジワイズシステムとリボンワイズシステムでのバイオメカニクスの差を考察するため，以下のパイロットスタディを行った．

①パイロットスタディ1

いなみ矯正歯科において上顎前突症と診断され，上下顎左右側小臼歯抜歯を行った女性成人患者33名の初診時と治療後における頭部エックス線規格写真分析を資料として用いた．そのうちエッジワイズシステム（Kurz 7th）を使用した23名とリボンワイズシステムにより治療を行った患者10名の2群に分け，各計測項目について比較検討を行った．

結果は，エッジワイズシステムとリボンワイズシステムの両群ともに良好な治療結果が得られていた．しかし両群における治療前後の変化量を比較した場合，U1 to NA において，リボンワイズシステム群は著しい減少を認めず，有意に小さな変化量を示した．すなわち，上顎前歯部のトルクが適度に維持されたまま治療が終了した．一方，エッジワイズシステム群においては治療終了時の上顎前歯部のトルクは大きくばらつき，舌側傾斜を呈した症例も認められた．また，リボンワイズシステム群ではSND角が有意に増加しANB角が減少したのに対し，エッジワイズシステム群では有意な差は得られなかった（図9）．

図9 エッジワイズシステムとリボンワイズシステム（Incognito）の治療前後のセファロ分析値の比較

Treated by Kurz Pre-treat vs Post-treat

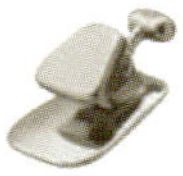

	Pre-TX Kurz Ave	Post-TX Kurz Ave	Comparison Wilcoxon signed-rank test
SNA	84.0	83.3	***
SNB	77.8	77.7	N.S.
ANB	6.2	5.6	***
SND	74.3	74.3	N.S.
U1 to NA(mm)	7.5	3.5	***
U1 to NA(°)	29.1	15.0	***
L1 to NB(mm)	11.3	7.9	***
L1 to NB(°)	35.1	28.3	***
Po to NB	-0.5	0.2	***
Po & L1 to NB	11.8	7.7	***
U1 to L1	109.6	131.1	***
Occl to SN	18.5	20.0	***
Go-Gn to SN	39.8	41.7	N.S.
SL(mm)	42.1	42.2	N.S.
SE(mm)	19.7	19.3	N.S.
U lip to E line	2.6	-0.7	***
L lip to E line	5.3	1.4	***
FMA	35.3	35.5	N.S.
FMIA	47.4	55.5	***
IMPA	95.9	88.9	***
Nasofrontal	136.2	135.1	N.S.
Nasofacial	35.7	35.6	N.S.
Nasomental	127.0	127.5	N.S.
Mentocervical	97.2	93.2	**
Nasolabial	101.8	110.0	***

Treated by Incognito Pre-treat vs Post-treat

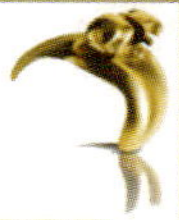

	Pre-TX Incognito Ave	Post-TX Incognito Ave	Comparison Wilcoxon signed-rank test
SNA	82.1	80.8	***
SNB	75.0	75.3	N.S.
ANB	7.1	5.6	**
SND	71.8	72.5	**
U1 to NA(mm)	7.2	2.9	***
U1 to NA(°)	22.8	15.1	**
L1 to NB(mm)	11.9	7.6	***
L1 to NB(°)	34.6	26.3	***
Po to NB	-0.1	0.7	***
Po & L1 to NB	12.0	6.8	***
U1 to L1	115.8	133.0	***
Occl to SN	20.3	22.2	N.S.
Go-Gn to SN	42.7	42.1	N.S.
SL(mm)	37.6	38.2	N.S.
SE(mm)	22.3	22.1	N.S.
U lip to E line	1.9	-2.2	***
L lip to E line	6.0	0.6	***
FMA	35.8	35.3	N.S.
FMIA	47.4	55.9	***
IMPA	96.9	88.9	***
Nasofrontal	136.0	136.4	N.S.
Nasofacial	38.3	36.7	**
Nasomental	123.4	125.5	***
Mentocervical	86.0	86.7	N.S.
Nasolabial	96.0	105.4	***

*P<0.05, **P<0.03, ***P<0.01

このことから，リボンワイズシステムは，上顎前歯部のトルクコントロール性に優れ，バーティカルコントロールによる下顎の反時計回りの変化が起きる，つまりFMAが減少する動きが起こることが示唆された．

②パイロットスタディ2

エッジワイズシステムとリボンワイズシステム（Incognito）で治療をした上下顎左右側小臼歯抜歯ケース患者群について，治療後のInter Incisal Angleの差について平均値の差の検定を行った．

結果は，リボンワイズシステムではInter Incisal Angleは130〜134°に収束したが，エッジワイズシステムでは126〜148°の範囲に大きくばらつきがみられた．この結果から，リボンワイズシステムではエッジワイズシステムに比べて治療後の前歯部の傾斜量にばらつきが少なく，目標とするトルク値に移動できる優位性があることが示唆された（**図10**）．

以上よりIncognitoシステムの第一の特性は，予知性のある前歯部トルクの獲得ができ

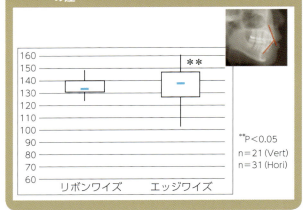

図10 エッジワイズシステムとリボンワイズシステム（Incognito）の治療前後のInter Iincisal Angleの差

るということである．リンガル矯正では抜歯ケースのスペース閉鎖に際して前歯部6歯をアンマス牽引する方法をとるため，エッジワイズシステムでは前歯部のトルクロスおよびラビティングを防止することに留意する必要があった．しかしながら，Incognitoシステムで治療を終えた抜歯ケース患者の前歯部トルクをセファロ分析すると，ほぼすべてのケースでセットアップモデルで作製した前歯部の傾斜状態が再現されており，均一で秀逸

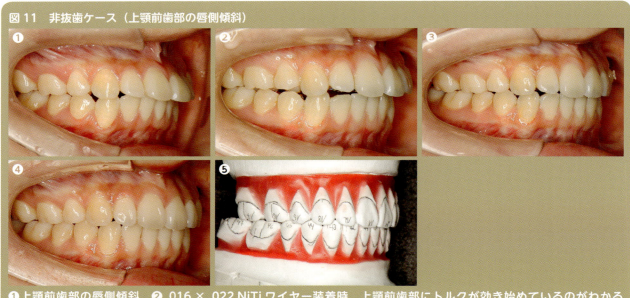

図11 非抜歯ケース（上顎前歯部の唇側傾斜）

❶上顎前歯部の唇側傾斜　❷.016×.022 NiTiワイヤー装着時．上顎前歯部にトルクが効き始めているのがわかる　❸.016×.024ステンレスワイヤー装着時．上顎臼歯部には歯科矯正用アンカースクリューが埋入され，上顎歯列の遠心移動が行われている　❹❺治療終了時．上下顎前歯部のトルクはセットアップモデルのトルクとほぼ同様の状態を示している

9 トルクコントロール

なプロファイルの獲得が可能なシステムであることがわかった．

また，第二の特性は，バーティカルコントロールに優れた点である．リボンワイズワイヤーは垂直的剛性に優れており，日本人に多いハイアングルケースでも FMA の開大を抑制しながら治療を進めることができる．

しかしながらその反面，リボンワイズシステムは臼歯部の水平的コントロールに関して脆弱な部分をもち，臼歯部の水平的固定を強化するメカニクス設計が必要であることがわかってきている．このデメリットへの対応方法については，10 章で詳しく述べる．

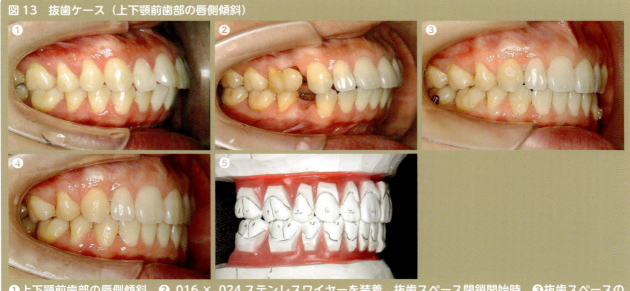

図 12 非抜歯ケース（上下顎前歯部の叢生と上顎前歯部の唇側傾斜）

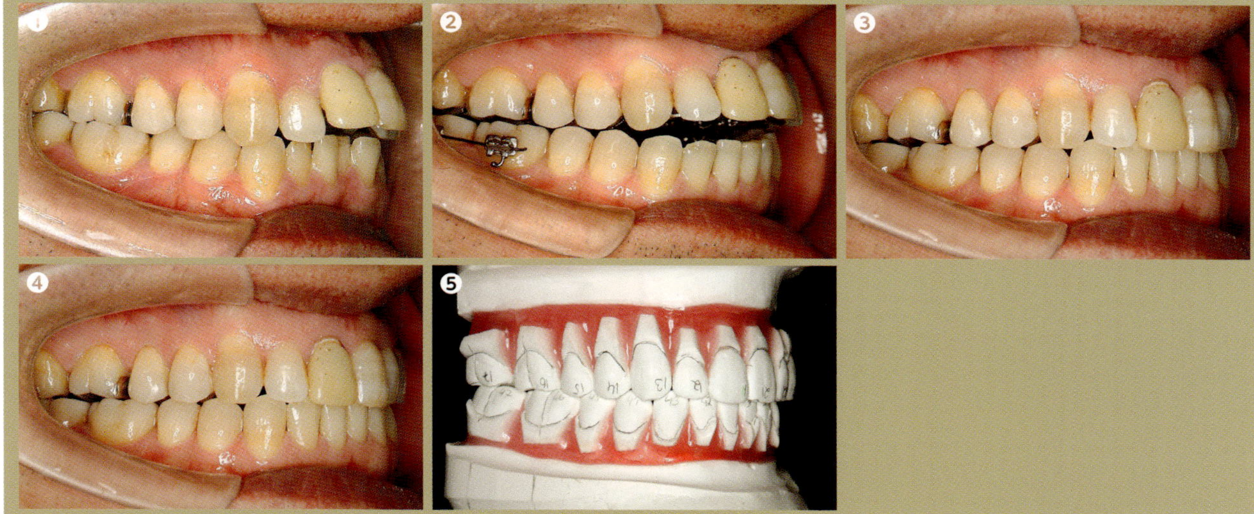

①上下顎前歯部の叢生と上顎前歯部の唇側傾斜　②.014 NiTi ワイヤーによるレベリング　③.017×.025 βチタンワイヤーによるフィニッシング　④⑤治療終了時．上下顎前歯部のトルクはセットアップモデルのトルクとほぼ同様の状態を示している

図 13 抜歯ケース（上下顎前歯部の唇側傾斜）

①上下顎前歯部の唇側傾斜　②.016×.024 ステンレスワイヤーを装着．抜歯スペース閉鎖開始時　③抜歯スペースの閉鎖終了時．フィニッシング　④⑤治療終了時．抜歯ケースにおいても上下顎前歯部のトルクはセットアップモデルのトルクとほぼ同様の状態を示している

COLUMN
ティップバー
Tipbar

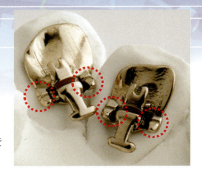

　ティップバーは，Incognitoブラケットの前歯部アンギュレーションコントロールを向上させるために開発されたものである．

　設計の形状としては，ブラケットの近遠心部にバーが増設されており，ワイヤーから前歯部にかかるティップモーメントの力を増す構造となっている．ティップバーの適応部位は，上顎の左右側犬歯間，下顎の左右側犬歯に限局される．

　ラボテストの結果，「ティップバー付きブラケットとリンガルリガチャ」を使用した場合と，「従来のブラケットと従来のパワーチェーンによるオーバータイ」を使用した場合とで比較してみると，平均して，ティップバー付きではティップモーメントが75％増となっており，アンギュレーションコントロールが改善されていることが示唆されている．

　また，ティップバー付きのブラケットは，新製造プロセスによるスロット精度の向上も施されている．ティップバー付きを使用することで，Incognitoシステムで課題であった抜歯ケースのスペース閉鎖時の前歯部遠心ティップの防止がはかられる．

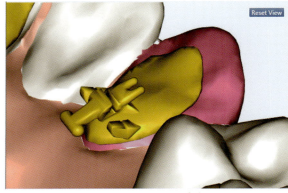

ブラケットの近遠心部に増設されたティップバー
前歯部のアンギュレーションコントロールを改善するために開発された新デザインのブラケット

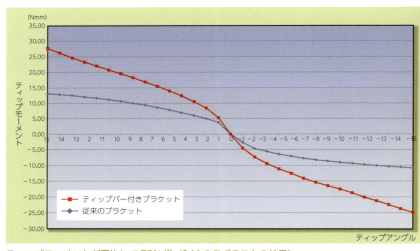

ティップモーメントが平均して75％増（3Mのラボテストの結果）

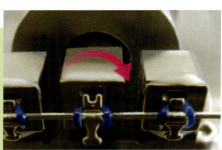

ワイヤーを3つのブラケットに結紮．中心のブラケットのみを回転させ，必要となった力（Force）を計測．必要となった力が大きいほど，結紮力が高いと考えられる．

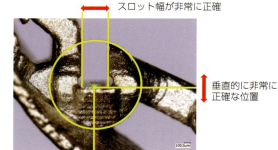

新製造プロセスによるスロット精度の向上

94

10 抜歯ケースのプロトコール

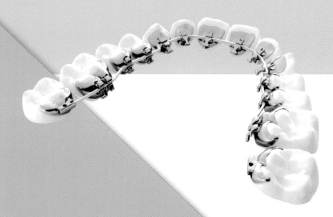

1. 日本人に多い抜歯症例

いなみ矯正歯科では，2008〜2016年末までに約750名に対してIncognitoによる治療を行った．その内訳は**図1**のように，19歳未満が58.2％，20歳以上が41.8％と過半数以上が青少年であった．骨格形態別では半数以上がⅠ級で，次がⅡ級の33％であった．注目すべきは抜歯比率で，非抜歯による治療が26％と極端に少ない結果となった．この例は極端にしても，欧米人に比較して日本人では抜歯治療が多いことは衆人の一致するところであろう．したがって，抜歯症例をいかにコントロールできるかがリンガル矯正の要となる．

矯正診断で抜歯による治療を決定した場合，①レベリングとトルク確立のステージ，②抜歯スペースの閉鎖と上下顎関係改善のステージ，③フィニッシングとディテイリングのステージの順に治療を進行させる．

以下に，各ステージごとのポイントを述べる．

2. レベリングとトルク確立のステージ

上下顎前突以外の大部分の抜歯症例では，程度の差はあれ片顎もしくは上下顎双方に叢生が存在している．したがって，治療の最初の最重要課題の1つとして，合理的な叢生の改善を行う必要がある．IncognitoのTMPやラボオーダーフォームには選択できるアーチワイヤーが記載されており，レベリングステージでは叢生の状況により6種類のなかから3種類を選択することが多い（**図2**）．

①叢生の程度別の効果的なレベリング法

レベリングとトルク確立のステージでは，NiTiワイヤーの.012から.018×.025までの6種類が選択できる．

抜歯スペースの閉鎖と上下顎関係改善のステージでは，ステンレスワイヤー6種類のなかから通常，1本を選択する．

フィニッシングとディテイリングのステージでは，βチタンワイヤーから1〜2本を選択する．

(1) 軽度の叢生

レベリングとトルク確立のステージにおける口腔内写真（日本人）をみると，叢生が軽

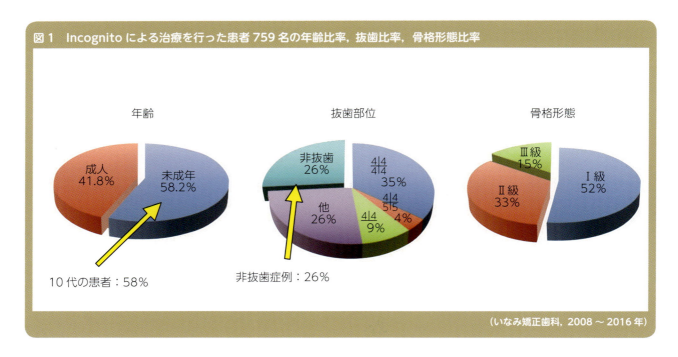

図1　Incognitoによる治療を行った患者759名の年齢比率，抜歯比率，骨格形態比率

（いなみ矯正歯科，2008〜2016年）

度の場合はすべての歯にブラケットを装着できる．小臼歯抜歯後に上顎では .016 NiTi ワイヤー，下顎では .014 NiTi ワイヤーをメインスロットに挿入可能で，その後，.016 × .022，.018 × .025 の順にサイズアップしてレベリングとトルクの確立を行う（図3）．

(2) 中等度の叢生

装置装着後に抜歯と IPR を行い，その後にダミーの接着とアーチワイヤーのセットを行う．通常，最初に選択するアーチワイヤーは，上顎が .016 NiTi ワイヤー，下顎が .014 NiTi ワイヤーである（図4）．

上顎でメインスロットに入りにくい場合はブラケット切縁側のウイングに下顎と同様にして挿入するが，ワイヤーが安定しないのでオーバータイを行う（セルフライゲーションスロットがないため）．

下顎は 6 前歯のセルフライゲーションスロットに挿入する．通常，.014 NiTi ワイヤーを挿入すれば，アーチワイヤーがしっかりと保持され，すべり出ることはまれである．

捻転歯の改善にはシケイン結紮法を利用する（図8 ❶）．最初からブラケットが装着できない場合には O-lasso 結紮法を使用し，不要な移動を避ける必要がある．

中等度の叢生ですべての歯にラウンドワイヤーが挿入できない場合の対応については図5～9に示す．

図2 TMP のアーチワイヤーの選択表．上顎と下顎，抜歯と非抜歯別のオーダーが可能である．

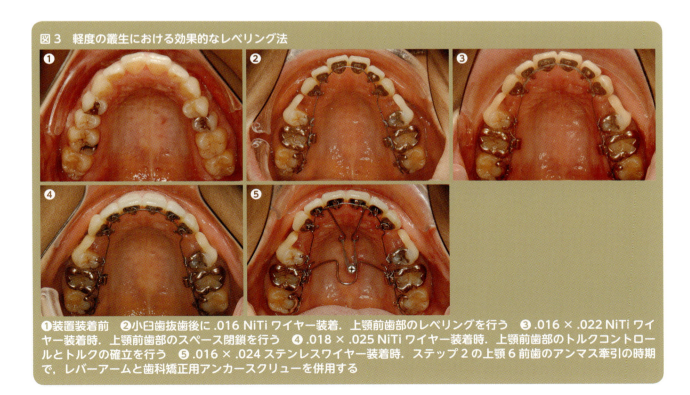

図3 軽度の叢生における効果的なレベリング法

❶装置装着前　❷小臼歯抜歯後に .016 NiTi ワイヤー装着．上顎前歯部のレベリングを行う　❸ .016 × .022 NiTi ワイヤー装着時．上顎前歯部のスペース閉鎖を行う　❹ .018 × .025 NiTi ワイヤー装着時．上顎前歯部のトルクコントロールとトルクの確立を行う　❺ .016 × .024 ステンレスワイヤー装着時．ステップ2の上顎6前歯のアンマス牽引の時期で，レバーアームと歯科矯正用アンカースクリューを併用する

図4 中等度の叢生における効果的なレベリング法

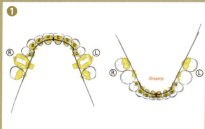
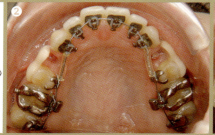
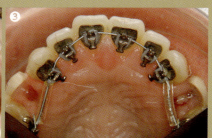
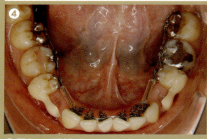
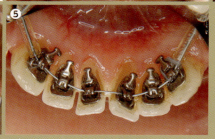

❶最初に選択するアーチワイヤー（上顎が.016 NiTi ワイヤー，下顎が.014 NiTi ワイヤー） ❷❸上顎はセルフライゲーションスロットがないため，ブラケット切縁側のウイングにワイヤーを挿入してオーバータイを行う．抜歯窩には審美的な理由からダミーを装着し，アーチワイヤーにより舌が傷つかないようにティッシュガード（スリーブ）を装着する ❹❺下顎は.014 NiTi ワイヤーを6前歯のセルフライゲーションスロットに挿入する．アーチワイヤーが安定しない場合は結紮線で結んだり，オーバータイをしてアーチワイヤーを安定させる

図5 中等度の叢生ですべての歯にワイヤーが挿入できない場合の対応例［1］
上顎

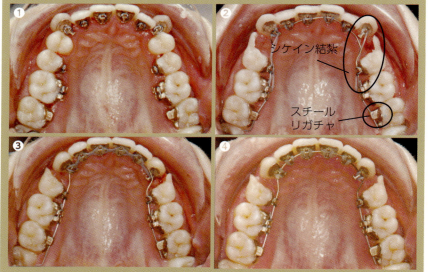

❶超弾性.016 × .022 NiTi ワイヤーをレベリングのために使用し，スペース閉鎖のために.016 × .022 ステンレスワイヤーを入れる準備をする．ワイヤーは臼歯部ではストレートとする．ブラケットを装着した後に抜歯し，患者の快適性を確保するためワイヤーを装着するまでの間はブラケット周囲にOリングやセパレーティングゴムを装着する ❷最初から全部の歯に結紮できるわけではないので，フリーで牽引した後にできるだけ多くの歯を結紮する．犬歯から大臼歯にパワーチェーンをかけ，捻転を防ぐため第一大臼歯にはスチールリガチャを使用する（シングルタイ） ❸犬歯の近心捻転を解消するため，さらに左右側犬歯間にパワーチェーンをかける ❹前歯部を超弾性の.016 × .022，.018 × .025 NiTi ワイヤーで調整する

図6　中等度の叢生ですべての歯にワイヤーが挿入できない場合の対応例［2］上顎

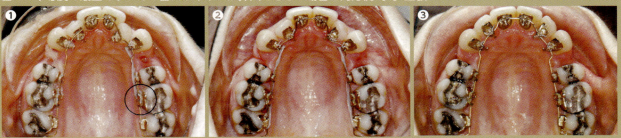

❶前歯部の叢生を解消するため，臼歯部がストレートな超弾性の.016×.022 NiTi ワイヤーを使用する．犬歯はパワーチェーンで牽引する．ワイヤーがすべり出るのを防ぐため，犬歯と中切歯をスチールリガチャで結紮する（側切歯は結紮しない）．第一大臼歯は O リングの上からスチールリガチャで結紮，しっかりと閉じる．これは大臼歯の近心へのスライディングを予防するためである．上顎右側犬歯にはシケインを装着し，遠心移動させてわずかな近心捻転を解消する．上顎左側犬歯には通常のパワーチェーンを装着し，遠心移動させてわずかな遠心捻転を解消する　❷1 カ月後，通常の結紮により犬歯の遠心移動が進行した．固定を強化するため第二大臼歯ブラケット後部のワイヤーにパワーチェーンを装着する．このとき側切歯を結紮する　❸2 カ月後，レベリングはほぼ終了している．第一大臼歯はスチールリガチャで結紮したため重度の捻転はない．上顎左側側切歯の遠心方向への捻転がわずかに残っているためバーティカルスロットに入れたワイヤーで解消する．捻転の解消は側切歯の近心でワイヤーに装着した lasso エラスティックの使用によって促進される

図7　中等度の叢生ですべての歯にワイヤーが挿入できない場合の対応例［3］上顎

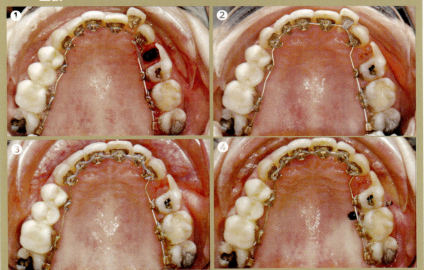

❶片側Ⅱ級の症例で，上顎左側小臼歯の抜歯によってⅡ級を是正することとした．パワーチェーンを犬歯から第一大臼歯にかけて犬歯を遠心移動させ，小臼歯の捻転と近心移動を防ぐため O リングの上からスチールリガチャで結紮して「ブレーキ」をつけ，摩擦を生じさせて大臼歯が前方に出ないようにした．初期のレベリングのために左側臼歯部がストレートな超弾性の.016×.022 NiTi ワイヤーを使用し，犬歯はスチールオーバータイで結紮した　❷6 週間後，上顎左側犬歯のフックから上顎左側第一大臼歯までかけたシケインにより遠心移動が進行中である．捻転が解消されると側切歯のためのスペースができる　❸4 週間後，捻転が解消された後，パワーチェーンを使ってわずかなスペースを閉鎖した．この際，前歯部のレベリングを完了するためにパワーチェーンを通常の結紮の上に装着した　❹3 週間後，前歯部のレベリングが終了したのでアンマス牽引のために歯科矯正用アンカースクリューを埋入した．この後，ステンレスワイヤーを入れる

図8 中等度の叢生ですべての歯にワイヤーが挿入できない場合の対応例［4］下顎

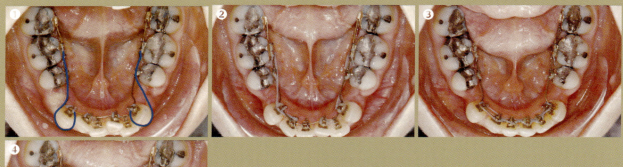
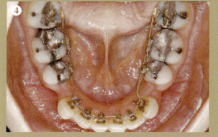

❶第一小臼歯の抜歯後，左右側犬歯がいずれもやや近心に捻転しているので，シケインで遠心移動させる．第一大臼歯は通常のエラスティックの上からスチールリガチャで結紮し，シケインは犬歯のフックから第一大臼歯のフックまでかける．下顎右側中切歯と下顎左側側切歯を O-lasso でワイヤーにとめ，歯をワイヤー近くに引き寄せる ❷下顎右側中切歯を結紮する．ワイヤーがスロットからすべり出るのを防ぐため，通常のスチールリガチャを使用する．右側は第一大臼歯のフックから遠心に捻転している側切歯までパワーチェーンをかけ，側切歯を遠心移動させると同時に捻転を解消する．左側は犬歯から大臼歯にかけたパワーチェーンによって犬歯の遠心移動が進行中である．犬歯は最初近心に傾斜していたので，それ以上の（スチールオーバータイでの）傾斜コントロールは必要ない ❸1カ月後，下顎左側側切歯は結紮されている．わずかなスペースを閉鎖するために左右側犬歯間にパワーチェーンを使用する．下顎右側側切歯と犬歯の間のスペースを閉鎖するため，2つのブラケットに1つのモジュールを装着した ❹1カ月後，下顎左側中切歯にはわずかな近心方向の捻転があり，アンマス牽引前に lasso で解消する

図9 中等度の叢生ですべての歯にワイヤーが挿入できない場合の対応例［5］下顎

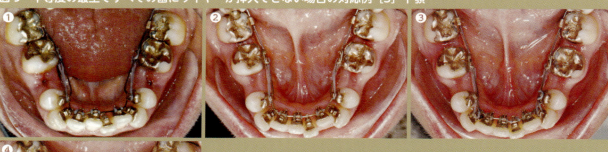
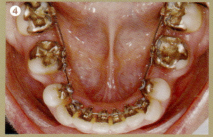

❶左右側第二小臼歯を抜歯し，前歯部のレベリングのために臼歯部がストレートの超弾性の .016 × .022 NiTi ワイヤーを使用する．前歯部の叢生を解消するために第一小臼歯を遠心移動させる必要があり，遠心移動させながら遠心方向の捻転を解消できるように第一大臼歯から第一小臼歯までパワーチェーンをかけた．ワイヤーは左右側犬歯間の最終アーチの長さで計算してあるので，第一小臼歯ではワイヤーの挿入を妥協している．6前歯中3は叢生のために結紮できなかった ❷6週間後，パワーチェーンを交換する．前歯3歯はまだ結紮できない．小臼歯の遠心移動が続いている ❸1カ月後，下顎左側中切歯が結紮されており，下顎左側小臼歯は正しい位置にある．アーチワイヤーはまだ左右側犬歯のブラケットに装着することができず，近心傾斜，遠心捻転している．左右側犬歯を遠心移動させるため，犬歯から第一大臼歯までパワーチェーンをかけ，近心傾斜と捻転を解消する ❹1カ月後，犬歯は固定され，小臼歯はワイヤー上の完全な位置に到達している．大臼歯のわずかな遠心方向の捻転は，「ブレーキ」すなわち通常のエラスティックリガチャの上からスチールリガチャで結紮していれば予防できたかもしれない

(3) 重度の叢生

日本人に多い重度の叢生症例では，初期のレベリングでラウンドワイヤーを使用すると前歯部に過度の唇側傾斜（フレアアウト）を生じさせてしまう．その結果，歯の根尖部の吸収が生じやすくなったり，治療期間が長くなる（図10）．

図10のようなラウンドトリップを避けるために，重度の叢生の場合には.016×.022 NiTiワイヤーによる犬歯の部分的遠心移動を先に行う（図11）．この場合，大臼歯の固定源の喪失が懸念されるので，きわめて弱い牽引力を使用する．上顎では加強固定のためにパラタルバーを使用する必要があり，.016×.022 NiTiワイヤーが結紮できない歯に関してはO-lassoやシングルタイを活用し，抜歯窩にはダミーを装着する．

また，犬歯の部分的遠心移動を行いながら，前歯部のレベリングを同時に行う方法としてはタンデム法がある（図12）．

上顎側切歯が舌側転位して.016×.022 NiTiワイヤーが装着できない場合には，第二大臼歯から犬歯までのステンレスワイヤーを途中で切断して使用する場合もある（図13, 14）．

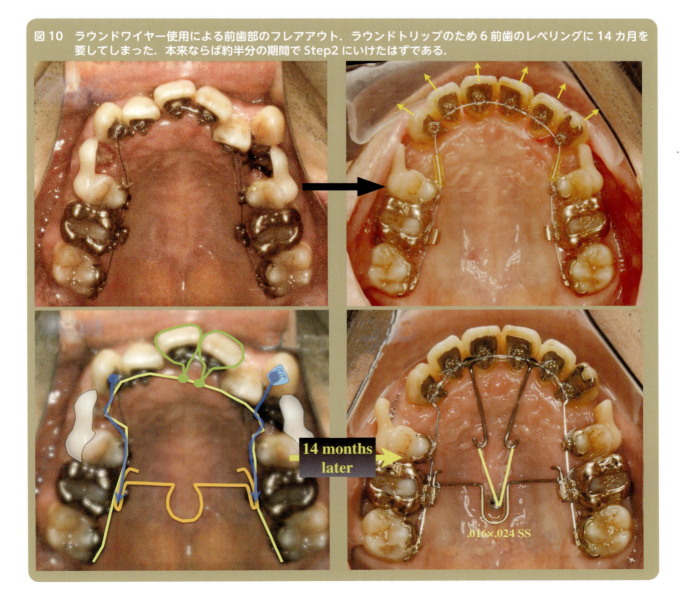

図10 ラウンドワイヤー使用による前歯部のフレアアウト．ラウンドトリップのため6前歯のレベリングに14カ月を要してしまった．本来ならば約半分の期間でStep2にいけたはずである．

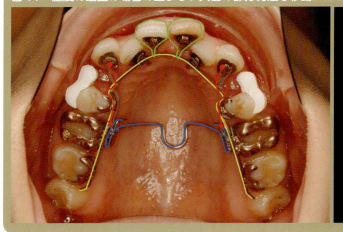

図11 重度の叢生の場合の望ましい犬歯の部分的遠心移動．.016 × .022 NiTi ワイヤーを軽く結紮する．

1. .016 × .022 NiTi ワイヤー
2. パラタルバー
3. 犬歯の部分的移動
4. 審美的ポンティック
5. O-lasso やワイヤー結紮

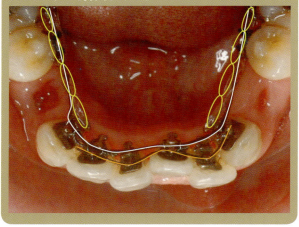

図12 タンデム法．犬歯の部分的遠心移動を行いながら，前歯部のレベリングを同時に行う方法．セルフライゲーションスロットに .014 NiTi ワイヤーを挿入している．

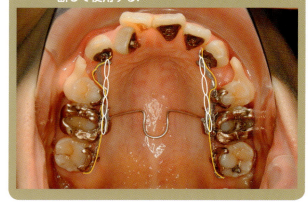

図13 上顎側切歯が舌側転位して .016 × .022 NiTi ワイヤーが装着できない場合には，第二大臼歯から犬歯までのステンレスワイヤーを途中で切断して使用する．

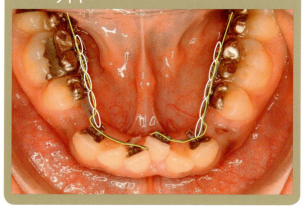

図14 叢生の著しい部分で分割した .016 × .022 NiTi ワイヤー

②レベリング時の副作用と注意点

（1）リボンワイズワイヤーによる上顎前歯部根尖の前方移動（歯根露出）

叢生があまり重篤でない場合にイニシャルアーチワイヤーとして .016 NiTi ワイヤーを使用する場合は問題ないが，ステップ1のレベリングとトルク確立のステージで根尖の前方移動（歯根の露出）に対する注意が必要な場合がある．十分な配慮がないままワイヤーシークエンスが進むと，図15，16のような弊害が生じる場合がある．

10 抜歯ケースのプロトコール

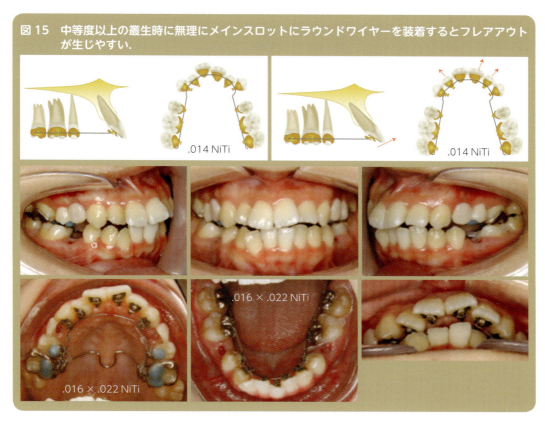

図15 中等度以上の叢生時に無理にメインスロットにラウンドワイヤーを装着するとフレアアウトが生じやすい.

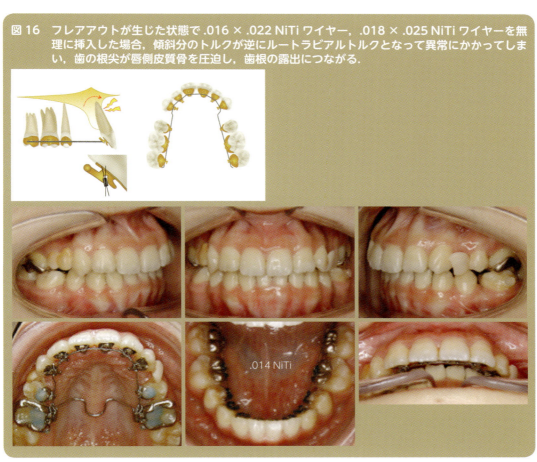

図16 フレアアウトが生じた状態で .016 × .022 NiTi ワイヤー，.018 × .025 NiTi ワイヤーを無理に挿入した場合，傾斜分のトルクが逆にルートラビアルトルクとなって異常にかかってしまい，歯の根尖が唇側皮質骨を圧迫し，歯根の露出につながる．

(2) リボンワイズワイヤーによる
　　下顎前歯部根尖の前方移動(歯根露出)

下顎前歯部のレベリング時に.014 NiTi ワイヤーでフレアアウトさせてしまった状態から，.016 × .022 NiTi ワイヤーをブラケットに深く入れて結紮すると，下顎前歯部の唇側皮質骨のサポートが脆弱なため歯根露出が生じやすいと考えられる．従来よりリンガル矯正では，まずスペースを確保をしてから叢生（捻転，傾斜，転位）を改善するのが鉄則である．

また，イニシャルからレクトアンギュラワイヤーを使用する場合，初期のレベリングの段階で.016 × .022 NiTi ワイヤーをスロット底までしっかりと挿入して結紮すると，下顎前歯部の歯根が露出する可能性があるので注意する必要がある（図17，18）．この場合は前歯部ワイヤーをリデュースする必要がある．

③犬歯の部分的遠心移動の考え方

犬歯の部分的遠心移動においては，図11に示す5つのキーがある．リトラクションスペースをつくるため，来院ごとにダミーを1 mm ずつ削合する．

左右側犬歯間の長さが制限されているため次のワイヤーをセットすることができないので，過剰な犬歯の遠心移動には注意が必要である．過剰な遠心移動を行うことで治療期間が長引くこともある（図19）．

④レベリング時の
　第二小臼歯の挺出コントロール

上顎6前歯をアンマス牽引する際，.016 × .024 ステンレスワイヤーを装着する段階になって上顎第二小臼歯が舌側傾斜したり，頬側咬頭が挺出していることがある．可能であればステップ2までの段階でこの現象は解決しておきたい．

スライディングメカニクスによる上顎の牽引では，本来，第二小臼歯と第一大臼歯の境目にわずかな量のオフセットがある．これは.0182 × .0182 β チタンワイヤーを確認すればわかる．しかしアンマス牽引でスライディングメカニクスを使用するためには，このオフセットを無視して犬歯遠心から大臼歯に至るストレートのワイヤーとなるため，臼歯部のワイヤーが第二小臼歯ブラケットから舌側に離れてしまう．したがって，初期のレベリング時にワイヤーを第二小臼歯ブラケットに無理に結紮することにより，第二小臼歯の舌側傾斜が生じたり頬側咬頭の挺出が生じるのである（図20）．

これらの現象を解決するためには，スライディングメカニクスで.016 × .022 NiTi ワイヤー，.018 × .025 NiTi ワイヤーを使用する際に，障害にならない部分に必要量のオフセットベンドを入れる必要がある．

3. 抜歯スペースの閉鎖と
　　上下顎関係改善のステージ

基本的には.016 × .024 ステンレスワイヤーを使用するが，.018 × .025 スロットとの遊びが13°になるため，前歯部の舌側傾斜を予防するために左右側犬歯間に13°のクラウンラビアルトルクの入ったワイヤーをセットし，側方歯群はスライディングメカニクスのためストレートになる（図21，22）．

牽引方法は次のとおりである（図23）．力の強さは150 〜 200 g とする．

①犬歯から第二大臼歯にパワーチェーンをかける．

②第一大臼歯，第二大臼歯を8の字結紮して，犬歯から第一大臼歯にパワーチェーンをかける．

③歯科矯正用アンカースクリューから犬歯を直接牽引しない．

④犬歯はスチールオーバータイとする．

①ティップコントロール

Incognito では上顎前歯部の秀逸なトルクコントロールを目的としてリボンワイズワイ

10 抜歯ケースのプロトコール

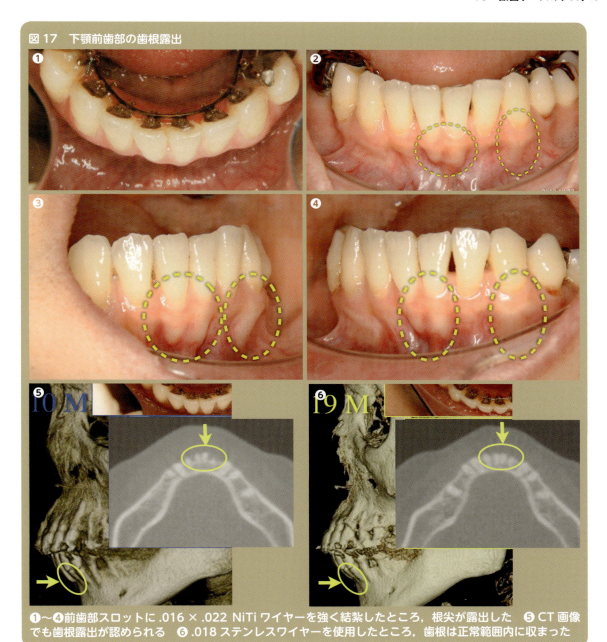

図17 下顎前歯部の歯根露出

❶〜❹前歯部スロットに.016 × .022 NiTiワイヤーを強く結紮したところ，根尖が露出した　❺CT画像でも歯根露出が認められる　❻.018ステンレスワイヤーを使用したところ，歯根は正常範囲内に収まった

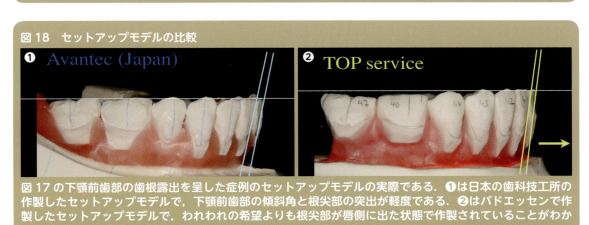

図18 セットアップモデルの比較

図17の下顎前歯部の歯根露出を呈した症例のセットアップモデルの実際である．❶は日本の歯科技工所の作製したセットアップモデルで，下顎前歯部の傾斜角と根尖部の突出が軽度である．❷はバドエッセンで作製したセットアップモデルで，われわれの希望よりも根尖部が唇側に出た状態で作製されていることがわかる．

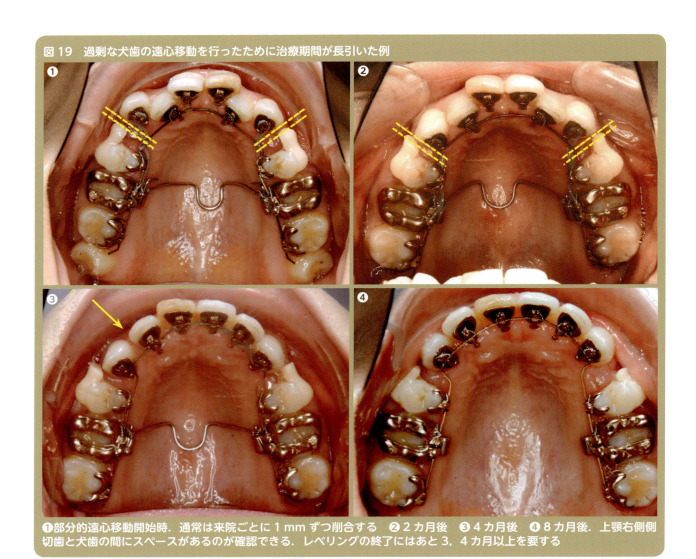

図19 過剰な犬歯の遠心移動を行ったために治療期間が長引いた例

❶部分的遠心移動開始時．通常は来院ごとに1mmずつ削合する　❷2カ月後　❸4カ月後　❹8カ月後．上顎右側側切歯と犬歯の間にスペースがあるのが確認できる．レベリングの終了にはあと3,4カ月以上を要する

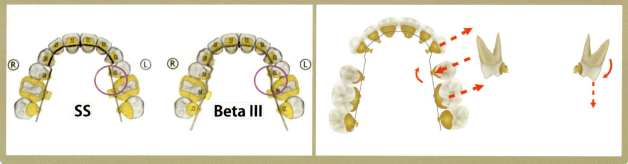

図20　スライディングメカニクスの場合，小臼歯抜歯時に使用するNiTiワイヤーとステンレスワイヤーは側方歯部がストレートに設定され，フィニッシングワイヤーの小臼歯・大臼歯オフセット量と異なる．臼歯部のワイヤーがストレートになるため，第二小臼歯のブラケットに無理に結紮することにより，小臼歯の舌側傾斜や頬側咬頭の挺出が起こる可能性がある．対応策としては，①フィニッシングワイヤー（βチタンワイヤー）の小臼歯と大臼歯のオフセットの量を観察して，NiTiワイヤーやステンレスワイヤーにベンドを組み込む，②犬歯と第二小臼歯の垂直的な段差の必要性についてよく観察する，③第二小臼歯の咬頭が挺出してくるのを予測してレベリングする，④必要に応じて犬歯と第二小臼歯間のオフセットベンドを調整する．

10 抜歯ケースのプロトコール

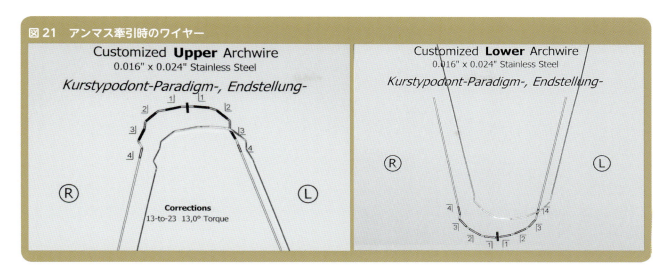

図21 アンマス牽引時のワイヤー

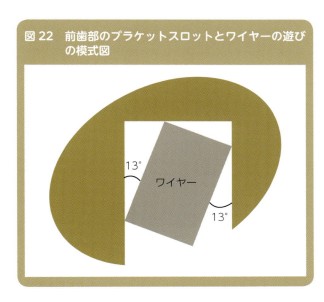

図22 前歯部のブラケットスロットとワイヤーの遊びの模式図

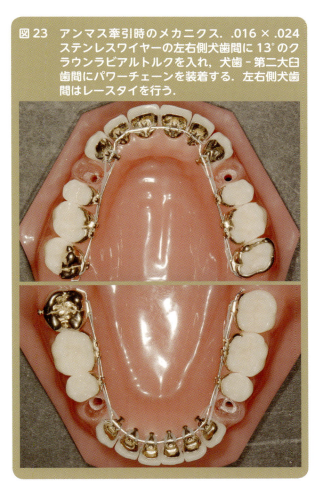

図23 アンマス牽引時のメカニクス．.016×.024ステンレスワイヤーの左右側犬歯間に13°のクラウンラビアルトルクを入れ，犬歯－第二大臼歯間にパワーチェーンを装着する．左右側犬歯間はレースタイを行う．

ヤーを選択するが，その反面，牽引中にティップコントロール（歯軸の遠心傾斜）の問題を生じやすい（図24，25）．オリジナルのプロトコールではスペース閉鎖後にコレクションティップベンドとパワータイで整直させる方法をとるが，この方法では整直に時間を要し，治療期間延長の原因となる．

アンマス牽引中の歯軸の遠心傾斜の理由としては次のことが考えられる．

● ブラケットスロットとワイヤーの遊び

オリジナルプロトコールでは中切歯と側切歯はシングルタイのため，ブラケットスロッ

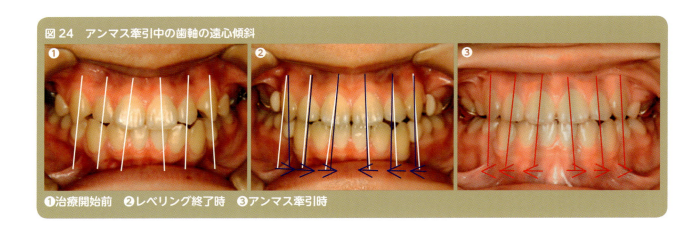

図24 アンマス牽引中の歯軸の遠心傾斜
❶治療開始前 ❷レベリング終了時 ❸アンマス牽引時

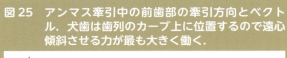

図25 アンマス牽引中の前歯部の牽引方向とベクトル．犬歯は歯列のカーブ上に位置するので遠心傾斜させる力が最も大きく働く．

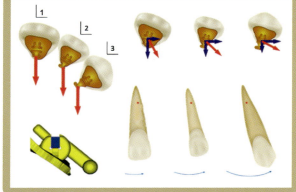

図26 ブラケットスロットの幅径は歯の幅径に応じて決定する．7症例のIncognitoブラケットスロットを計測した結果，上顎中切歯1.7 mm，側切歯1.6 mm，犬歯1.7 mm，下顎中切歯1.4 mm，側切歯1.5 mm，犬歯1.6 mmであった．

	上顎			下顎		
	中切歯	側切歯	犬歯	中切歯	側切歯	犬歯
CASE A	1.5	1.8	1.8	1.5	1.5	1.7
CASE B	1.8	1.5	1.6	1.5	1.6	1.6
CASE C	1.6	1.7	1.7	1.4	1.3	1.6
CASE D	1.7	1.7	1.5	1.5	1.5	1.6
CASE E	1.8	1.4	1.5	1.2	1.5	1.7
CASE F	1.9	1.6	2.1	1.4	1.5	1.4
CASE G	1.6	1.5	1.5	1.4	1.5	1.5
平均	1.7	1.6	1.7	1.4	1.5	1.6

トとワイヤーの間に遊びが生じる．ブラケットスロットの幅径が1.6 mmの場合，遊びは5〜6°となり，前歯は6°遠心傾斜を起こす．将来的にIncognitoブラケットのスロット幅の選択が可能になれば，牽引中の前歯歯軸のコントロールは容易になる（**図26，27**）．

● スチールオーバータイの緩み

犬歯はスチールオーバータイでスロット底に向かって結紮されるが，Incognitoの前歯部はバーティカルスロットであり，牽引中はワイヤーがスロットから抜ける方向に力が加わるため，オーバータイがゆるみ，遊びが生じる．

アンギュレーションコントロールの問題を軽減するために以下の方法を用いる．

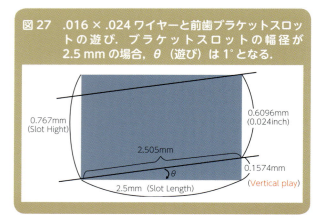

図27 .016×.024ワイヤーと前歯ブラケットスロットの遊び．ブラケットスロットの幅径が2.5 mmの場合，θ（遊び）は1°となる．

10 抜歯ケースのプロトコール

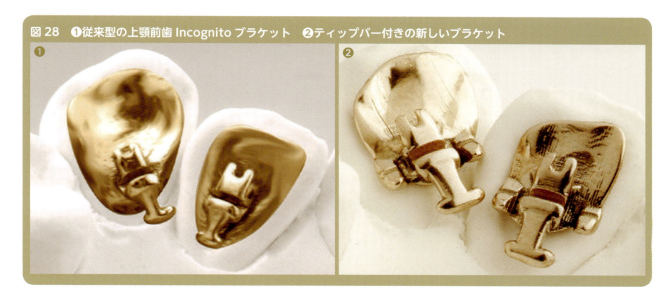

図28 ❶従来型の上顎前歯Incognitoブラケット　❷ティップバー付きの新しいブラケット

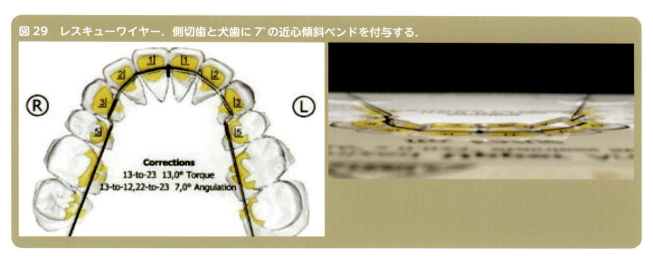

図29 レスキューワイヤー．側切歯と犬歯に7°の近心傾斜ベンドを付与する．

(1) 前歯部の遠心ティップの防止策
①ティップバー

ティップバー付きの新しいIncognitoブラケットは，スロットの近遠心にバーが伸びて治療の初期段階からティップコントロールがしやすく設計されている．下顎左右側犬歯と上顎6前歯のティップバーがオーダー可能である．

このティップバーによるスロット幅の増加が，治療の初期段階におけるアンギュレーション（近遠心方向の傾斜）のコントロールや改善に非常に大きな役割を果たす．ひいては治療期間やチェアタイムの短縮に寄与すると考えられる（図28）．

(2) 前歯部の遠心ティップの防止策
②レスキューワイヤー

レスキューワイヤーとして，.016×.024ステンレスワイヤーの側切歯と犬歯に7°の近心傾斜ベンドを付与し，前歯部の遠心傾斜を予防する（図29）．中切歯は位置的に牽引中の傾斜の影響を受けにくいため，近心傾斜ベンドを付与しない．

Incognitoで治療した小臼歯抜歯20症例について，通常のリトラクションワイヤーを使用した場合とレスキューワイヤーを使用した場合の前歯部歯軸を比較したところ，通常のリトラクションワイヤー使用時は72％の前歯部に遠心傾斜を認めたのに対し，レス

図30 通常のリトラクションワイヤーを使用した場合（左）とレスキューワイヤーを使用した場合（右）の前歯部遠心傾斜の割合

1⏌	60%		1⏌	40%
2⏌	90%		2⏌	50%
3⏌	80%		3⏌	50%
⌊1	50%		⌊1	30%
⌊2	80%		⌊2	40%
⌊3	80%		⌊3	50%
⌐1	60%		⌐1	30%
⌐2	70%		⌐2	50%
⌐3	80%		⌐3	50%
1⌐	50%		1⌐	40%
2⌐	80%		2⌐	40%
3⌐	80%		3⌐	50%
平均	72%		平均	43%

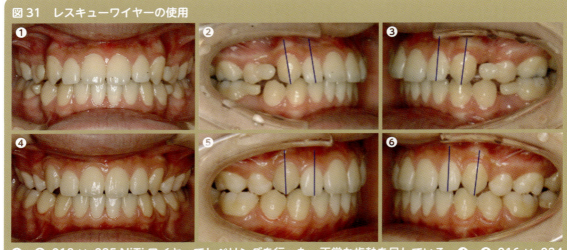

図31 レスキューワイヤーの使用

❶～❸ .018×.025 NiTi ワイヤーでレベリングを行った．正常な歯軸を呈している　❹～❻ .016×.024 ステンレスワイヤー（レスキューワイヤー）でアンマス牽引を行ったところ，犬歯のオーバーバイトの安定を維持し，歯軸を保つことができた

キューワイヤー使用時は43％であった．また，遠心傾斜の角度もレスキューワイヤー使用時が小さい傾向を示した（図30, 31）．

(3) 前歯部の遠心ティップの改善・防止策
③ティップチェーン

ティップチェーンは前歯部の歯軸をパワーチェーンの装着方向によりコントロールするものである（図32）．力が強くなるため剛性の高いワイヤーでの使用を推奨する（図33, 34）．

アンマス牽引開始時よりティップチェーンを装着することで，スペース閉鎖中の遠心傾斜を予防することも可能である（図35）．

(4) 前歯部の遠心ティップの改善策
④ギャップボタン

アンマス牽引時にレスキューワイヤーを使用しても犬歯の遠心傾斜を認めることがある（図36）．オリジナルのプロトコルでは犬歯の遠心傾斜を生じた場合はアンマス牽引を中断し犬歯の整直を行うが，治療期間の延長

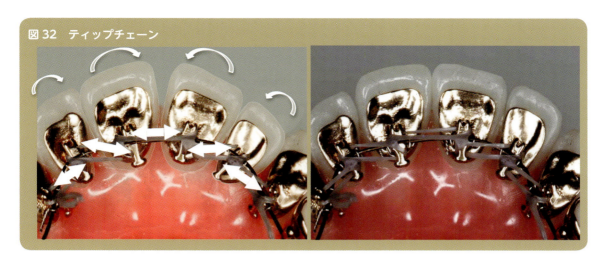

図32 ティップチェーン

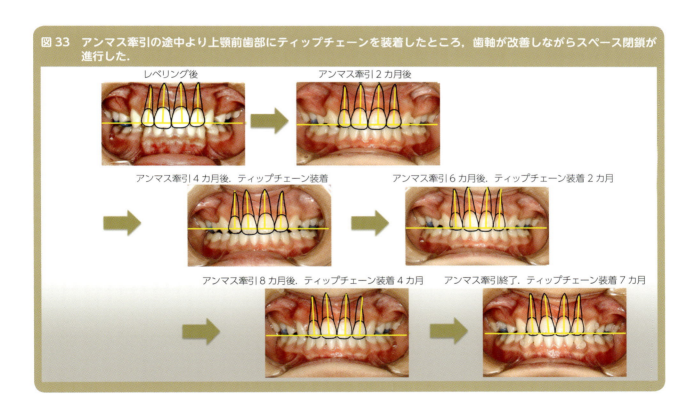

図33 アンマス牽引の途中より上顎前歯部にティップチェーンを装着したところ，歯軸が改善しながらスペース閉鎖が進行した．

レベリング後 → アンマス牽引2カ月後 → アンマス牽引4カ月後．ティップチェーン装着 → アンマス牽引6カ月後．ティップチェーン装着2カ月 → アンマス牽引8カ月後．ティップチェーン装着4カ月 → アンマス牽引終了．ティップチェーン装着7カ月

10 抜歯ケースのプロトコール

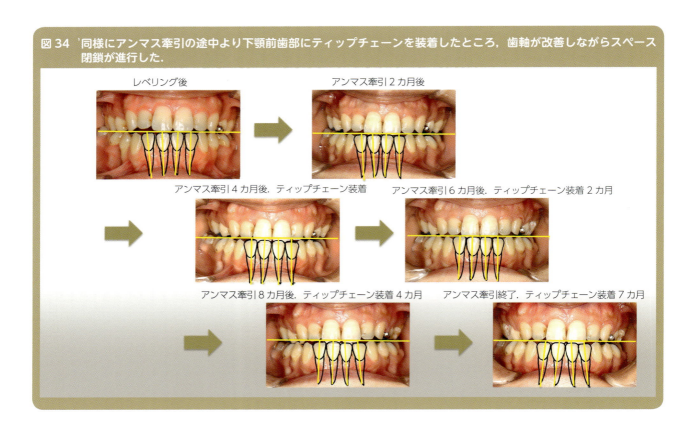

図34 同様にアンマス牽引の途中より下顎前歯部にティップチェーンを装着したところ，歯軸が改善しながらスペース閉鎖が進行した．

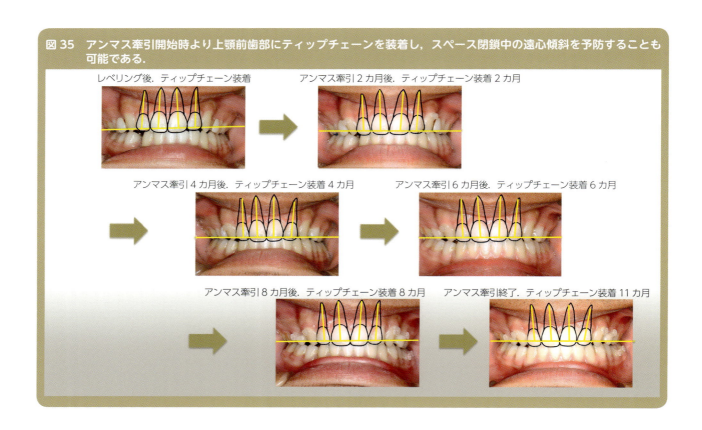

図35 アンマス牽引開始時より上顎前歯部にティップチェーンを装着し，スペース閉鎖中の遠心傾斜を予防することも可能である．

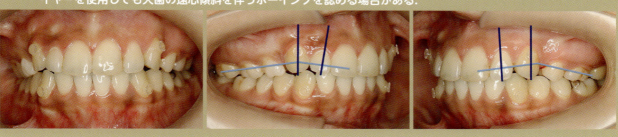

図36 リボンワイズワイヤーはバーティカルのボーイングに対して強固に抵抗するが，アンマス牽引時にレスキューワイヤーを使用しても犬歯の遠心傾斜を伴うボーイングを認める場合がある．

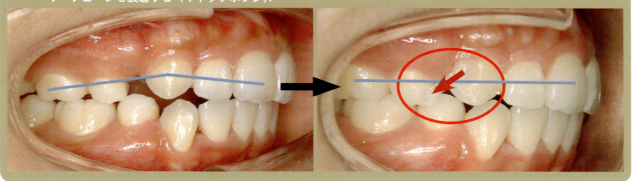

図37 犬歯の圧下は犬歯遠心傾斜に伴うバーティカルなボーイングが原因である．ワイヤーとブラケットの摩擦が大きくなり牽引のスピードが遅くなるため，クリアボタンを犬歯の遠心歯頸部，第二小臼歯近心咬合面側につけてパワーチェーンを装着する（ギャップボタン）．

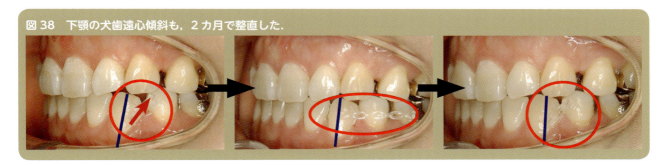

図38 下顎の犬歯遠心傾斜も，2カ月で整直した．

につながる．犬歯の整直を行いながら牽引を続行する方法がギャップボタンである（**図37，38**）．

(5) 前歯部の遠心ティップの改善策
⑤コレクションティップベンド
⑥パワータイ

.0175×.0175 βチタンワイヤーで，7°，10°または13°のアンギュレーションを追加したワイヤーをオーダーする（**図39**）．

パワータイについては59ページ参照（**図40**）．

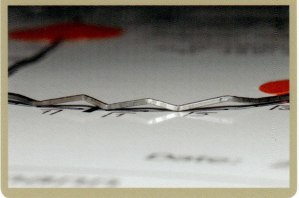

図39 コレクションティップベンド．.0175×.0175 βチタンワイヤーで，7°，10°，13°のアンギュレーションを追加したワイヤーをオーダーする．

(6) 前歯部の遠心ティップの改善策
②スギヤマタイ

ブラケットの外側からモーメントの力がかかるため，ワイヤーをスロット底まで抑える効果が大きく，ティップの改善効果が強く，パワータイに比べて容易である（図41）．

(7) 臼歯部の近心傾斜の整直
①コレクションティップベンド

第一小臼歯は－10°，第二小臼歯は＋10°のアンギュレーションを付与したワイヤーをオーダーする．使用するワイヤーは.017×.025 βチタンワイヤーで，垂直方向がフルサイズのワイヤーを選択する（図42）．

(8) 臼歯部の近心傾斜の整直
②ギャップボタン，パワーチェーン

アンマス牽引時にブラケットスロットとワイヤーの遊びにより臼歯部の近心傾斜を起こすことがあり，これを舌側からのみで修正することは困難である．そこで，シーガルボタンを大臼歯の近心歯頸部，小臼歯の遠心咬頭寄りに垂直方向に力が加わるようにつけ，パワーチェーンを装着する（ギャップボタン，図43）．シーガルボタンはベース面が小さく，歯肉側に近く装着が可能である．

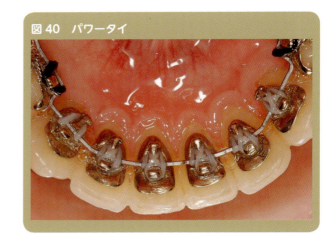

図40 パワータイ

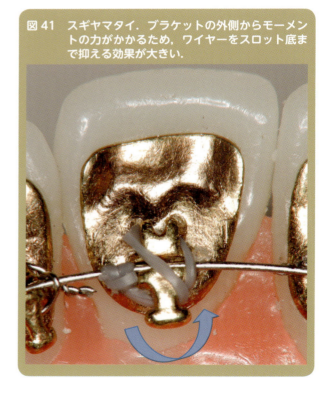

図41 スギヤマタイ．ブラケットの外側からモーメントの力がかかるため，ワイヤーをスロット底まで抑える効果が大きい．

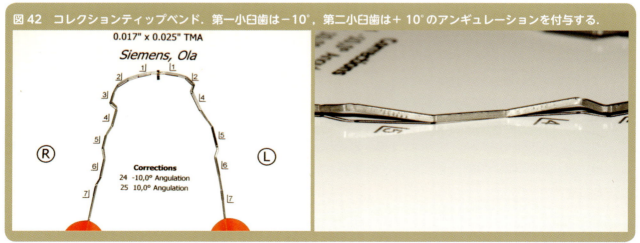

図42 コレクションティップベンド．第一小臼歯は－10°，第二小臼歯は＋10°のアンギュレーションを付与する．

図43 上顎右側第一大臼歯の近心傾斜を認め，小臼歯との辺縁隆線にずれが生じている．シーガルボタンを大臼歯の近心歯頸部，小臼歯の遠心咬頭寄りに垂直方向に力が加わるように装着し，パワーチェーンをかける．

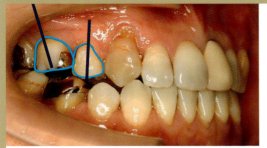
辺縁隆線のずれ

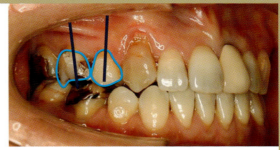
改善後

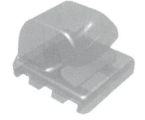
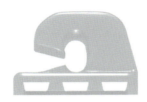
シーガルボタンはベースが小さいため歯肉側に近く装着できる

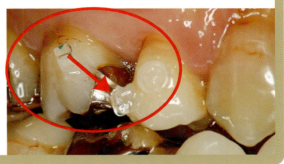

図44 歯科矯正用アンカースクリューの埋入部位ごとの推奨サイズ

上顎の埋入位置と推奨サイズ	
①口蓋側第二小臼歯 - 第一大臼歯間	直径 1.4～1.6 mm，長さ 6.0 mm
②口蓋側第一・第二大臼歯間（推奨）	直径 1.4～1.6 mm，長さ 6.0～8.0 mm
③口蓋正中部（推奨）	直径 2.0 mm，長さ 6.0～9.0 mm
下顎の埋入位置と推奨サイズ	
①頬側第二小臼歯 - 第一大臼歯間	直径 1.4～1.6 mm，長さ 6.0 mm
②頬側第一・第二大臼歯間（推奨）	直径 1.4～1.6 mm，長さ 6.0 mm
③レトロモラーパッド（推奨）	直径 1.6 mm，長さ 8.0～12.0 mm

②アンマス牽引ステージでの歯科矯正用アンカースクリューの使用

近年，アンカレッジコントロールの必要性から歯科矯正用アンカースクリューの使用が広く普及し，Incognitoシステムにおいても歯科矯正用アンカースクリューの必要性が高いケースが数多くみられる．

ここでは，Incognitoシステムで使用される歯科矯正用アンカースクリューの埋入部位，長さ・直径の選択，各種抜歯ケースにおけるメカニクス設定について解説する．

（1）歯科矯正用アンカースクリューの埋入部位と適正サイズ

歯科矯正用アンカースクリューは各メーカより多くの種類が供給されている．図44は各植立部位で推奨される直径と長さであるが，あくまで目安であり，各ケースのメカニクス設定，および患者の骨の厚み，硬さなどの条件によりサイズ選択は異なる．

（2）歯科矯正用アンカースクリューによるコンベンショナルなスペース閉鎖法の問題点

Incognitoの開発者であるWiehmannは，上顎歯列において臼歯部口蓋側（歯槽部）に

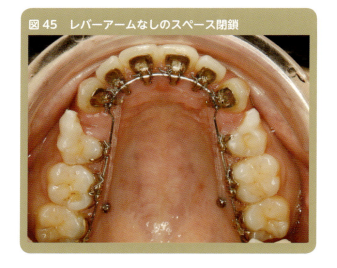

図45 レバーアームなしのスペース閉鎖

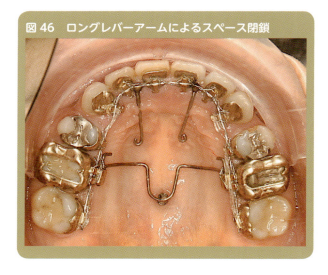

図46 ロングレバーアームによるスペース閉鎖

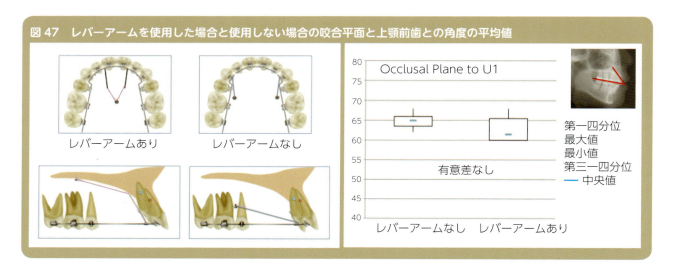

図47 レバーアームを使用した場合と使用しない場合の咬合平面と上顎前歯との角度の平均値

歯科矯正用アンカースクリューを使用した場合の抜歯スペース閉鎖プロトコールとして，下記を推奨している．

① .016 × .024 ステンレスワイヤーの使用（左右側犬歯間にクラウンラビアルトルク 13°）
② アンチボーイングカーブは付与しない．
③ 左右側犬歯間を8の字結紮
④ 犬歯にスチールオーバータイ
⑤ 側切歯間にスチールシングルタイ
⑥ 犬歯から歯科矯正用アンカースクリューに直接パワーチェーンをかける．
⑦ ホリゾンタルなボーイングの防止にはダブルケーブルテクニックを適応する．

以下，筆者らが Wiechmann の推奨した方法に準じてレバーアームを使用せずに抜歯スペースの閉鎖を行った治療群（図45）と，口蓋正中部に歯科矯正用アンカースクリューを埋入し，前歯部からのロングレバーアームを使用してスペース閉鎖を行った治療群（図46）を比較し，両者の治療結果の差について述べる．

● レバーアームを使用した場合と使用しない場合での前歯部トルク変化の差

図47は，口蓋側に歯科矯正用アンカースクリューを埋入してレバーアームなしで治療したケース群と，口蓋正中部に歯科矯正用アンカースクリューを埋入してロングレバー

図 48 ロングレバーアームを使用した場合のセットアップモデルと治療終了時の模型の上顎歯列弓幅径の差（mm）

上顎	セットアップモデル	治療終了時の模型	歯列弓幅径の差
犬歯間	37.3	36.9	0.4
第二小臼歯間	45.3	44.3	1.0
第一大臼歯間	45.3	44.7	0.6
第二大臼歯間	49.8	50.4	−0.6

(n=15)

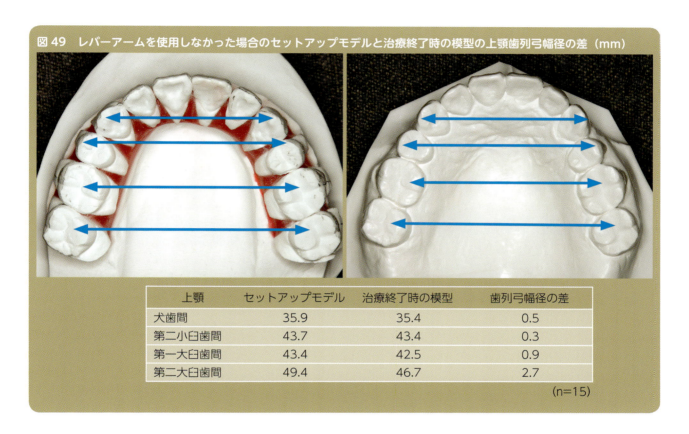

図 49 レバーアームを使用しなかった場合のセットアップモデルと治療終了時の模型の上顎歯列弓幅径の差（mm）

上顎	セットアップモデル	治療終了時の模型	歯列弓幅径の差
犬歯間	35.9	35.4	0.5
第二小臼歯間	43.7	43.4	0.3
第一大臼歯間	43.4	42.5	0.9
第二大臼歯間	49.4	46.7	2.7

(n=15)

アームをつけて治療したケース群とにおいて，咬合平面と上顎前歯部との角度の平均値に差があるか検定したものである．レバーアームなしの治療群では平均65°，ロングレバーアーム使用の治療群では平均63°であり，両者の平均値に有意差は認められなかった．つまり，抜歯スペース閉鎖にあたり，レバーアームを使用してもしなくても，Incognitoシステムでは前歯部のトルク値に関しては有意な差がないということが示唆された．

● レバーアームを使用した場合と使用しない場合での臼歯部への影響

図 48 は，ロングレバーアームを使用した場合のセットアップモデルと治療終了時の模型との上顎歯列弓幅径の差を示したものである．犬歯間，第二小臼歯間，第一大臼歯間，第二大臼歯間いずれも変化はきわめて小さく，歯列弓の幅径は安定していることが読み取れる．

一方，図 49 は，レバーアームを使用しなかった場合のセットアップモデルと治療終了時の模型の上顎歯列弓幅径の差を示したものである．犬歯間，第二小臼歯間での差はわずかであったが，第一大臼歯間では平均で0.9 mm，第二大臼歯間では2.7 mmの差が認められ，両者に有意差を認めた．

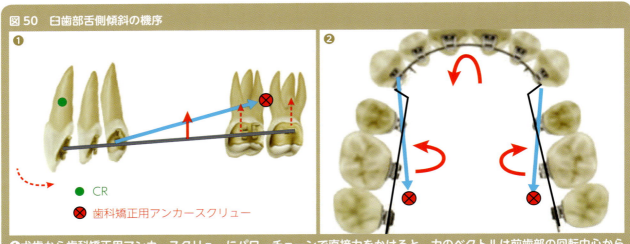

図50 臼歯部舌側傾斜の機序

❶犬歯から歯科矯正用アンカースクリューにパワーチェーンで直接力をかけると，力のベクトルは前歯部の回転中心から距離のある場所を通過するため，前歯部に舌側傾斜する力がかかる ❷前歯部が舌側傾斜する力は，臼歯部のワイヤーを上方に跳ね上げる力となり，臼歯部の舌側咬頭は圧下移動を始め，臼歯間幅径は減少を始める．リボンワイズワイヤーは，エッジワイズワイヤーと比較して垂直的剛性が大きいため，臼歯部の跳ね上げ現象が大きく現れることが多い

以上から，Incognitoシステムで歯科矯正用アンカースクリューを使用して抜歯スペースを閉鎖する際，レバーアームを使用しない治療群では，前歯部のトルク変化は起きないが，臼歯部の舌側咬頭が圧下され歯列弓の狭小がみられることがわかった．一方，レバーアームを使用した治療群では，前歯部のトルク変化はなく，臼歯部の動態も安定した状態でスペース閉鎖が行われることがわかった．

● レバーアームを使用した場合と使用しない場合のメカニクス特性の差

前述のように，レバーアームを使用しないで犬歯から直接，歯科矯正用アンカースクリューに力をかけてスペース閉鎖を行った場合，上顎歯列には以下の事象が認められた．

①第二大臼歯間歯列弓幅径の狭小
②第二大臼歯近心頬側ローテーション
③臼歯部舌側傾斜（図50）
④舌側咬頭の圧下（咬合離開）

一方，レバーアームと歯科矯正用アンカースクリューを併用した場合についてのメカニクスは図51のとおりである．

臼歯部の跳ね上げ現象はラビアル矯正でも観察されており，小島らは，Finite Element分析を使ってレバーアームを使用しないケースでの前歯部舌側傾斜と臼歯部圧下についての反作用について報告している．リボンワイズワイヤーを使用したリンガル矯正では，垂直方向でのワイヤー剛性が大きいことから，臼歯部の跳ね上げ現象の影響はより大きく発現することが考えられる．

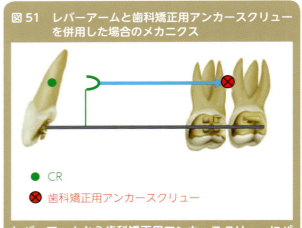

図51 レバーアームと歯科矯正用アンカースクリューを併用した場合のメカニクス

レバーアームから歯科矯正用アンカースクリューにパワーチェーンで力をかけると，力のベクトルは前歯部の回転中心を通過するため，前歯部の舌側傾斜は起こらずに歯体移動する．したがって，臼歯部のワイヤーを跳ね上げる力はかからず，臼歯部の動態が安定してスペース閉鎖される．

(3) Incognitoシステムにおけるスペース閉鎖のメカニクスパターン

図52，53は，Incognitoシステムで使用される抜歯スペース閉鎖時のメカニクスパターンについて，歯科矯正用アンカースクリューを使用しないケースと歯科矯正用アンカースクリューを使用するケースに分けて，さらに水平的，垂直的，前後的アンカレッジ量を最弱，弱，中，強，最強の5段階に分類して作成したものである．

図52 歯科矯正用アンカースクリューを使用しないスペース閉鎖のメカニクスパターン

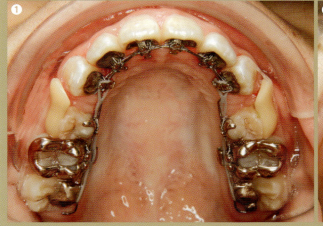 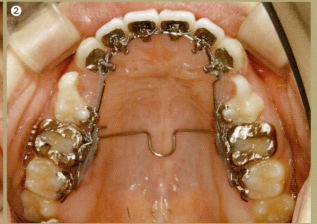

❶左右側犬歯間は8の字結紮をし，犬歯から第二大臼歯にパワーチェーンをかける．第二大臼歯の舌側傾斜と舌側咬頭の近心捻転を防止するためには，舌側，頬側の両側から牽引するダブルケーブルテクニックを推奨する．舌側からのみの牽引の場合は，水平的なアンチボーイングカーブを強く付与する必要がある ❷左右側犬歯間は8の字結紮をし，第一大臼歯にパラタルバーを装着して，犬歯から第二大臼歯にパワーチェーンをかける．パラタルバーにより，ホリゾンタルのボーイングを強固に防止することができる

図53 歯科矯正用アンカースクリューを使用したスペース閉鎖のメカニクスパターン（垂直的固定，水平的固定，前後的固定による分類）

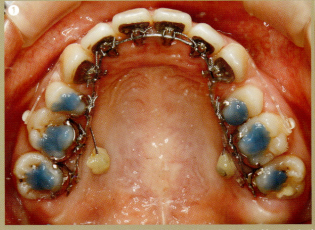 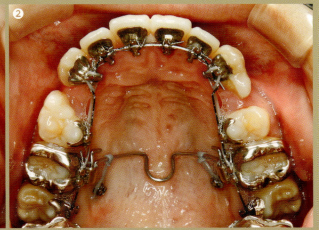

❶左右側犬歯間は8の字結紮をし，第一大臼歯と第二大臼歯を8の字結紮する．犬歯から第一大臼歯にパワーチェーンをかける．第一・第二大臼歯間口蓋側に歯科矯正用アンカースクリューを埋入し，アンカースクリューと第二小臼歯をレースタイで結紮して，第二小臼歯の近心移動を間接的に防止する（垂直的固定：中，水平的固定：弱，前後的固定：強）❷左右側犬歯間は8の字結紮をし，第一大臼歯と第二大臼歯を8の字結紮する．犬歯から第二大臼歯にパワーチェーンをかける．第一・第二大臼歯間口蓋側に歯科矯正用アンカースクリューを埋入し，アンカースクリューとパラタルバーをパワーチェーンで固定して，大臼歯の近心移動と幅径の変化を防止する（垂直的固定：強，水平的固定：最強，前後的固定：最強）

図53（つづき）

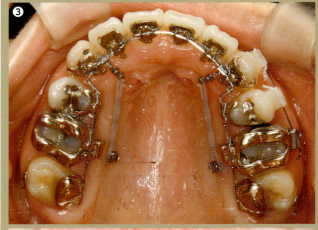

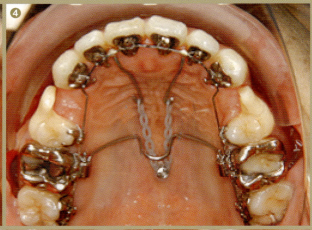

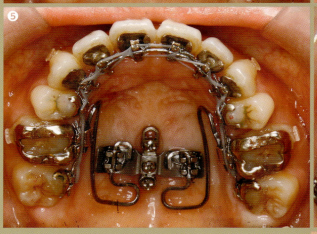

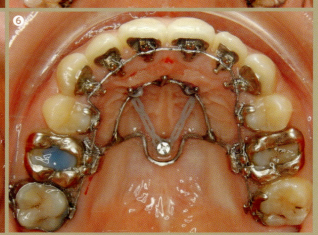

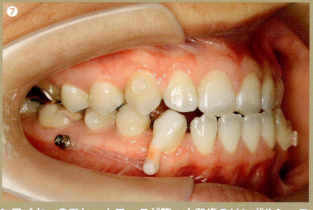

❸左右側犬歯間は8の字結紮をし，側切歯 - 犬歯間につけたレバーアームと第一・第二大臼歯間口蓋側に埋入した歯科矯正用アンカースクリューにパワーチェーンをかける．前歯部が歯体移動で牽引されるため，大臼歯部の幅径の狭小が防止される（垂直的固定：弱，水平的固定：弱，前後的固定：最強）　❹左右側犬歯間は8の字結紮をし，中切歯 - 側切歯間につけたロングレバーアームと口蓋正中に埋入した歯科矯正用アンカースクリューにパワーチェーンをかける．前歯部が歯体移動で牽引されるため，大臼歯部への影響は最も小さく，幅径の狭小が防止される．さらに，第一大臼歯にパラタルバーをつけることで大臼歯部の幅径のコントロールを二重に行える（垂直的固定：最強，水平的固定：最強，前後的固定：最強）　❺左右側犬歯間は8の字結紮をし，口蓋正中でi-stationによるアンカースクリュー固定を行い，口蓋プレートから.032×.032 βチタンワイヤーのフレームワークが第一大臼歯のリンガルシースに装着される．この固定方式は「マルチパターン」とよばれ，大臼歯の近遠心移動，挺出，圧下，拡大などのすべての方向へのコントロールが可能である．犬歯から大臼歯部にパワーチェーンをかける．抜歯スペース閉鎖中の大臼歯の三次元的なコントロールに優れる（垂直的固定：最強，水平的固定：最強，前後的固定：最強）　❻口蓋正中部に埋入した歯科矯正用アンカースクリューから，パラタルバーの前方に鑞着したフックにパワーチェーンをかけて大臼歯の遠心移動や圧下を効果的に行う（AGPB，垂直的固定：最強，水平的固定：最強，前後的固定：最強）　❼下顎に歯科矯正用アンカースクリューを使用した場合のスペース閉鎖．右側犬歯にレバーアーム状のスパーを有したラミネートシェルをボンディングし，第二小臼歯 - 第一大臼歯間に埋入した歯科矯正用アンカースクリューからスパーにパワーチェーンをかける．下顎前歯部と大臼歯の舌側傾斜を防止する効果を有する

4. フィニッシングとディテイリングのステージ

矯正治療のゴールであるミューチュアリープロテクテッドオクルージョンを確立するために前歯部のカップリングは必須で（図54, 55），フィニッシングに際しては多くの顎間ゴムを使用する．

フィニッシングのステージにおいては以下の処置を行い，アンテリアガイダンスの確立と咬合の堅密化をはかる．

①咬合調整：ブラケットおよび上顎前歯部舌側辺縁隆線
②垂直ゴムの使用
③辺縁隆線のずれの調整
④左右側犬歯間のダウンベンドの調整

垂直ゴムの使用に際しては，上下顎犬歯，臼歯の歯頸部寄りにリンガルボタンを装着する（図56）．リンガル矯正で頰側に垂直ゴムを使用するとワイヤーを軸に舌側傾斜しながら咬合が堅密になり，より効果的にバイトシーティングを行うことができる．アーチワイヤーと結紮方法をうまく使い分けながら，ティップとトルクをコントロールする（図57）．

フィニッシングに使用するワイヤーサイズ

図54　フィニッシングに入る際の必要条件
(1) 犬歯のI級関係の確立
(2) 上下顎歯冠のレシオの確認：上顎のみ抜歯，下顎のみ抜歯
(3) 上下顎歯列弓幅径の調整
(4) 歯冠の整直

図55　各ステージの治療期間の目安
(1) レベリング：6～8カ月
(2) アンマス牽引：1年
(3) フィニッシング，ディテイリング：4～10カ月
　計2～2.5年

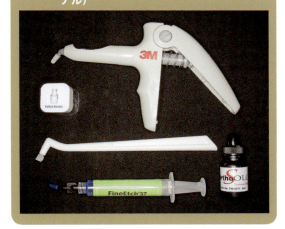

図56　複数のゴムが装着可能なリンガルボタンの作製に用いる材料（Mini-Mold Technique：オーティカ インターナショナル）

図57　歯軸傾斜とトルクを調節する際のワイヤーサイズと結紮方法

前歯部　歯軸傾斜	.0175 × .0175 βチタン（Special Order） パワータイ ティップタイ
前歯部　トルク	.0182 × .0182 βチタン .017 × .025 βチタン パワータイ
臼歯部　歯軸傾斜，トルク	.017 × .025 βチタン
咬頭嵌合	.016 βチタン
フィニッシングのステージ	
上顎	.016 βチタン
下顎	.0175 × .0175 βチタン（コレクションティップベンド） .0175 × .025 βチタン（2ndオーダーベンド） .0182 × .0182 βチタン（トルク） .016 βチタン（アンテリアカップリング）

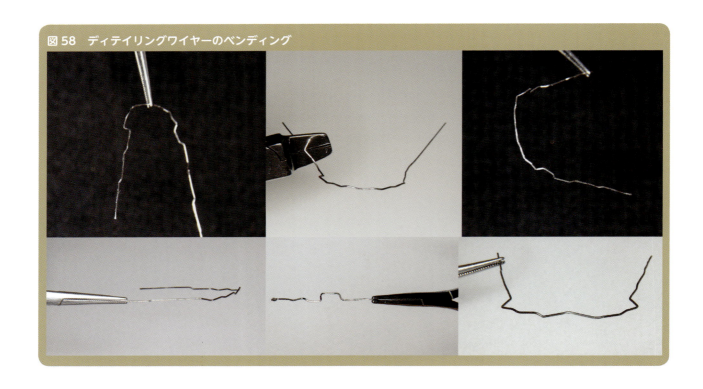

図58 ディテイリングワイヤーのベンディング

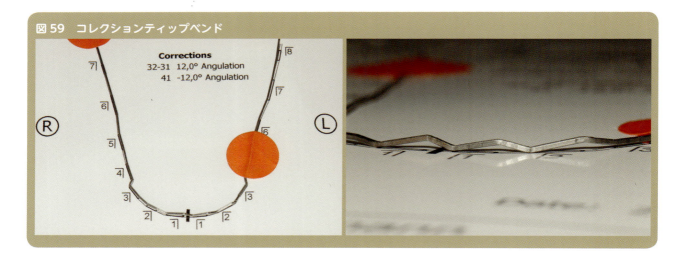

図59 コレクションティップベンド

は片側もしくは両側のサイズを下げて各歯に移動の自由度をもたせることで堅密な咬頭嵌合を獲得できる．

フィニッシングのステージでは装置作製，治療過程におけるさまざまなエラーを修正するためのディテイリングベンドを屈曲する必要がある（図58）．また，ティップコントロールと歯列弓幅径の狭小を改善するため，以下の処方により調整する．

①前歯部の遠心傾斜の改善

(1) コレクションティップベンドの付与

.0175 × .0175 βチタンワイヤーにコレクションティップベンドを付与したカスタムワイヤーをオーダーする（図59, 60）．

(2) パワータイ

前歯部の歯軸傾斜のコントロールにパワータイは不可欠である（図61）．

(3) スギヤマタイ

スギヤマタイはブラケットの外側からモー

10 抜歯ケースのプロトコール

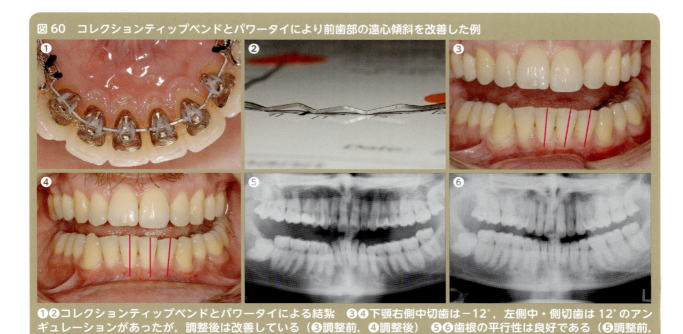

図60 コレクションティップベンドとパワータイにより前歯部の遠心傾斜を改善した例

❶❷コレクションティップベンドとパワータイによる結紮　❸❹下顎右側中切歯は−12°，左側中・側切歯は12°のアンギュレーションがあったが，調整後は改善している（❸調整前，❹調整後）　❺❻歯根の平行性は良好である（❺調整前，❻調整後）

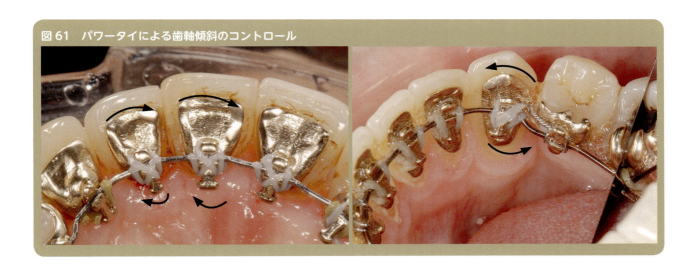

図61 パワータイによる歯軸傾斜のコントロール

メントの力がかかるため，ティップの改善効果が強い（図41参照）．パワータイに比べて容易で，どの種類のパワーチェーンでも使用可能である．

②臼歯部の近心傾斜の改善

(1) ギャップボタン

ギャップボタンにより歯軸傾斜を改善する（図43参照）．

(2) 2ndオーダーベンドの付与

.017×.025 βチタンワイヤーに2ndオーダーベンドを付与する（図62）．

フィニッシングベンドを入れるとき，微量の調整は口腔内でタッカーとメゼルのプライヤーを用いて行い（図63），大きな調整はワイヤーを外してベンディングする．

アンギュレーションとステップアップダウンベンドを入れなければならない場合は，オーダーフォームで注文する．

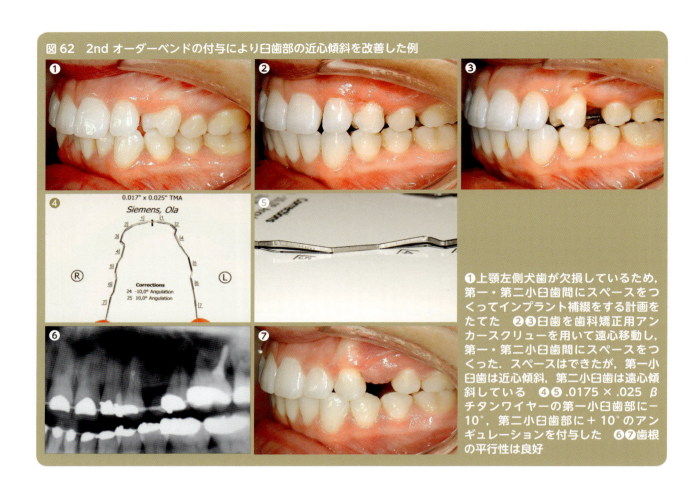

図62 2ndオーダーベンドの付与により臼歯部の近心傾斜を改善した例

❶上顎左側犬歯が欠損しているため，第一・第二小臼歯間にスペースをつくってインプラント補綴をする計画をたてた　❷❸臼歯を歯科矯正用アンカースクリューを用いて遠心移動し，第一・第二小臼歯間にスペースをつくった．スペースはできたが，第一小臼歯は近心傾斜，第二小臼歯は遠心傾斜している　❹❺.0175×.025 βチタンワイヤーの第一小臼歯部に－10°，第二小臼歯部に＋10°のアンギュレーションを付与した　❻❼歯根の平行性は良好

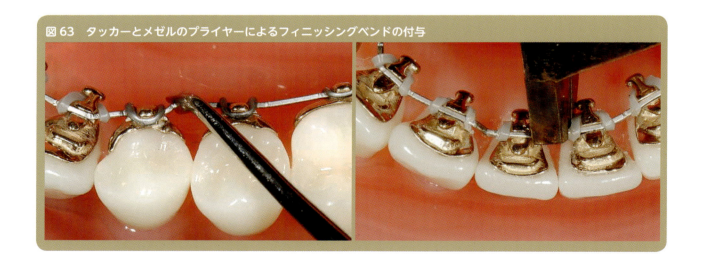

図63 タッカーとメゼルのプライヤーによるフィニッシングベンドの付与

10 抜歯ケースのプロトコール

③歯列弓幅径の調節

リボンワイズワイヤーの特性として，歯列弓幅径が狭小するホリゾンタルなボーイングが生じやすい．以下の方法で，幅径のコントロールを行う．

（1）アーチワイヤーの幅径の拡大

テンプレート上で臼歯部幅径を拡大したワイヤーを装着する（図64）．

（2）ダブルケーブルテクニック

臼歯部頬側のみのパワーチェーンによる歯列弓幅径の拡大はアーチフォームの変化が速

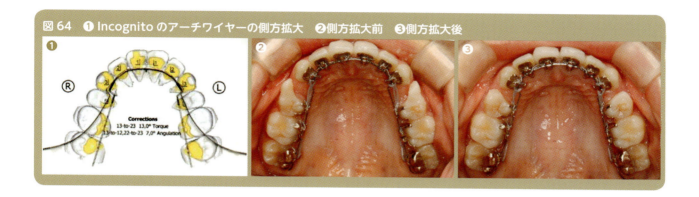

図64 ❶Incognitoのアーチワイヤーの側方拡大　❷側方拡大前　❸側方拡大後

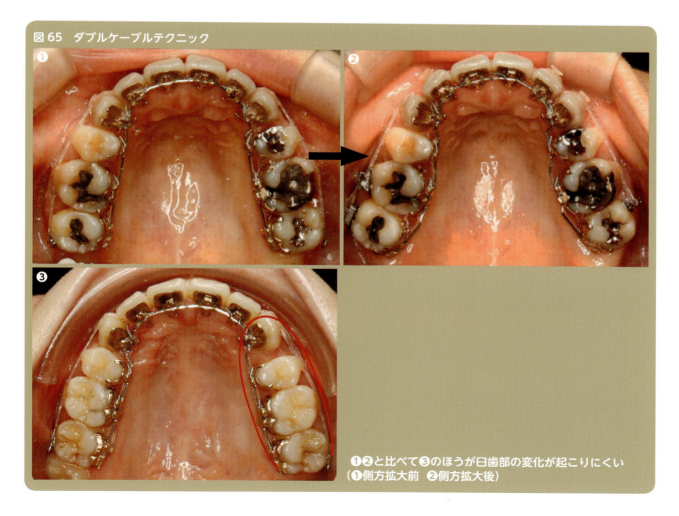

図65　ダブルケーブルテクニック

❶❷と比べて❸のほうが臼歯部の変化が起こりにくい
（❶側方拡大前　❷側方拡大後）

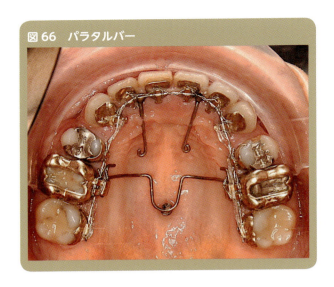

図66 パラタルバー

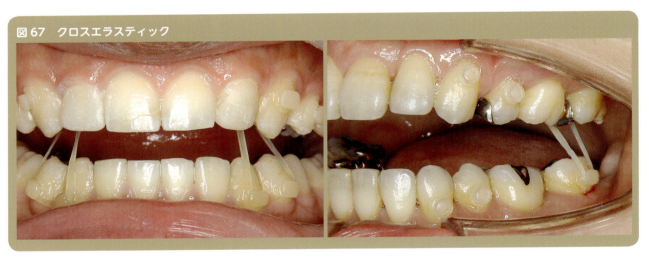

図67 クロスエラスティック

く，コントロールが難しいので，頰，舌側にパワーチェーンをかけるダブルケーブルテクニックを推奨する（図65）．

(3) パラタルバー

パラタルバーの使用により歯列弓幅径を維持した状態で前歯部の牽引を進めることが可能である（図66）．

(4) クロスエラスティック

上顎歯列弓拡大時は，上顎臼歯部舌側から下顎臼歯部唇側へ，下顎歯列弓拡大時は上顎臼歯部頰側から下顎臼歯部舌側へエラスティックを装着することにより幅径の調節を行う（図67）．

アンマス牽引時のメカニクスパターン

	パワーチェーン牽引 (犬歯－第二大臼歯間)	軽度の水平的な アンチボーイングカーブ	水平的な アンチボーイングカーブ	水平的な アンチボーイングカーブ	軽度の水平的な アンチボーイングカーブ
	ダブルケーブル	パラタルバー（推奨）	8の字結紮 (アンカースクリューと 第二小臼歯)	ミディアムレバーアーム	パラタルバー（推奨）
	8の字結紮 (上顎左右側犬歯間)	パワーチェーン牽引 (犬歯－第二大臼歯間)	パワーチェーン牽引 (犬歯－第二大臼歯間)	パワーチェーン牽引 (レバーアームと アンカースクリュー)	パワーチェーン牽引 (アンカースクリューと パラタルバー) (犬歯－第二大臼歯間)
	上顎左右側犬歯間，第一・第二大臼歯間：8の字結紮			上顎側切歯－犬歯間アンティッピングベント	

	従来のメカニクス	メカニクス Type I -a アンカースクリューなし 抜歯ケース	メカニクス Type II -a アンカースクリュー使用 抜歯ケース	メカニクス Type II -b アンカースクリュー使用 抜歯ケース	メカニクス Type II -c アンカースクリュー使用 抜歯ケース
アンカー スクリュー	なし	なし	口蓋側歯槽部	口蓋側歯槽部	口蓋側歯槽部
パラタルバー	なし	あり	なし	なし	あり
水平的固定	弱い	最強	弱い	弱い	最強
垂直的固定	適度	強い	適度	弱い	強い
前後的固定	弱い	適度	強い	最強	最強

127

アンマス牽引時のメカニクスパターン

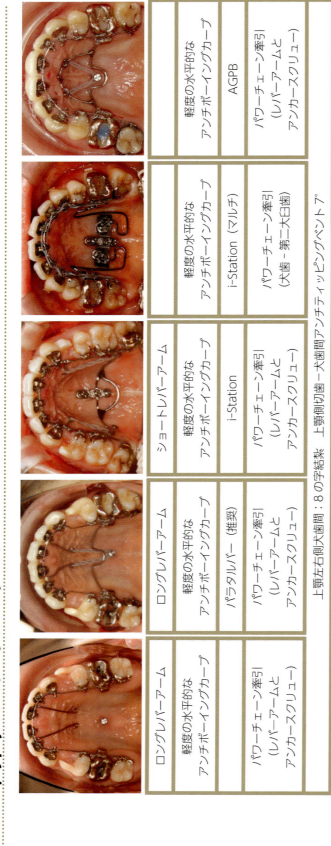

	メカニクス Type Ⅲ-a アンカースクリュー使用 抜歯ケース	メカニクス Type Ⅲ-b アンカースクリュー使用 抜歯ケース	メカニクス Type Ⅲ-c i-Station 使用 抜歯ケース	メカニクス Type Ⅲ-d i-Station 使用 AGPB 使用 抜歯ケース	メカニクス Type Ⅲ-e AGPB 使用 抜歯ケース
アンカースクリュー	口蓋正中部	口蓋正中部	口蓋正中部	口蓋正中部	口蓋正中部
パラタルバー	なし	あり	i-Station	i-Station（マルチ）	AGPB
水平的固定	適度	最強	弱い	最強	最強
垂直的固定	適度	最強	弱い	最強	最強
前後的固定	強い	最強	最強 / 遠心移動	最強 / 遠心移動	最強 / 遠心移動

11 ラボオーダーフォームの記載方法

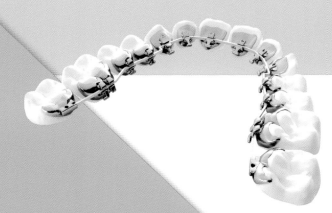

1. ラボオーダーフォーム

ケースをオーダーする際に，治療計画について記載する必要がある．そのための書式がラボオーダーフォームで，その内容は大きく2つのパートに分かれている（**図 1**）．赤枠で囲まれた部分は治療計画を記入するところで，抜歯部位，拡大の必要性，ストリッピングの有無，などを記載する．その右側は装置とアーチワイヤーの注文欄である．注文するものにチェックマーク（×印など）を入れていく．

図 1　Incognito のラボオーダーフォーム（LOF）

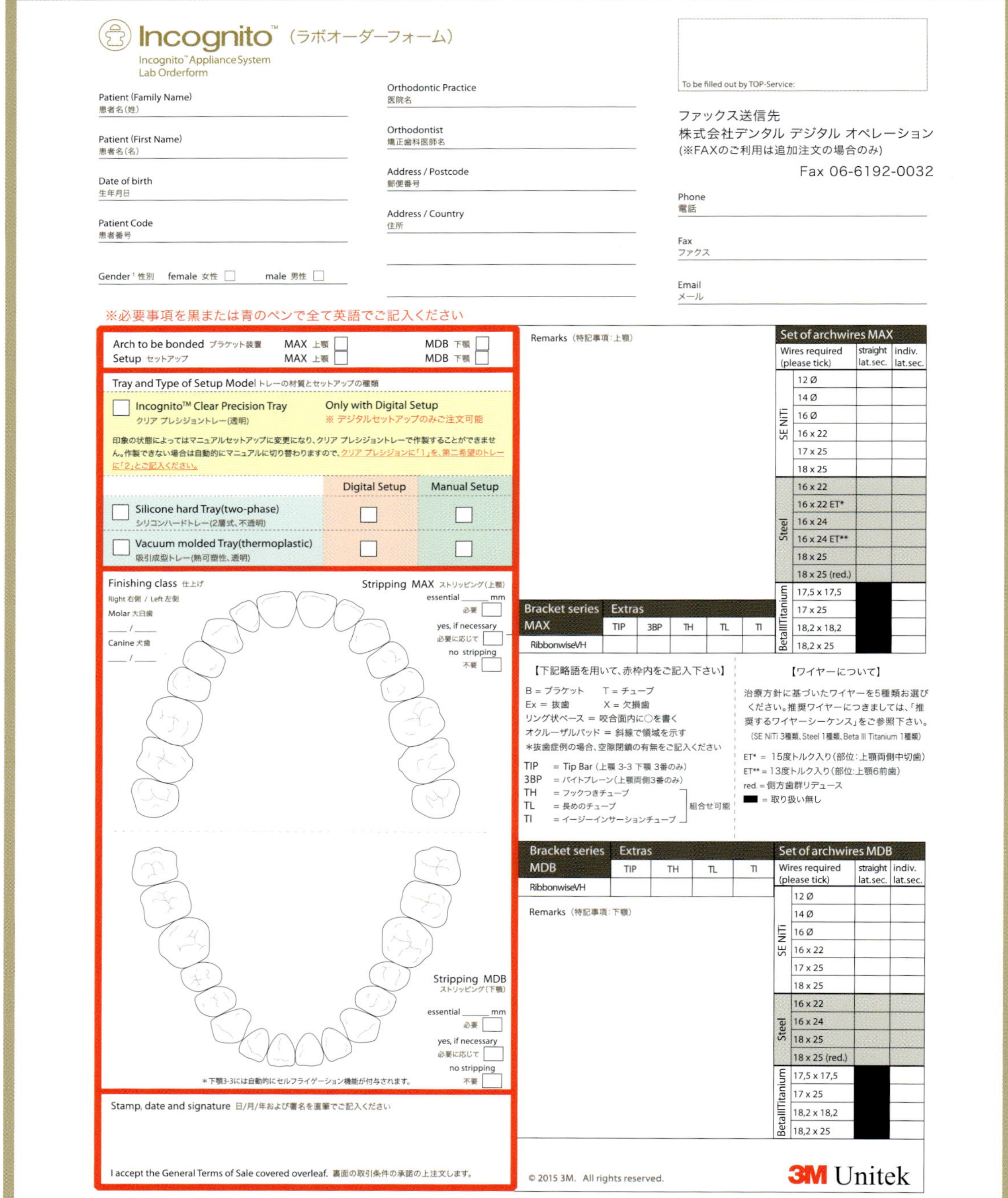

Incognito™（ラボオーダーフォーム）
Incognito™ Appliance System
Lab Orderform

To be filled out by TOP-Service:

Patient (Family Name) 患者名(姓)

Patient (First Name) 患者名(名)

Date of birth 生年月日

Patient Code 患者番号

Gender[1] 性別　female 女性 ☐　male 男性 ☐

Orthodontic Practice 医院名

Orthodontist 矯正歯科医師名

Address / Postcode 郵便番号

Address / Country 住所

ファックス送信先
株式会社デンタル デジタル オペレーション
(※FAXのご利用は追加注文の場合のみ)
Fax 06-6192-0032

Phone 電話

Fax ファクス

Email メール

※必要事項を黒または青のペンで全て英語でご記入ください

Arch to be bonded ブラケット装置　MAX 上顎 ☐　MDB 下顎 ☐
Setup セットアップ　MAX 上顎 ☐　MDB 下顎 ☐

Tray and Type of Setup Model トレーの材質とセットアップの種類

☐ Incognito™ Clear Precision Tray クリア プレシジョントレー(透明)　Only with Digital Setup ※ デジタルセットアップのみご注文可能

印象の状態によってはマニュアルセットアップに変更になり、クリア プレシジョントレーで作製することができません。作製できない場合は自動的にマニュアルに切り替わりますので、クリア プレシジョンに「1」を、第二希望のトレーに「2」とご記入ください。

	Digital Setup	Manual Setup
☐ Silicone hard Tray(two-phase) シリコンハードトレー(2層式、不透明)	☐	☐
☐ Vacuum molded Tray(thermoplastic) 吸引成型トレー(熱可塑性、透明)	☐	☐

Finishing class 仕上げ
Right 右側 / Left 左側
Molar 大臼歯 ____ / ____
Canine 犬歯 ____ / ____

Stripping MAX ストリッピング(上顎)
essential ______ mm 必要 ☐
yes, if necessary 必要に応じて ☐
no stripping 不要 ☐

Stripping MDB ストリッピング(下顎)
essential ______ mm 必要 ☐
yes, if necessary 必要に応じて ☐
no stripping 不要 ☐

＊下顎3-3には自動的にセルフライゲーション機能が付与されます。

Stamp, date and signature 日/月/年および署名を重筆でご記入ください

I accept the General Terms of Sale covered overleaf. 裏面の取引条件の承諾の上注文します。

Remarks（特記事項：上顎）

Set of archwires MAX	Wires required (please tick)	straight lat.sec.	indiv. lat.sec.
SE NiTi	12 Ø		
	14 Ø		
	16 Ø		
	16 x 22		
	17 x 25		
	18 x 25		
Steel	16 x 22		
	16 x 22 ET*		
	16 x 24		
	16 x 24 ET**		
	18 x 25		
	18 x 25 (red.)		
BetaIIITitanium	17,5 x 17,5		
	17 x 25		
	18,2 x 18,2		
	18,2 x 25		

Bracket series MAX	Extras TIP	3BP	TH	TL	TI
RibbonwiseVH					

【下記略語を用いて、赤枠内をご記入下さい】
B = ブラケット　T = チューブ
Ex = 抜歯　X = 欠損歯
リング状ベース = 咬合面内に○を書く
オクルーザルパッド = 斜線で領域を示す
＊抜歯症例の場合、空隙閉鎖の有無をご記入ください
TIP = Tip Bar（上顎 3-3 下顎 3番のみ）
3BP = バイトプレーン（上顎両側3番のみ）
TH = フックつきチューブ
TL = 長めのチューブ
TI = イージーインサーションチューブ
（TH・TL・TI）組合せ可能

【ワイヤーについて】
治療方針に基づいたワイヤーを5種類お選びください。推奨ワイヤーにつきましては、「推奨するワイヤーシーケンス」をご参照下さい。
(SE NiTi 3種類、Steel 1種類、Beta III Titanium 1種類)
ET* = 15度トルク入り（部位：上顎両側中切歯）
ET** = 13度トルク入り（部位：上顎6前歯）
red. = 側方歯群リデュース
■ = 取り扱い無し

Bracket series MDB	Extras TIP	TH	TL	TI
RibbonwiseVH				

Remarks（特記事項：下顎）

Set of archwires MDB	Wires required (please tick)	straight lat.sec.	indiv. lat.sec.
SE NiTi	12 Ø		
	14 Ø		
	16 Ø		
	16 x 22		
	17 x 25		
	18 x 25		
Steel	16 x 22		
	16 x 24		
	18 x 25		
	18 x 25 (red.)		
BetaIIITitanium	17,5 x 17,5		
	17 x 25		
	18,2 x 18,2		
	18,2 x 25		

3M Unitek

以下に，フォームの記入方法について詳述する．

記入はすべて英語・略号で黒または青のペンで行う．

2. 患者情報と医院の情報

まずは患者情報を記入する．患者氏名は任意である．代わりに医院で管理されている番号等を「Patient Code（患者番号）」の欄に記入するだけでもよい．

続いて医院の情報を記入する．歯科医師の名前や住所，メールアドレスなど，こちらは漏れがないようチェックする．

3. 赤枠内の記入

赤枠内の上段（「Arch to be bonded」「Setup」欄）はブラケット装置に関する情報を記入する．ブラケット作製が上下顎の場合はMAX，MDBの両方に，上顎か下顎のみの場合は，どちらかにチェックを入れる．また，同様にセットアップを作製する顎にチェックを入れる．

赤枠中段「Tray and Type of Setup Model」は，トレーの材質とセットアップの種類に関する項目である．デジタルセットアップにするのか，マニュアル（アナログ）セットアップにするのかを決め，希望するインダイレクトボンディングトレーを選択する．

選択できるトレーを図2に示す．

このとき，クリアプレシジョントレーはデジタルセットアップのみから作製可能のため，分割印象の場合はマニュアルセットアップに変更になり作製できなくなるため注意が必要である．作製できない場合は自動的にマニュアルに切り替わるので，クリアプレシジョントレー欄に「1」を，第二希望のトレー欄に「2」と記入する．

下段はトリートメントプランの記入欄である．ここでは，Stripping（ストリッピング）の要・不要をチェックする．必要な場合は，数量を記入する．

「Finishing class」とは仕上げのことである．上下顎の大臼歯関係と犬歯関係を必ず記入する．

作製物を歯列のイラストに略語で記入する．図3に記入例を示す．咬合面に斜線を付してあるのは，オクルーザルパッドである．脱落防止にハーフオクルーザルパッドを使用する場合は，「Half Occlusal Pad」と明記する．TPAシースを希望する場合は上顎第一大臼歯はリングになる．

また，抜歯箇所がある場合は，スペースの扱いを明記し，歯の移動方向を矢印で記入する．スペースを閉じる場合は「space closure」，

図2 選択できるトレー

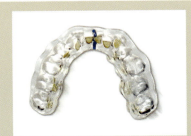

クリアプレシジョントレー
デジタルセットアップ
デジタルデータから作製する透明な2層式のトレー．デジタルセットアップのみから作製可能．

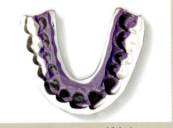

シリコーンハードトレー
デジタル or マニュアルセットアップ
不透明で硬い2層式のシリコーン．化学重合タイプ対応．

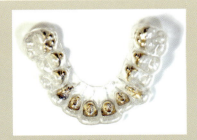

吸引成型トレー
透明な2層式吸引成型．中が軟らかく外が硬い．デュアルキュアタイプ対応．

スペースを維持する場合は「keep space」と記入する．チューブは最後大臼歯1カ所だけを推奨する．

4. アーチワイヤーの注文欄

右端の上下の2つの表はワイヤーシークエンスに関する記入欄である．

まず治療計画に基づいてワイヤーを5種選択する（ワイヤーは1本単位で注文できる）．「SE NiTi」（NiTiワイヤー）から3種，「Steel」（ステンレスワイヤー）から1種，「Beta Ⅲ Titanium」（βチタンワイヤー）から1種を選ぶ．ただし「Beta Ⅲ Titanium」の「straight」は取り扱いがないので，「individual」（後述）の選択になる．不明な場合は「推奨するワイヤーシークエンス」（図4）を参照する．

ワイヤーの種類と表記であるが，「straight lat. sec」とは臼歯部がストレートのワイヤーで，おもに抜歯症例用．「indiv. lat. sec」は，すべてにベンディングが入ったインディビジュアルワイヤーで，おもに非抜歯症例用である．

抜歯症例の場合は，スペース閉鎖はスライディングで行うため，「SE NiTi」と「Steel」から「straight lat. sec」を選択する（図5）．スペース閉鎖後，「Beta Ⅲ Titanium」は側方歯群が個別化されたもの（indiv. lat. sec）を選択する．抜歯症例の場合は「individual → straight → individual」の順は選択できないので注意する．

図6に誤った注文の記入例を示す．これでは側方歯群の動きが二度手間になり，.016 × .024 ステンレスワイヤーが装着できない．

非抜歯症例の場合は，すべてのワイヤーを「indiv. lat. sec」（臼歯部カスタマイズ）から選択する（図7）．.016 NiTi，.016 × .022 NiTi，.016 × .024 ステンレスワイヤー，.0182 × .0182 βチタンワイヤーの順番である．Ⅱ級ゴムを使用する場合は，非抜歯でも.016 × .024 ステンレスワイヤーの13°のトルク入

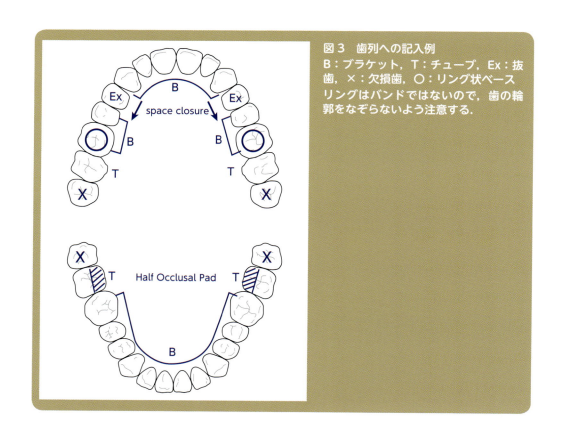

図3　歯列への記入例
B：ブラケット，T：チューブ，Ex：抜歯，×：欠損歯，○：リング状ベース
リングはバンドではないので，歯の輪郭をなぞらないよう注意する．

図4 推奨するワイヤーシークエンス

りを選ぶ．

5. オプションに関する情報欄

　上顎，下顎の「Remarks」欄にある表はブラケットおよびチューブのオプションに関する情報である．必要に応じてオプションを選択する（図8）．「TH」「TL」「TI」は組み合わせることが可能であり，「TI」の選択を推奨する．下顎左右側犬歯間には自動的にセルフライゲーション機能が付与される．

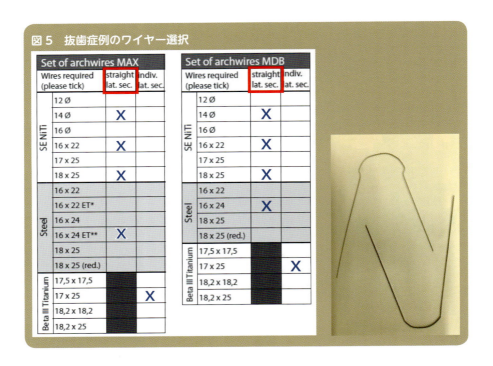

図5　抜歯症例のワイヤー選択

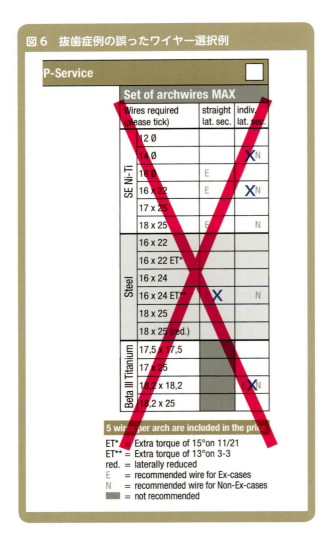

図6　抜歯症例の誤ったワイヤー選択例

6. 特記事項欄

「Remarks」（特記事項）があれば上下顎別に記入する．矮小歯がある場合は，矯正治療後に補綴予定があるか否かを明記する．ラビアル矯正の場合は，「Labial Treatment」と記入する．セットアップや装置の作製にあたり特記すべき事項があれば英語で記入する（表記方法は図9を参照）．

歯式はFDI方式で記入する．

例：上顎右側中切歯 → 11
　　下顎左側第一小臼歯 → 34
　　上顎左側乳犬歯 → 63
　　下顎右側第二乳臼歯 → 85

セットアップの確認を希望する場合は，「Setup Shot Please」と記入する．

未萌出の歯がある場合，萌出後，部分印象を採得して再スキャンで注文するが，反対側の歯が萌出している場合はミラーリング選択が可能である．

最後に注文内容を確認したら，直筆で日付と署名をする．

Set up Reviewを修正する場合は，具体

11 ラボオーダーフォームの記載方法

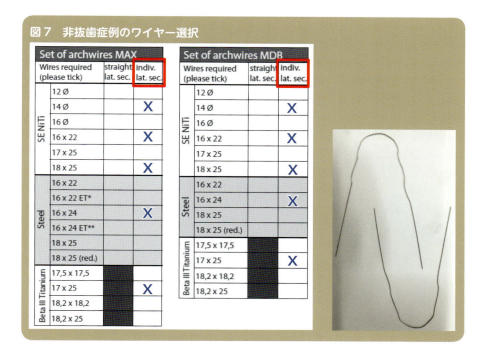

図7 非抜歯症例のワイヤー選択

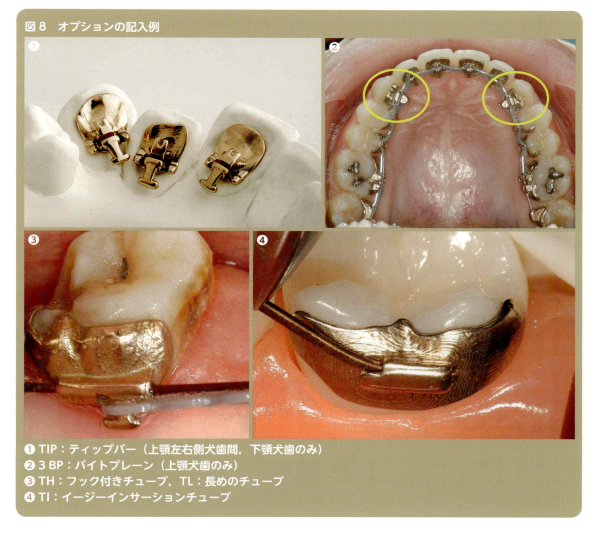

図8 オプションの記入例
❶ TIP：ティップバー（上顎左右側犬歯間，下顎犬歯のみ）
❷ 3 BP：バイトプレーン（上顎犬歯のみ）
❸ TH：フック付きチューブ，TL：長めのチューブ
❹ TI：イージーインサーションチューブ

135

図9 ラボオーダーフォームの記入用英語集

項目	日本語	英語
アーチフォーム	アーチフォームの形状や幅径	形状：Ovoid archform, Square archform, Taper archform 幅径（例：犬歯間の場合）：Inter canine distance 28 mm
	拡大装置の使用と拡大量	XX-XX：Expansion ● mm 例：13-23：Expansion 4 mm
スペースコントロール	抜歯時のスペースの扱いについて	スペース閉鎖する場合：Space closure スペース閉鎖しない場合：Keep the space of XX
装置	インプラントアンカーの使用	TAD
	フォーサスTM固定式Ⅱ級矯正装置の使用	Forsus
	ハーブスト装置の使用	Herbst
治療方針	補綴の予定がある場合	XX will be built up after treatment
	インプラントがある場合	XX：implant treatment
	ラビアル矯正で治療する場合	Labial treatment
	矮小歯で補綴の予定がある場合	XX is microdont and it will be built up after treatment.
	セットアップの確認を希望の場合	Setup shot please
	「13はレベリング後に再印象します」	13 is impression after leveling（または eruption）
	歯肉のラインを合わせる	Please match the lines of gum
	挺出	extrusion ● mm　　（＝ occlusal）
	圧下	intrusion ● mm
トレー	個歯ごとにトレー作製依頼	Individual tray please
	「トレーを3個に分割してください」	Please make 3 separated trays.
ブラケット作製	乳歯で装置が必要な場合	XX is milk tooth but I won't extract. So please make a bracket also for the tooth.
	ミラーリングの希望	例：13をミラーリングして23のブラケットをつくる場合 　Please mirror 13 for 23.
	残存歯であるがブラケットの装着が不要な場合	XX：Not to be bonded
	ブラケットは歯の中央で作製依頼	Please place the brackets center of the teeth.
	「ブラケットを可能な限り深く，歯の中央に設計してください」	Please design the braclets at center of the teeth and deeply as possibel.
	「31を個別にDBSできるようにツメをつけてください」	31：Please make the bracket(s) with occlusal guide.
	「不正咬合模型のデータから13のブラケットを作製してください」	Please produce 13 bracket from the digital data of the malocclusion model.
ワイヤー	「以前の補正値は無視してください」 （同ワイヤーで2回目以降のワイヤーベンディングの際，必ず記入すること）	Please ignore the previous correction values.
	ワイヤーにステップベンドを入れる	00 x 00 wire with the following correction values.
	21と22の間に22を1mm挺出させるベンドを入れる	between 21 to 22：excrusion 1 mm
	13を7°近心に傾斜させる	Please put 7° of mesial crown tip
	13を7°遠心に傾斜させる	Please put 7° of distal crown tip

図 10 ワイヤーの追加注文のラボオーダーフォーム

Incognito™ Wire re-order form (ワイヤー追加注文専用技工指示書)
必要事項を全て、黒または青のペンで英語でご記入ください

Patient name 患者名 フルネームでご記入ください
Orthodontist 矯正歯科医師名 フルネームでご記入ください
Orthodontic Practice 医院名
Phone 電話

・Do not take last correction values. 前回作製時に入れた修正値を無視する ☐
・Attention: Specifications are crown related! Torque, Angulation, Occlusal is not possible on SE NiTi-Wires!
SE NiTiは、TorqueとAngulaton、Occlusalの修正を入れることができかねます
・万が一、クレームの代替品としてのご注文の場合はボックスにチェックを入れ、理由を英語でご記入ください
Complaint ☐ Reason of Complaint 理由

		1. Quadrant (上顎右側)								2. Quadrant (上顎左側)								
	Tooth	8	7	6	5	4	3	2	1	1	2	3	4	5	6	7	8	
degrees 角度	Torque																	+ = 頬側方向 − = 舌側方向
	Angulation																	+ = 近心側 − = 遠心側
	Rotation																	+ = 頬側方向 − = 舌側方向
mm 移動量	Only mesial edge																	+ = 頬側方向 − = 舌側方向
	Only distal edge																	+ = 頬側方向 − = 舌側方向
	Buccal																	+ = 頬側方向 − = 舌側方向
	Occlusal																	+ = 挺出 − = 圧下

Longer 長め ☐ Shorter 短め ☐ distance between ☐ and ☐ ☐ mm
Comment 特記事項(上顎):

Set of archwires MAX			
	Wires required (please tick)	straight lat. sec.	indiv. lat. sec.
SE NiTi	12 Ø		
	14 Ø		N
	16 Ø	E	
	16 x 22	E	N
	17 x 25		
	18 x 25	E	N
Steel	16 x 22		
	16 x 22 ET*		
	16 x 24		N
	16 x 24 ET**	E	
	18 x 25		
	18 x 25 (red.)		
Beta III Titanium	17,5 x 17,5	■	
	17 x 25	■	
	18,2 x 18,2	■	E N
	18,2 x 25	■	

ET* = 15度トルク入り(部位:上顎両側中切歯) ET** = 13度トルク入り(部位:上顎6前歯) red. = 側方歯群リデュース E = 抜歯症例推奨ワイヤー N = 非抜歯症例推奨ワイヤー ■ = 取り扱い無し

		4. Quadrant (下顎右側)								3. Quadrant (下顎左側)								
	Tooth	8	7	6	5	4	3	2	1	1	2	3	4	5	6	7	8	
degrees 角度	Torque																	+ = 頬側方向 − = 舌側方向
	Angulation																	+ = 近心側 − = 遠心側
	Rotation																	+ = 頬側方向 − = 舌側方向
mm 移動量	Only mesial edge																	+ = 頬側方向 − = 舌側方向
	Only distal edge																	+ = 頬側方向 − = 舌側方向
	Buccal																	+ = 頬側方向 − = 舌側方向
	Occlusal																	+ = 挺出 − = 圧下

Longer 長め ☐ Shorter 短め ☐ distance between ☐ and ☐ ☐ mm
Comment 特記事項(下顎):

Set of archwires MDB			
	Wires required (please tick)	straight lat. sec.	indiv. lat.
SE NiTi	12 Ø		
	14 Ø	E	N
	16 Ø		
	16 x 22	E	N
	17 x 25		
	18 x 25	E	N
Steel	16 x 22		
	16 x 24	E	N
	18 x 25		
	18 x 25 (red.)		
Beta III Titanium	17,5 x 17,5	■	
	17 x 25	■	
	18,2 x 18,2	■	E N
	18,2 x 25	■	

Date, Signature 日/月/年 署名: ____________________
I accept the General Terms of Sale covered overleaf. 取引条件に承諾の上注文します。

3M Unitek

な箇所と数字で，どこをどうしたいかを明確に指定する．『12，13，22，23 に近心傾斜を 7° 加える』（“12，13，22，23：Please put 7° of mesial crown tip”）など具体的に書く．

『上顎（のアンギュレーション）をかみ合うように修正する』や『理想的な角度に』『よりよい方向に』という書き方は修正箇所が伝わらず，再度修正となり，納期が大幅に遅れる可能性が生じるため注意する．

ワイヤーの追加注文は専用の技工指示書に記入してオーダーする（図 10）．

12 装置撤去と保定装置

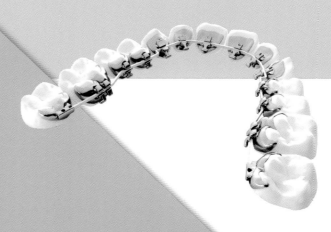

Incognito システムによる動的治療が終了した後，装置を撤去して保定装置の装着に進むことになる．

以下，基本的な進め方と使用器具について述べる．

1. 装置の撤去法と使用器具

Incognito ブラケットの撤去には，前歯部および臼歯部それぞれの専用ディボンディングプライヤーを使用する（**図1**）．

前歯部のブラケット撤去は，ディボンディングプライヤーの刃をブラケットの歯頸側と切縁側の端に当てて，楔の力がかかるようにして撤去する．その際，歯冠を手指で把持して患者が痛みのないよう，無理な力をかけずに慎重に行う（**図2**）．

臼歯部のブラケット，チューブの撤去には臼歯部撤去用のプライヤーを使用する（**図3**）．

前歯部の撤去と同様に，プライヤーの刃をブラケットの歯頸側と咬合面側の端に当てて撤去を行う．

2. 保定装置の種類と装着

Incognito 装置の撤去が終了したら，カー

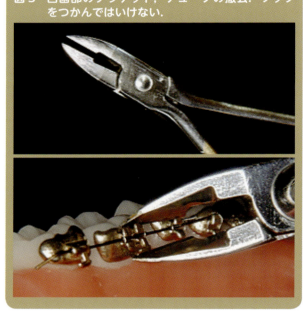

図3 臼歯部のブラケット，チューブの撤去．フックをつかんではいけない．

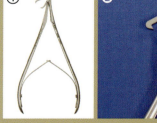

図1 前歯部のブラケットを撤去するプライヤー（ブラケットリムーバー）．おもに2種類が汎用されている．

❶ ixon 社　❷バイオデント社

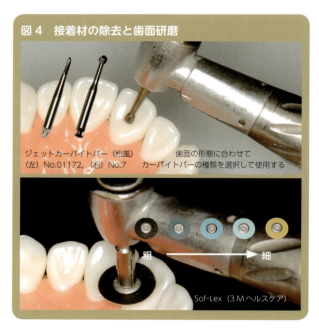

図4 接着材の除去と歯面研磨

ジェットカーバイトバー（松風）
（左）No.01172，（右）No.7
歯面の形態に合わせてカーバイトバーの種類を選択して使用する

粗　→　細

Sof-Lex（3Mヘルスケア）

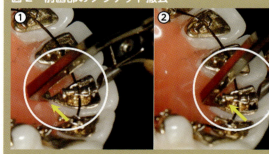

図2 前歯部のブラケット撤去

❶正しいやり方．切縁側と歯頸側の端に当てている
❷誤ったやり方．切縁側とフックに当てているため，フックが破折したり，ブラケットがうまく撤去できない

バイトバーで歯面に残った接着材を削り取り，シリコーンポイントなどで最終研磨を行う（**図4**）．その後，同日のうちに印象採得を行い，インビジブルリテーナーを作製してセットする．インビジブルリテーナーは審美性に優れるが，咬合面がプレートで覆われているため咬合による自然保定が得られにくいデメリットがあるため，インビジブルリテーナーセット後の次回来院時までに，ラップアラウンドリテーナーか，フィックスリテーナーを作製しておく．

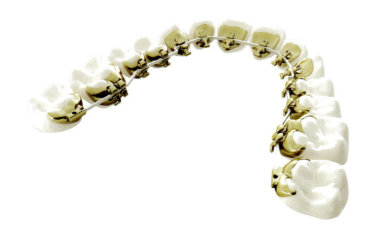

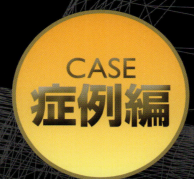

CASE 症例編

CASE01 前歯部に叢生を伴う軽度のローアングル Angle I 級非抜歯症例

CASE02 前歯部開咬を伴う Angle II 級抜歯症例

CASE03 口蓋部の TAD（i-station）により水平的・垂直的固定を行った Angle II 級ハイアングル抜歯症例

CASE04 上顎前歯部唇側傾斜を伴う Angle II 級症例

CASE05 著しい上下顎前歯部唇側傾斜を伴う Angle II 級抜歯症例

CASE06 思春期の Angle II 級 1 類抜歯症例

CASE07 Angle II 級 1 類ハイアングル成人抜歯症例

CASE08 開咬を伴う Angle II 級 2 類非抜歯症例

CASE09 思春期の Angle II 級 2 類症例

CASE10 骨格性下顎前突と左側偏位を伴う Angle III 級外科抜歯症例

CASE11 上顎前歯部叢生と反対咬合を伴う Angle III 級抜歯症例

CASE12 上下顎前歯部の叢生を伴う Angle III 級抜歯症例

CASE 01

前歯部に叢生を伴う軽度のローアングル Angle I 級非抜歯症例

Angle Class I with Anterior Crowding Non Extraction Case

KEY WORD 叢生，IPR

ケース概要 上下顎前歯部に中等度の叢生を伴う Angle I 級の患者に対して，前歯部の IPR を施して Incognito システムにより非抜歯での治療を行った．叢生改善による上下顎前歯部の唇側傾斜の防止，トルクコントロールに留意しながら治療を行った結果，叢生は改善され，適正なプロファイルを崩すことなく良好な治療結果が得られた．

Data

初診時年齢	21 歳 11 カ月，女性
主訴	上下顎前歯部叢生
動的治療開始	2010 年 10 月 9 日（22 歳 5 カ月）
動的治療終了	2013 年 3 月 18 日（24 歳 10 カ月）
動的治療期間	2 年 5 カ月

● **顔貌所見および口腔内・模型所見**：顔貌所見は，下顎にやや左側偏位が認められ，上顎の正中は顔面正中に対して右側に約 2.0mm 偏位していた（図 1）．プロファイルは良好で，口唇閉鎖時にオトガイ部の緊張などは認められなかった（図 2）．口腔内所見より，上顎前歯部には ３| の唇側転位を伴う叢生が認められ，下顎は |１ の舌側転位および |４ の頰側傾斜が認められた．大臼歯関係は I 級を示していた（図 3）．模型所見より，アーチレングスディスクレパンシーは上顎 −5.0mm，下顎 −4.0mm であり，U 字型歯列弓を示していた（図 4）．

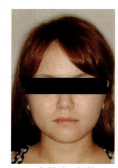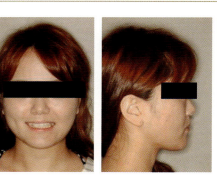

図 1　初診時の顔貌

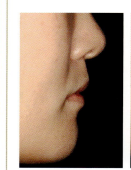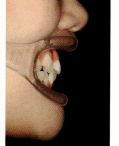

図 2　初診時のプロファイル

前歯部に叢生を伴う軽度のローアングル Angle I 級非抜歯症例
Angle Class I with Anterior Crowding Non Extraction Case

CASE 01

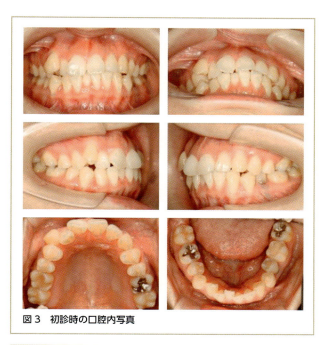

図3 初診時の口腔内写真

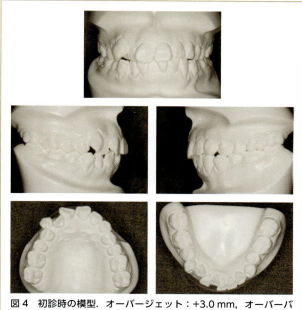

図4 初診時の模型．オーバージェット：+3.0 mm，オーバーバイト：+2.0 mm

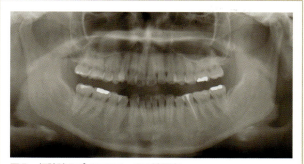

図5 初診時のパノラマエックス線写真

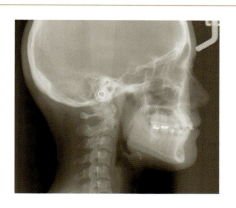

SNA	79.0
SNB	78.0
ANB	1.0
Mx 1-NA	7.0 mm
Md 1-NB	6.0 mm
Int Incisor	129.0
FMA	20.0
FMIA	66.0
IMPA	94.0

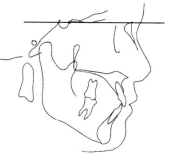

図6 初診時の側方セファロと分析値

- **エックス線写真所見：** パノラマエックス写真から，8|8，8|8 は認められず，歯根長，歯槽骨の状態は健常で問題は認められなかった（**図5**）．

- **セファロ分析所見：** 側方セファロより，骨格分析は SNA79.0°，SNB28.0°，ANB 1.0°と前後的に骨格性 I 級を示し，垂直的には FMA 20.0°と，やや短顔型の傾向を呈していた（**図6**）．また歯槽分析から，Mx1-NA 7.0mm, Md1-NB 6.0mmと前歯部の軽度な唇側傾斜を呈していたが，口唇閉鎖時のプロファイルは良好であった．

診断名

上下顎前歯部の叢生を伴う軽度のローアングル骨格性 Angle I 級不正咬合症例

治療方針

　上下顎非抜歯にて，Incognito システムにより治療を行うこととした．このケースではアーチレングスディスクレパンシーが上顎 −5.0mm，下顎 −4.0mm と大きかったため上下顎小臼歯抜歯も検討したが，セットアップモデルから，上下顎左右側犬歯間で約 2.0mm の IPR を行い，第一大臼歯部で約 3.0mm の側方拡大を行えば，治療後の前歯部の唇側傾斜を抑えられることを確認し，非抜歯治療を最終決定した．

　図 7 は，初診時の模型とセットアップモデルとの比較である．セットアップモデルは，IPR と歯列弓幅径の側方拡大により前歯部の唇側傾斜が起きないように，上下顎非抜歯の治療計画に沿って作製されている．

　図 8, 9 は，基本治療計画について記載したラボオーダーフォームである．治療後の犬歯関係，大臼歯関係，上下顎前歯部の IPR 量の指示などが記載されている．また，セットアップモデル作製の具体的な指示内容と，装置のオプション，ワイヤーの種類の選択をしている．ここでは，.014 NiTi，.016 × .022 NiTi，.018 × .025 NiTi，.016 × .024SS，.017 × .025 βチタン，.0182 × .0182 βチタンの 6 種類をオーダーした．

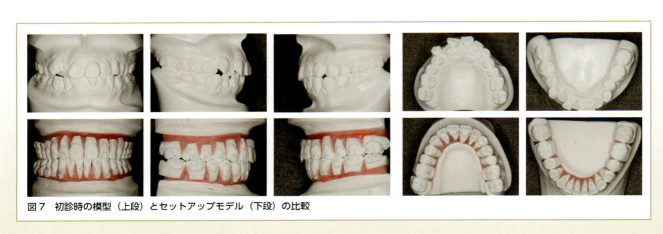

図 7　初診時の模型（上段）とセットアップモデル（下段）の比較

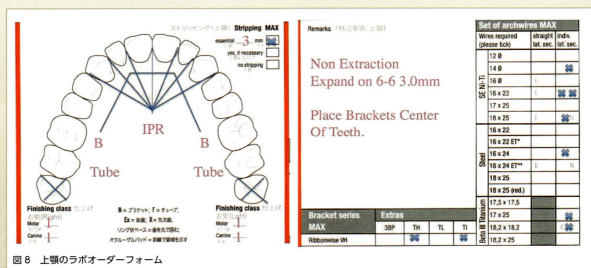

図 8　上顎のラボオーダーフォーム

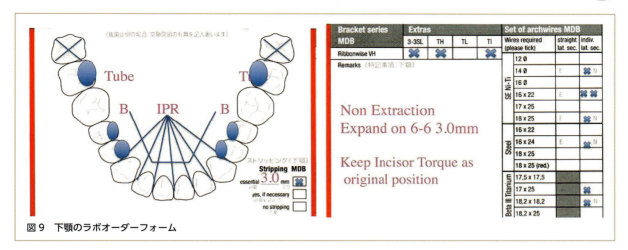

図9　下顎のラボオーダーフォーム

治療経過

イニシャルワイヤーは，上下顎に.014 NiTiを装着した（図10）．3|にはボンディングせず，下顎は特別にオーダーしたセルフライゲーションクリップにワイヤーを挿入した．このオプションは結紮を必要としないため簡便であり，またローフリクションのため下顎前歯部の叢生の改善スピードを早める効果がある（図11）．

レベリング開始4カ月後，同様に.014 NiTiでレベリングした．上顎では4|4近心相当部にアクティブストップをかしめ，3|のスペースを拡大した．下顎は，叢生の改善とともにワイヤーをセルフライゲーションクリップからメインスロットに変更した（図12）．

レベリング開始7カ月後，上下顎に.016 ×.022 NiTiを装着した（図13）．

レベリング開始9カ月後，上下顎に.018 ×.025 NiTiを装着した（図14）．

その後，18～20カ月にかけて，最終調整に使用する.0182 ×.0182 βチタンによるディテイリングを進めた．このステージでは，わずかな歯の位置調整で済む場合は術者がワイヤーベンディングして調整する．複雑な調整が必要な場合はアーティスティックベンド付きの.0175 ×.0175 βチタンをオーダーする（図15）．

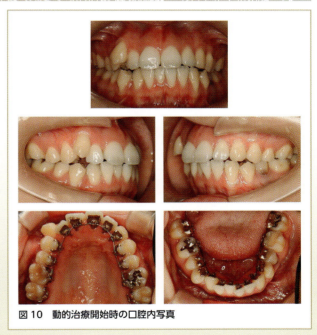

図10　動的治療開始時の口腔内写真

図11　下顎前歯部には.014 NiTiを挟み込むセルフライゲーションクリップが設定されている．

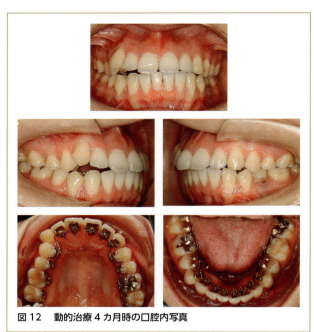

図12　動的治療4カ月時の口腔内写真

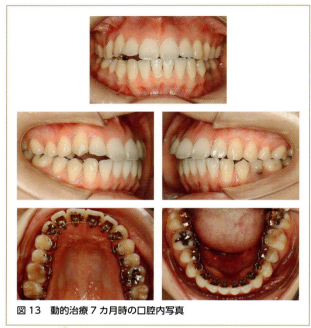

図13　動的治療7カ月時の口腔内写真

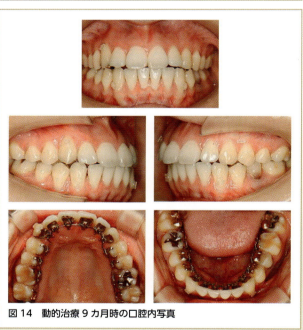

図14　動的治療9カ月時の口腔内写真

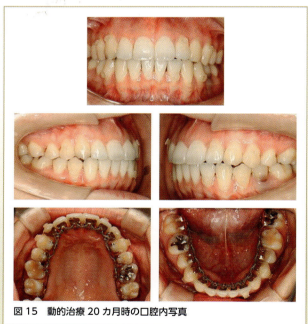

図15　動的治療20カ月時の口腔内写真

治療結果と考察

　治療前後で前歯部の唇側傾斜はみられず，セットアップモデルに近似した状態で治療を終了することができた．また，上顎正中は顔面正中と一致しており，スマイルのバランスも良好な状態となった（図16～18）．

　パノラマエックス写真では歯根の平行性は良好で，歯根吸収像は認められなかった（図19）．

　側方セファロ分析から，上顎前歯部はやや唇側傾斜が改善され，Inter Incisal Angle は129.0°から132.0°に変化した（図20）．

　このケースでは，アーチレングスディスクレパンシーを非抜歯かつ前歯部の傾斜傾斜を起こさないように改善することがポイントであったが，上下顎歯列弓幅径の側方拡大と前歯部のIPR，およびIncognitoシステムのリボンワイズワイヤーの特性により，前歯部の唇側傾斜を抑えながら治療を終了することができた．

前歯部に叢生を伴う軽度のローアングル Angle I 級非抜歯症例
Angle Class I with Anterior Crowding Non Extraction Case

CASE 01

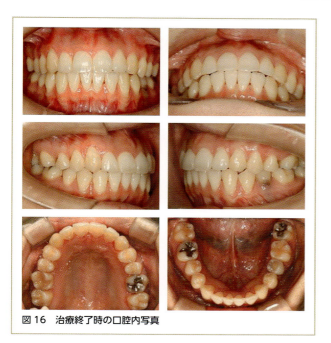

図16　治療終了時の口腔内写真

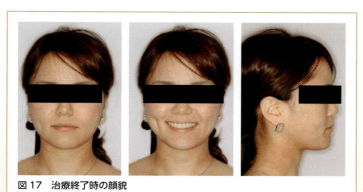

図17　治療終了時の顔貌

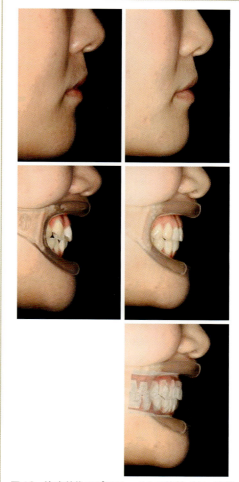

図18　治療前後のプロファイルの比較（左：治療前，右：治療後）．治療後，前歯部のトルクはセットアップモデルと一致している．

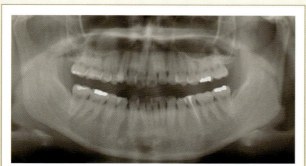

図19　治療終了時のパノラマエックス写真．歯根の平行性は良好で，歯根吸収像は認められなかった．

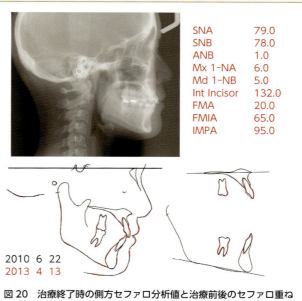

SNA	79.0
SNB	78.0
ANB	1.0
Mx 1-NA	6.0
Md 1-NB	5.0
Int Incisor	132.0
FMA	20.0
FMIA	65.0
IMPA	95.0

2010　6　22
2013　4　13

図20　治療終了時の側方セファロ分析値と治療前後のセファロ重ね合わせ

149

CASE 02 前歯部開咬を伴う Angle Ⅱ級抜歯症例

Angle Class Ⅱ with & Front Teeth Open Bite Extraction Case

KEY WORD 切端咬合，開咬

ケース概要 前歯部開咬を伴う Angle Ⅱ級の患者に対して，Incognito システムと歯科矯正用アンカースクリューを使用して治療を行った．トルクコントロール，アンカレッジコントロールおよびバーティカルコントロールに留意しながら治療を行った結果，適切な咬合およびプロファイルを獲得できた．

Data

初 診 時 年 齢	29歳10カ月，女性
主　　　　　訴	前歯部開咬
動 的 治 療 開 始	2011年7月19日（30歳2カ月）
動 的 治 療 終 了	2014年7月9日（33歳2カ月）
動 的 治 療 期 間	3年
最 終 資 料 採 得	2016年10月15日（35歳5カ月）
動 的 治 療 終 了 後	2年3カ月

●**顔貌所見および口腔内・模型所見**：顔貌所見は，正貌はほぼ対称，プロファイルは凸顔型で，口唇閉鎖時にオトガイ部のわずかな緊張が認められた（図1）．上下顎正中と顔面正中は一致していた．口腔内所見より中切歯部の切端咬合，側切歯部の開咬を認め，大臼歯関係は右側Ⅱ級，左側Ⅰ級を示していた（図2）．模型所見より，アーチレングスディスクレパンシーは上顎－1.5mm，下顎－2.0mmであり，U字型歯列弓を示していた（図3）．

●**エックス線写真所見**：パノラマエックス線写真より，8|8 の埋伏，|7 近心根の破折を認め，6| にはブリッジが装着されていた．その他の部位の歯根長，歯槽骨の状態は健常で異常は認められなかった（図4）．

●**セファロ分析所見**：側方セファロより，骨格分析は前後的には SNA 82.5°，SNB 77.0°，ANB 5.5°と骨格性Ⅱ級を示した．垂直的には FMA 28.0°と中顔型傾向を呈していた（図5）．また，歯槽分析から Mx1-NA 1.5mm，Md1-NB 10.5mm と上顎前歯部の舌側傾斜，下顎前歯部の唇側

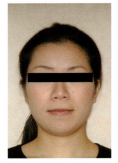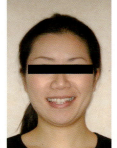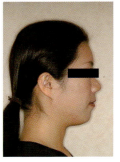

図1　初診時の顔貌

前歯部開咬を伴う Angle Ⅱ級抜歯症例
Angle Class Ⅱ with & Front Teeth Open Bite Extraction Case

CASE 02

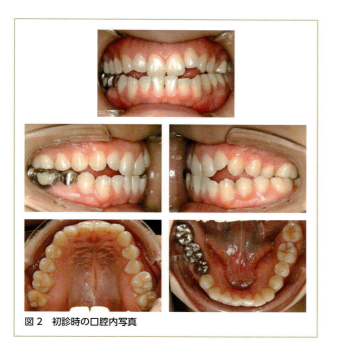

図2　初診時の口腔内写真

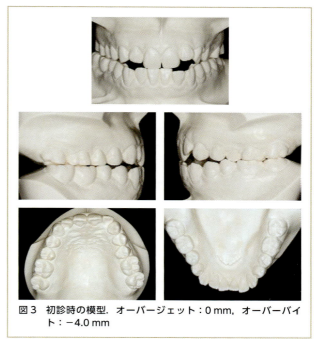

図3　初診時の模型．オーバージェット：0 mm，オーバーバイト：－4.0 mm

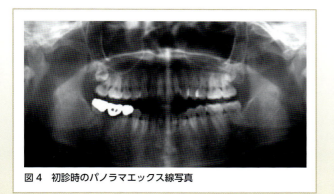

図4　初診時のパノラマエックス線写真

傾斜を認め，口唇閉鎖不全とオトガイ部の緊張が認められた．

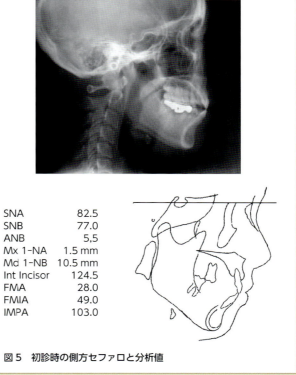

SNA	82.5
SNB	77.0
ANB	5.5
Mx 1-NA	1.5 mm
Md 1-NB	10.5 mm
Int Incisor	124.5
FMA	28.0
FMIA	49.0
IMPA	103.0

図5　初診時の側方セファロと分析値

診断名

前歯部開咬を伴う骨格性 Angle Ⅱ級不正咬合症例

治療方針

プロファイルの改善およびアンテリアガイダンスの確立を目的として，4|4，|6 の抜歯を行い，6| のポンティックを除去後，Incognito システムにより治療を行うこととした．プロファイルの改善および上顎臼歯部の固定強化の目的で上顎左右口蓋側に歯科矯正用アンカースクリューを埋入した．|6 の抜歯スペースの完全閉鎖は治療期間の延長につながると判断し，スペースを残し術後補綴で対応する方針とした．Incognito システムで作製するセットアップモデルは治療終了時の理想状態を再現しており，オーバーコレクションなどの情報は入れずに作製されている（**図6**）．

術後の舌癖による後戻りに配慮し，前歯部のバイトを深く仕上げるため，上顎ブラケットは可及的に歯頸部寄りに装着することとした．

治療経過

上下顎同時に装置を装着後，抜歯を行い，.014 NiTi, .016 × .022 NiTi, .018 × .025 NiTi でレベリングを行った（**図8**）．その後，.016 × .024 SS にてスペース閉鎖を行い，.017 × .025 β チタン，.0182 × .0182 β チタンで再レベリングを行った．下顎のレクトアンギュラーワイヤーの前歯部は，唇側歯肉退縮に配慮してすべてラウンドにリデュースした．

ディテイリングでは，上下顎前歯部の遠心傾斜および臼歯部辺縁隆線の垂直的なずれを認めたため，上顎は .0175 × .0175 β チタンの6前歯に 7°の近心傾斜のコレクションティップベンドを付与し，パワータイを併用して整直を試みた（**図9**）．また，3|3 に遠心傾斜を認めたため，左側は 10°，右側は 7°の近心傾斜のコレクションティップベンドを付与した .0175 × .0175 β チタンを装着し，パワータイを併用して整直を試みた（**図10**）．臼歯部にはギャップボタンを装着し，パワーチェーンにより辺縁隆線のずれを修正した．

その後，上顎に .016 β チタンを前歯部，臼歯部で3分割して装着し，各歯に移動の自由度を与え，辺縁隆線，ブラケットの削合を行い，垂直ゴムにてアンテリアカップリングを確立した（**図11**，ここでは 3|3 にティップチェーンが装着されているが．力が強くバイトが不安定になることがあるため，.016 × .024 SS での装着を推奨する）．

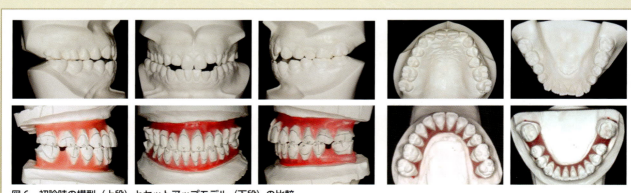

図6　初診時の模型（上段）とセットアップモデル（下段）の比較

前歯部開咬を伴う Angle II 級抜歯症例
Angle Class II with & Front Teeth Open Bite Extraction Case

CASE 02

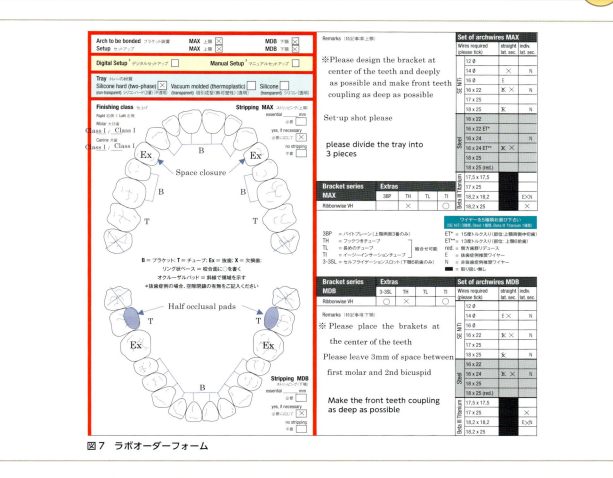

図7　ラボオーダーフォーム

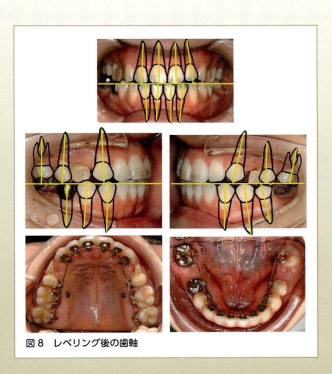

図8　レベリング後の歯軸

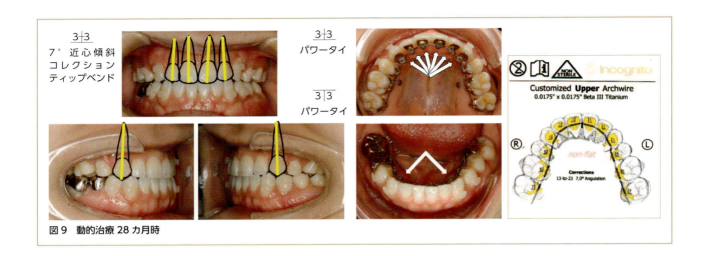

図9　動的治療28カ月時

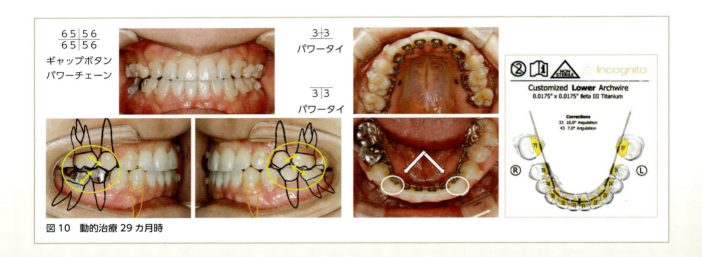

図10　動的治療29カ月時

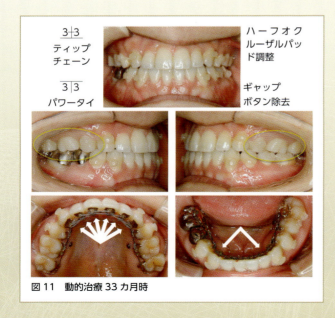

図11　動的治療33カ月時

治療結果と考察

　治療後，下顎前歯部の整直により前歯部の開咬は改善され，適切なアンテリアガイダンスを確立できた．舌癖による術後の後戻りを防止するため術中にMFTを行い，可及的に前歯部のバイトが深くなるように配慮した．リボンワイズワイヤーの強い剛性により上顎前歯部のトルクはセットアップモデルにきわめて近い状態に後方へ歯体移動し，上顎前歯根尖側の後方移動によるANBの減少が認められた．臼歯部のアンカレッジコントロールに関しては，上顎口蓋側に歯科矯正用アンカースクリューを埋入して固定強化を行うことにより，水平的に大臼歯部の固定を維持することができた．

　治療計画立案時には $\overline{6}$ の抜歯スペースは完全閉鎖の予定ではなかったが，パワーチェーンによる牽引を唇側からも同時に行うダブルケーブルテクニックで対応したことにより歯の移動のスピードが上がったたためスペース閉鎖に変更した．治療終了時，保定2年2カ月経過後も安定した咬合状態を呈している（図12，17，18）．

　治療終了時の顔貌とプロファイルは，下顎前歯部が整直して下口唇の肥厚感は改善，スマイル時の口唇周囲のバランスも良好となった（図13）．

　パノラマエックス線写真では上顎側切歯歯根の近心傾斜が認められるが，リボンワイズワイヤーの欠点であるアンギュレーションコントロールの脆弱さによると判断され，ティップチェーンを使用して歯根に遠心傾斜の力を加えながら牽引すべきであった（図14）．アンギュレーションの調節はディテイリングステージにおいてコレクションティップベンド，パワータイ，ティップチェーン，ギャップボタンを使

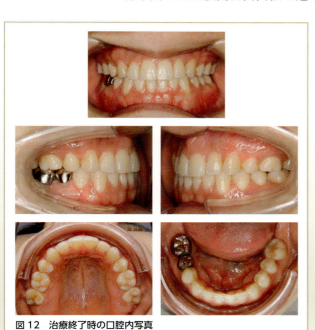

図12　治療終了時の口腔内写真

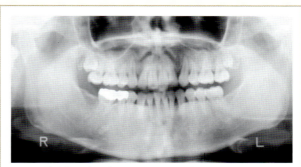

図14　治療終了時のパノラマエックス写真

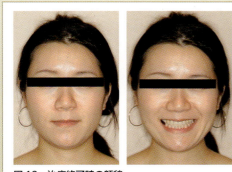
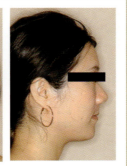

図13　治療終了時の顔貌

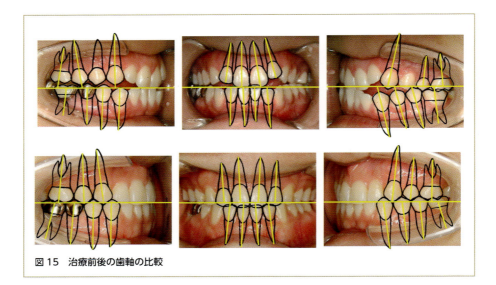

図 15 治療前後の歯軸の比較

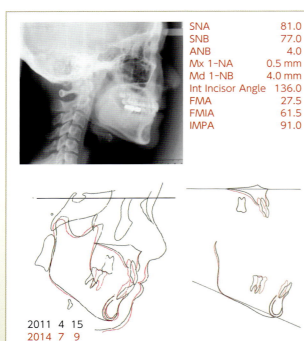

SNA	81.0
SNB	77.0
ANB	4.0
Mx 1-NA	0.5 mm
Md 1-NB	4.0 mm
Int Incisor Angle	136.0
FMA	27.5
FMIA	61.5
IMPA	91.0

2011 4 15
2014 7 9

図 16 治療終了時の側方セファロ分析値と治療前後のセファロ重ね合わせ

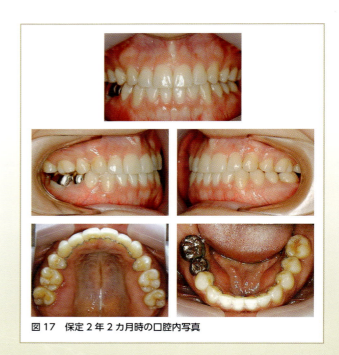

図 17 保定 2 年 2 カ月時の口腔内写真

用し歯軸の整直を行った（図 15）．

側方セファロ分析から，ANB は 5.5°から 4.0°に改善し，FMA はほとんど変化はみられなかった．下顎前歯部は唇側傾斜が改善され，Inter Incisal Angle は 124.5°から 136.0°に改善された（図 16）．

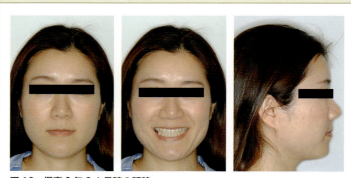

図 18 保定 2 年 2 カ月時の顔貌

CASE 03

口蓋部のTAD（i-station）により水平的・垂直的固定を行ったAngle Ⅱ級ハイアングル抜歯症例

High Angle Class Ⅱ with Bimaxillary Protrusion with Palatal TADs (i-station) Extraction Case

KEY WORD　上下顎前突，口蓋部 TAD，i-station，口唇閉鎖不全

ケース概要　著しい上下顎前突を伴う Angle Ⅱ級ハイアングルの患者に対して，Incognito システムと口蓋正中部の歯科矯正用アンカースクリュー（i-station）を併用して治療を行った．口蓋正中部の i-station による水平的および垂直的なアンカレッジコントロールと Incognito システムの正確な前歯部トルクコントロールの相乗効果により，前歯部の唇側傾斜および口唇閉鎖不全が改善され，適切な咬合およびプロファイルが得られた．

Data

初 診 時 年 齢	26歳7カ月，女性
主　　　　　訴	前歯部の前突感と口唇の閉鎖不全
動 的 治 療 開 始	2012年12月8日（26歳10カ月）
動 的 治 療 終 了	2015年9月15日（29歳7カ月）
動 的 治 療 期 間	2年9カ月

●**顔貌所見および口腔内・模型所見**：顔貌所見から，正貌は下顎の左側偏位が認められた．上顎の正中は顔面正中に対して左側に約7.0mm偏位していた（**図1**）．プロファイルは凸顔型で，リラックス時に口唇の閉鎖不全があり，口唇閉鎖時にオトガイ部の緊張が認められた（**図2**）．口腔内所見から，4|4 は欠損しており，上下顎前歯部に著しい叢生と唇側傾斜を認めた．8|8 と 8| は正常萌出しており，大臼歯関係はⅡ級を示していた（**図3**）．模型所見より，アーチレングスディスクレパンシーは上顎−2.0mm，下顎−8.0mmであった（**図4**）．

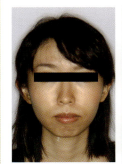

図1　初診時の顔貌

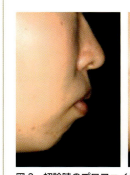

図2　初診時のプロファイル

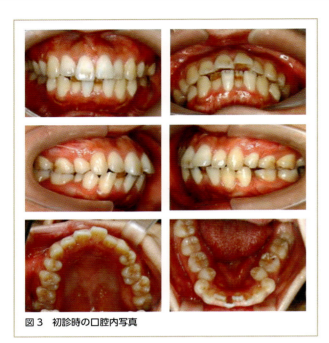

図3 初診時の口腔内写真

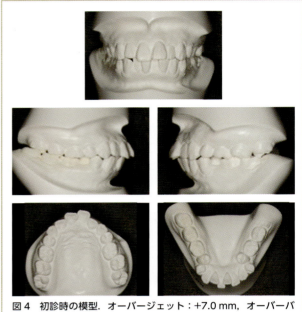

図4 初診時の模型．オーバージェット：+7.0 mm，オーバーバイト：+2.0 mm

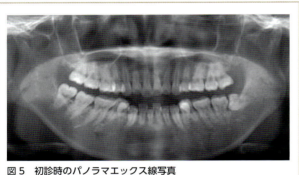

図5 初診時のパノラマエックス線写真

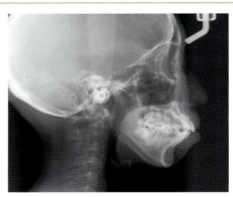

SNA	79.0
SNB	71.0
ANB	8.0
Mx 1-NA	10.0 mm
Md 1-NB	13.0 mm
Int Incisor	91.0
FMA	40.0
FMIA	28.0
IMPA	11.0

図6 初診時の側方セファロと分析値

- **エックス線写真所見**：パノラマエックス線写真より，4|4は欠損しており，|8の水平埋伏が認められた．歯根長，歯槽骨の状態は健常で異常は認められなかった（**図5**）．
- **セファロ分析所見**：側方セファロより，骨格分析は前後的にSNA 79.0°，SNB 71.0°，ANB 8.0°と強い骨格性Ⅱ級を示し，垂直的にはFMA 40.0°とハイアングル傾向を示し，下顎オトガイ部の後退傾向が認められた（**図6**）．また，歯槽分析からMx1-NA 10.0mm，Md1-NB 13.0mmと上下顎前歯部の唇側傾斜が大きく，口唇閉鎖不全とオトガイ部の緊張を認めた．

口蓋部の TAD（i-station）により水平的・垂直的固定を行った Angle Ⅱ級ハイアングル抜歯症例
High Angle Class Ⅱ with Bimaxillary Protrusion with Palatal TADs (i-station) Extraction Case

CASE 03

診断名

上下顎前歯部に著しい唇側傾斜を伴う骨格性 Angle Ⅱ級ハイアングル不正咬合症例

治療方針

上下顎叢生，上下顎前歯部唇側傾斜およびプロファイルの改善のため，7|7，4|4，|8 の抜歯を行い，Incognito システムにより治療を行うこととした．このケースでは 4|4 が欠損していたため，前歯部の唇側傾斜改善のためには 7|7 を抜歯して上顎歯列全体を後方に移動する必要があった．固定源として口蓋正中部に直径 2mm，長さ 7mm の歯科矯正用アンカースクリュー（i-station）を 2 本埋入し，遠心移動用のフレームワークを作製して移動を行うこととした．図7 は，初診時の模型とセットアップモデルとの比較である．セットアップモデルでは上下顎前歯部の唇側傾斜が改善されるように治療終了時の理想状態を再現しており，オーバーコレクションなどの情報は入れずに作製されている．

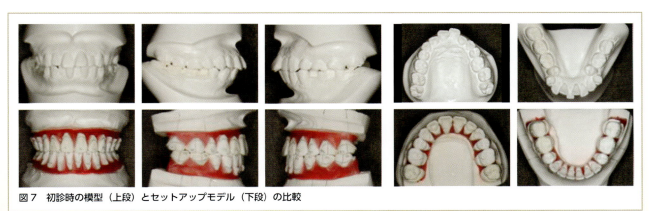

図7　初診時の模型（上段）とセットアップモデル（下段）の比較

治療経過

イニシャルワイヤーとして上顎に .014 NiTi を装着してレベリングを行い，同時にペンデュラム装置により 6|6 を 7|7 部に遠心移動させた．下顎は .012 Titanal ワイヤーを装着した（図8）．

レベリング開始から 11 カ月後，上下顎に .016 × .024 SS を装着し，上顎口蓋部には歯科矯正用アンカースクリューを埋入して i-station 装着の準備に移った（図9）．その後，i-station を装着して舌側と頰側より歯列全体の遠心移動を行った．上顎前歯部の唇側傾斜改善のため，通常の抜歯ケースで上顎左右側犬歯間に使用する ＋13° のクラウンラビアルトルクは付与しなかった（図10）．

レベリング開始から 15 カ月後，上顎は i-station からの遠心移動を継続して，前歯部の後退を同時に行った．下顎は，左右側臼歯部頰側にブラケットを

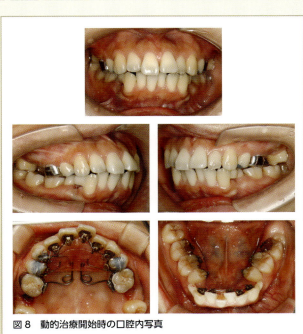

図8　動的治療開始時の口腔内写真

159

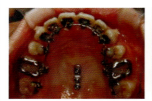

図9 動的治療11カ月時の口腔内写真

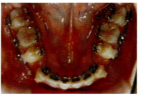

図10 動的治療12カ月時の口腔内写真

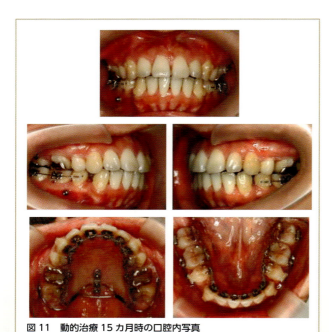

図11 動的治療15カ月時の口腔内写真

ボンディングして臼歯部のコントロールと固定強化を行った（図11）.

26カ月後，前歯部の遠心移動とともに上顎臼歯部に舌側傾斜が認められたため，大臼歯にクラウンバッカルトルクおよび遠心移動，圧下力を加えることができるi-stationマルチパターンのフレームワークを装着した．マルチパターンメカニクスでは，第一大臼歯の6方向への移動（近心移動，遠心移動，拡大，縮小，圧下，挺出）が可能となる（図12）.

治療結果と考察

治療後，前歯部の著しい唇側傾斜は改善され，セットアップモデルと同様の配列がなされた（図13）．治療終了時の顔貌とプロファイルはバランスのよい位置に変化して，口唇周囲の緊張感は消失し，スマイル時の口唇周囲のバランスも良好となった（図14，15）.

パノラマエックス線写真およびCBCT画像から，歯根の平行性は良好で，歯根吸収像は認められなかった（図16）.

側方セファロ分析から，ANBが8.0°から6.0°，FMAは40.0°から39.0°に変化し，口蓋部のi-stationによる水平的および垂直的なアンカレッジコントロールの効果が認められた．上下顎前歯部は唇側傾斜が改善され，Inter Incisal Angleは94.0°から128.0°に改善された（図17）.

本ケースは，上下顎前歯部の唇側傾斜改善のため前歯部の後退が必要であるにもかかわらず，4|4が欠損していたために上顎歯列全体の遠心移動を必要とした．大臼歯の遠心移動では移動可能なスペースをつくることが必要であるが，本ケースでは87|78が傾斜せずに萌出していたため，7|7の抜歯スペースを利用して歯列全体の遠心移動を行った．固定源として強固なi-stationにより水平的，垂直的なアンカレッジコントロールを行うとともに，大臼歯部のトルクコントロールも行い，歯列全体の移動を行うことができた．

前歯部のトルクコントロールを成功させるポイントとして，Incognitoシステムによるトルクを付与するタイミングと，歯列を遠心移動するタイミングを同時に行うことが非常に重要と思われ，本ケースでは

口蓋部のTAD（i-station）により水平的・垂直的固定を行ったAngle Ⅱ級ハイアングル抜歯症例
High Angle Class Ⅱ with Bimaxillary Protrusion with Palatal TADs (i-station) Extraction Case

CASE 03

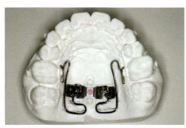
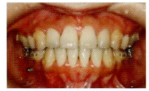
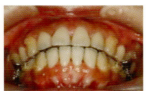
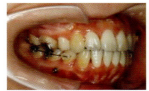
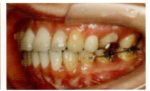

大臼歯の遠心移動，圧下（左：活性化前，右活性化後）

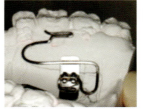
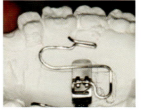

上顎大臼歯のトルク調節

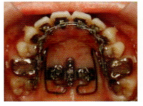
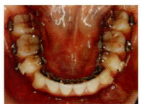

図12　i-station マルチパターンによる大臼歯のトルクコントロール，遠心移動と圧下

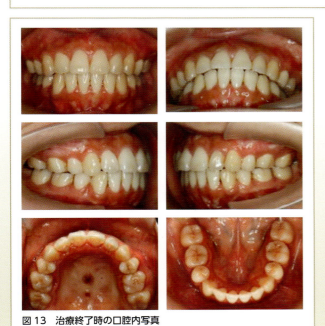

図13　治療終了時の口腔内写真

i-station と Incognito の双方のメカニクスの相乗効果により，前歯部の唇側傾斜，咬合状態およびプロファイルが改善され，良好な治療結果を得ることができた．治療終了時，保定1年経過後も安定した咬合状態を呈している．

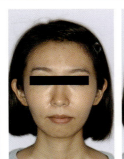
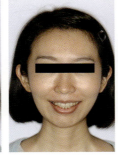
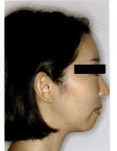

図14　治療終了時の顔貌

161

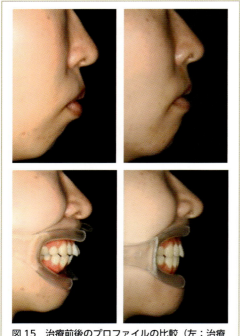

図15 治療前後のプロファイルの比較（左：治療前，右：治療後）

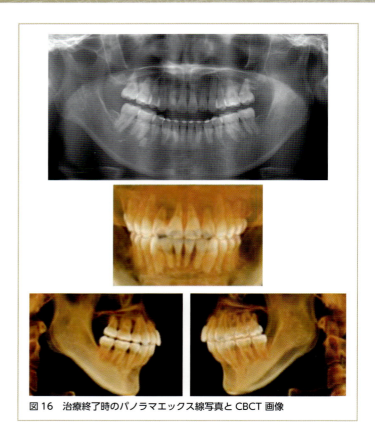

図16 治療終了時のパノラマエックス線写真とCBCT画像

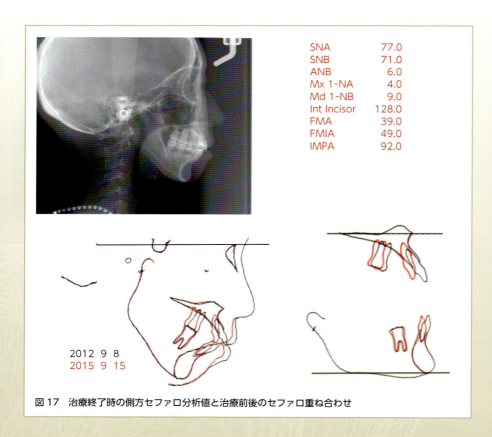

SNA	77.0
SNB	71.0
ANB	6.0
Mx 1-NA	4.0
Md 1-NB	9.0
Int Incisor	128.0
FMA	39.0
FMIA	49.0
IMPA	92.0

2012 9 8
2015 9 15

図17 治療終了時の側方セファロ分析値と治療前後のセファロ重ね合わせ

CASE 04 上顎前歯部唇側傾斜を伴う Angle Ⅱ級症例

Angle Class Ⅱ with Anterior Protrusion Retreatment Case

KEY WORD 　上顎前歯部唇側傾斜，口唇閉鎖不全，再治療

ケース概要 　最初の矯正治療として 4|4 を抜歯後，リンガル矯正により治療を終えた患者から，「上顎前歯部の唇側傾斜が強い」「口唇の閉鎖ができない」との訴えを受けて Incognito システムによる再治療を行ったケースである．最初の治療結果では大臼歯関係は過度のⅡ級で，上顎前歯部の唇側傾斜が強く認められた．再治療では歯科矯正用アンカースクリューを固定源として上顎歯列全体の遠心移動を行い，Incognito システムによる正確な前歯部のトルクコントロールによって，Ⅱ級の大臼歯関係と前歯部の唇側傾斜が確立され，適切な咬合状態およびプロファイルを得ることができた．

Data

初 診 時 年 齢	22歳8カ月，女性
主　　　　　訴	前歯部の前突感と口唇の閉鎖不全
動 的 治 療 開 始	2011年1月29日（22歳11カ月）
動 的 治 療 終 了	2013年7月9日（25歳4カ月）
動 的 治 療 期 間	2年5カ月

● **顔貌所見および口腔内・模型所見**：顔貌所見は，正貌は左右対称で，上顎の正中と顔面正中は一致していた（図1）．プロファイルでは口唇閉鎖時に口唇周囲の緊張感が認められ，上顎前歯部の唇側傾斜が強い状態であった（図2）．口腔内所見より，上下顎ともに叢生は認められず，右側の犬歯関係は約3.0mmのⅡ級関係を示していた．大臼歯関係は上顎がⅡ級よりさらに4.0mmほど近心に位置しており，8|の萌出が認められた（図3）．模型所見より，アーチレングスディスクレパンシーは0mmであった．また，8|は頬側傾斜して|7と鋏状咬合を呈していた（図4）．初診時の模型とセットアップモデルの比較では，上下顎非抜歯で治療を行う場合，前歯部の唇側傾斜を改善して適正なオーバーバイト，オーバージェットを確立するためには，6|を遠心に5.0mm，|6を遠心に3.0mm移動させ，また，6|6を遠心に3.0mm移動させる必要があることがわかった（図5～9）．

● **エックス線写真所見**：パノラマエックス線写真より，8|8，8|8 が認められ，歯根長，歯槽骨の状態は健常で異常像は認められなかった（図11）．

● **セファロ分析所見**：側方セファロより，骨格分析は ANB 5.0° と前後的に骨格性Ⅱ級を示していた．垂直的には FMA が 22.0° とやや短顔型の傾向を呈していた（図12）．また，歯槽分析からは，Mx1-NA 8.0mm，Md1-NB 7.0mm と前歯部の強い唇側傾斜が認められた．

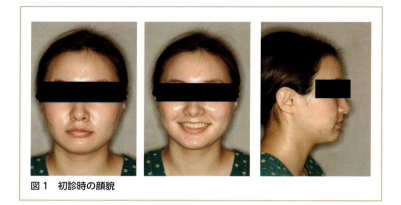

図1 初診時の顔貌

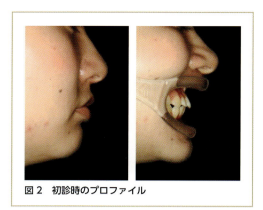

図2 初診時のプロファイル

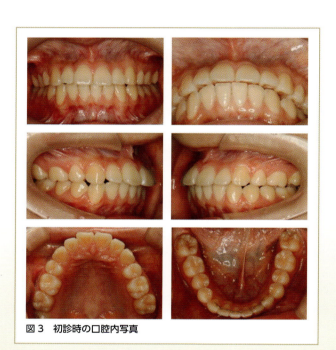

図3 初診時の口腔内写真

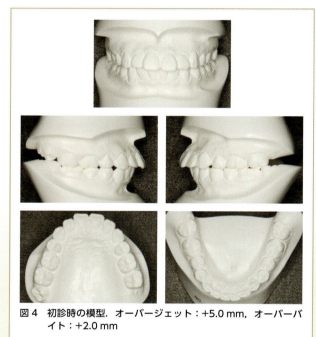

図4 初診時の模型．オーバージェット：+5.0 mm，オーバーバイト：+2.0 mm

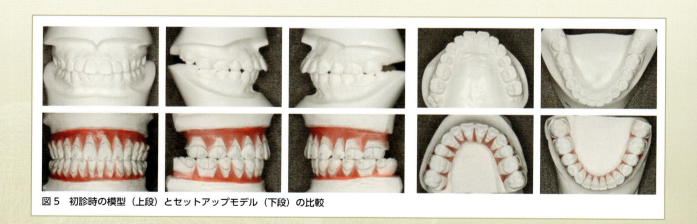

図5 初診時の模型（上段）とセットアップモデル（下段）の比較

上顎前歯部唇側傾斜を伴う Angle II 級症例
Angle Class II with Anterior Protrusion Retreatment Case

CASE 04

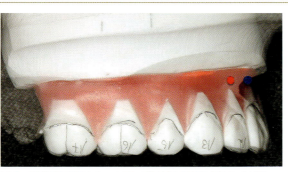

図6　初診時の模型とセットアップモデルの重ね合わせ（上顎）．第一大臼歯の歯冠を基点にして重ね合わせると，第一大臼歯を現状の位置のままで前歯部の唇側傾斜を改善した場合，前歯部の根尖部は前方に移動せざるを得ない．赤点は，初診時模型上のA点であり，青点はセットアップモデルの仮想A点であるが，根尖部に3.0mm以上の前方移動が起きてしまい，この治療計画は不可能であることがわかる．

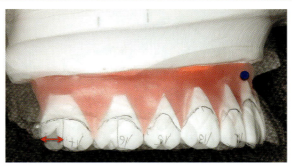

図7　初診時の模型とセットアップモデルの重ね合わせ（上顎）．第一大臼歯を右側で5.0mm，左側で3.0mm遠心に移動させると，A点は初診時とほぼ一致した状態を保ちながら上顎前歯部の唇側傾斜を改善できることがわかる．

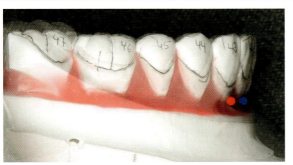

図8　初診時の模型とセットアップモデルの重ね合わせ（下顎）．第一大臼歯の歯冠を基点に重ね合わせると，セットアップモデルでは根尖部が前方移動してB点に前方移動が起きている．

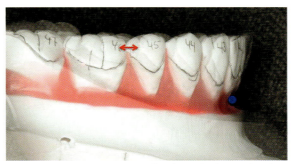

図9　初診時の模型とセットアップモデルの重ね合わせ（下顎）．セットアップモデルを全体的に3.0mm遠心移動させると，それぞれのB点が一致する．下顎前歯部の唇側歯槽骨と歯肉は非常に薄くて脆弱なケースが多いため，非抜歯で前歯部の唇側傾斜を改善する場合は臼歯部の遠心移動が不可欠な要素になることがわかる．

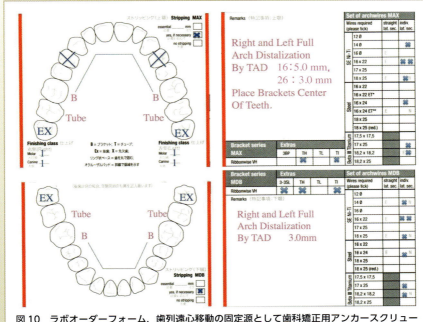

図10　ラボオーダーフォーム．歯列遠心移動の固定源として歯科矯正用アンカースクリューを使用することを記載している．

165

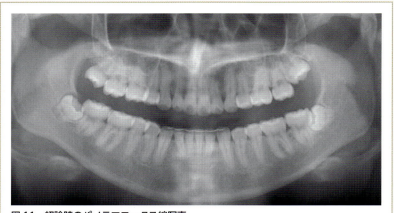

図 11　初診時のパノラマエックス線写真

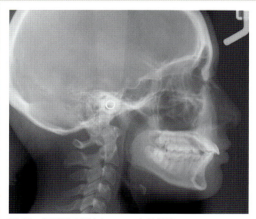
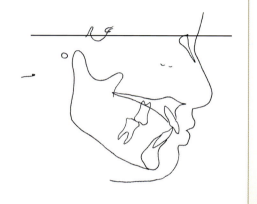

SNA	82.0
SNB	77.0
ANB	5.0
Mx 1-NA	8.0 mm
Md 1-NB	7.0 mm
Int Incisor	110.0
FMA	22.0
FMIA	55.0
IMPA	103.0

図 12　初診時の側方セファロと分析値

診断名

上顎前歯部の唇側傾斜を伴う軽度のローアングル骨格性 Angle Ⅱ級不正咬合症例

治療方針

　Inocgnito システムのリボンワイズワイヤーは，前歯部のトルクコントロールを正確に再現してセットアップモデルに近似した位置に歯を移動させることが可能であるが，歯根尖を前方に移動させるような治療計画は禁忌である．しがたって，上顎臼歯部を遠心移動させる必要があり，8|8，8|8 を抜歯のうえ，歯科矯正用アンカースクリューを使用して上下顎歯列の遠心移動と同時に，上下顎前歯部の唇側傾斜を改善することとした．

治療経過

　イニシャルワイヤーは，上下顎ともに .014 NiTi でレベリングを行った（図 13）．
　治療開始から 3 カ月後，上下顎に .016 × .022 NiTi を装着してレベリングを続行した（図 14）．

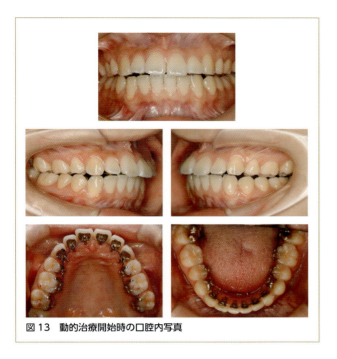
図13 動的治療開始時の口腔内写真

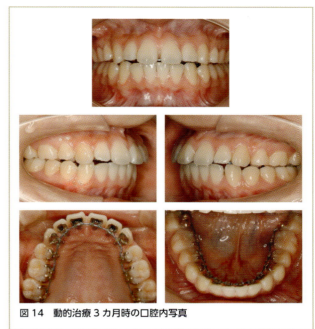
図14 動的治療3カ月時の口腔内写真

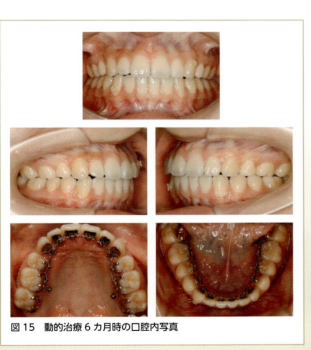
図15 動的治療6カ月時の口腔内写真

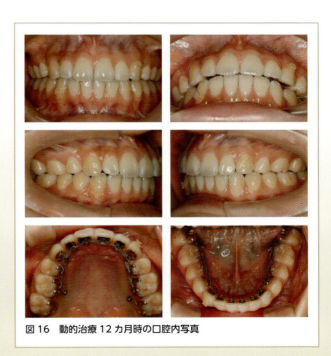
図16 動的治療12カ月時の口腔内写真

　治療開始から6カ月後，上下顎に.016×.024 SSを装着し，上顎左右側第一・第二大臼歯間の口蓋側に歯科矯正用アンカースクリューを埋入して，歯列の後方移動をスタートした（**図15**）．下顎歯列の遠心移動に際しては，歯科矯正用アンカースクリューを使用せずⅢ級ゴムで対応した．

　治療開始から12カ月後，最終調整の.0182×.0182 βチタンを装着してフィニッシングを行った（**図16**）．

　治療期間は18カ月で，上顎前歯部の唇側傾斜は改善された（**図17**）．

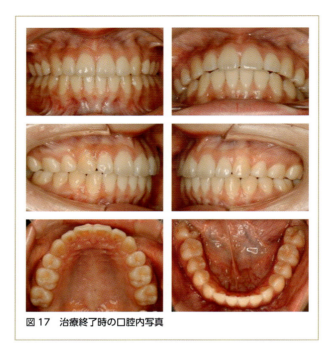

図17 治療終了時の口腔内写真

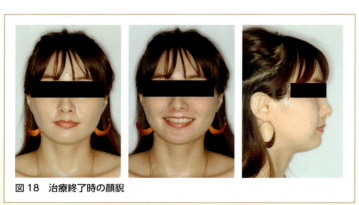

図18 治療終了時の顔貌

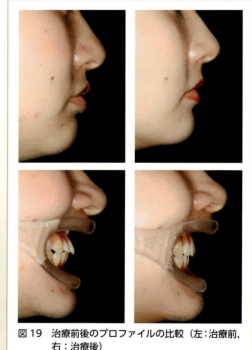

図19 治療前後のプロファイルの比較(左:治療前,右:治療後)

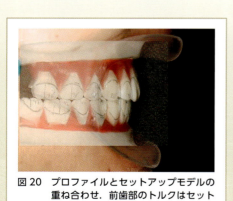

図20 プロファイルとセットアップモデルの重ね合わせ.前歯部のトルクはセットアップモデルと一致している.

治療結果と考察

　上下顎前歯部の唇側傾斜は改善され,治療後の顔貌,プロファイルは良好となり,口唇閉鎖は自然に行えるようになった(図18,19).図20は,実際の歯とセットアップモデルを重ね合わせた図であるが,治療終了時の前歯部トルクとセットアップモデルの前歯部トルクとが非常に近似していることが確認できた.

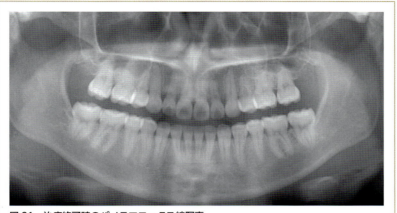

図21　治療終了時のパノラマエックス線写真

　パノラマエックス線写真では歯根の平行性は良好で，歯根吸収像は認められなかった（図21）．

　側方セファロ分析から，Mx1-NAは8.0mmから4.0mmに，Md1-NBは7.0mmから5.0mmに変化した．また，Inter Incisal Angleは110.0°から130.0°に変化し，上下顎前歯部が理想的な位置に変化していた．上顎左右大臼歯部で約4mmの遠心移動が確認され，前歯部の唇側傾斜は改善された（図22）．

　本ケースでは，再治療前に 4|4 が抜歯されていたため，さらなる便宜抜歯の追加は不可能であり，上顎歯列全体を遠心移動することが必要とされた．メカニクス設定は，8|8 を抜歯し，上顎左右側第一・第二大臼歯間に歯科矯正用アンカースクリューを埋入して上顎歯列全体の遠心移動を行った．

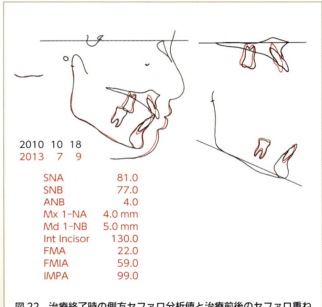

図22　治療終了時の側方セファロ分析値と治療前後のセファロ重ね合わせ

2010　10　18
2013　7　9

SNA	81.0
SNB	77.0
ANB	4.0
Mx 1-NA	4.0 mm
Md 1-NB	5.0 mm
Int Incisor	130.0
FMA	22.0
FMIA	59.0
IMPA	99.0

　リボンワイズワイヤーは前歯部のトルクコントロールが非常に正確で，セットアップモデルに近い位置に移動することができるため，非抜歯ケースにおいても歯列の遠心移動と組み合わせることで前歯部の唇側傾斜を効果的に改善することが可能である．しかしながら，歯根は歯槽骨の幅の範囲内を逸脱して移動することはできないため，前歯部歯根尖の前方移動を起こすような治療計画は禁忌として考える必要がある．その意味では前歯部トルクコントロールの正確性は両刃の剣ともいえ，とくに非抜歯の治療では，前歯部の叢生改善の治療メカニクスを慎重に立案することが非常に大切である．

CASE 05
著しい上下顎前歯部唇側傾斜を伴う Angle Ⅱ 級抜歯症例
Angle Class Ⅱ with Bimaxillary Protrusion Extraction Case

KEY WORD 上下顎前突，口唇閉鎖不全

ケース概要 著しい上下顎前突を伴う Angle Ⅱ 級の患者に対して，Incognito システムと歯科矯正用アンカースクリューを使用して治療を行った．トルクコントロール，アンカレッジコントロールおよびバーティカルコントロールに留意しながら治療を行った結果，口唇閉鎖不全は改善され，適切な咬合およびプロファイルが得られた．

Data
初 診 時 年 齢	32歳7カ月，女性
主　　　　訴	前歯部の前突感と口唇閉鎖不全
動 的 治 療 開 始	2009年3月27日（32歳11カ月）
動 的 治 療 終 了	2012年2月28日（35歳10カ月）
動 的 治 療 期 間	2年11カ月

● **顔貌所見および口腔内・模型所見**：顔貌所見は，正貌はほぼ対称で，上下顎の正中と顔面正中は一致していた（**図1**）．プロファイルは凸顔型で，リラックス時に口唇は開いており，口唇閉鎖時にオトガイ部に強い緊張が認められた（**図2**）．口腔内所見より，上下顎前歯部に軽度の叢生と強い唇側傾斜が認められ，大臼歯関係はやや Ⅱ 級を呈していた．8|8 は萌出していた（**図3**）．模型所見より，アーチレングスディスクレパンシーは上顎 −1.5mm，下顎 −1.5mm であり，上下顎ともに U 字型歯列弓を示していた（**図4**）．

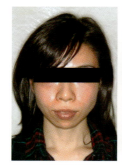

図1 初診時の顔貌

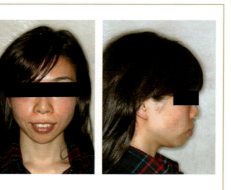

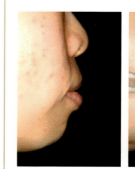

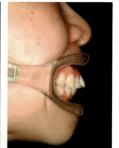

図2 初診時のプロファイル

著しい上下顎前歯部唇側傾斜を伴う Angle Ⅱ級抜歯症例
Angle Class Ⅱ with Bimaxillary Protrusion Extraction Case

CASE 05

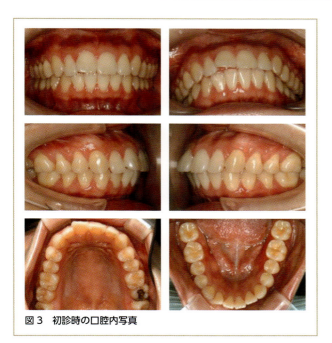

図3　初診時の口腔内写真

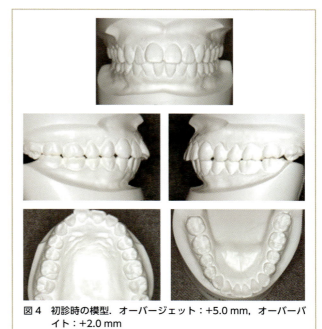

図4　初診時の模型．オーバージェット：＋5.0 mm，オーバーバイト：＋2.0 mm

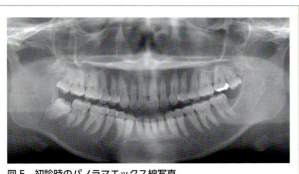

図5　初診時のパノラマエックス線写真

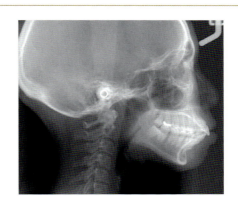

SNA	83.0
SNB	71.0
ANB	12.0
Mx 1-NA	12.5 mm
Md 1-NB	21.5 mm
Int Incisor	93.0
FMA	30.0
FMIA	31.0
IMPA	119.0

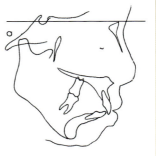

図6　初診時の側方セファロと分析値

- **エックス線写真所見**：パノラマエックス線写真より，⏌8⏌の埋伏が認められた．歯根長，歯槽骨の状態は健常で異常は認められなかった（図5）．
- **セファロ分析所見**：側方セファロより，骨格分析は前後的には SNA 83.0°，SNB 71.0°，ANB 12.0°と強い骨格性Ⅱ級を示し，下顎オトガイ部の著しい後退傾向が認められた．垂直的には FMA 30.0°で中顔型傾向を呈していた（図6）．また，歯槽分析から Mx1-NA 12.5mm，Md1-NB 21.5mm と前歯部の唇側傾斜が著しく強く，口唇閉鎖不全とオトガイ部の緊張が認められた．

診断名

上下顎前歯部に著しい唇側傾斜を伴う骨格性 Angle II 級不正咬合症例

治療方針

8|8，4|4，4|4 の抜歯を行い，Incognito システムにより治療を行うこととした．このケースは，前後的にも垂直的にも臼歯部の固定の喪失がないように最大の固定が必要であり，固定強化のため上顎臼歯部に歯科矯正用アンカースクリューを埋入する治療方針を立案した．

図7 は，初診時の模型とセットアップモデルとの比較である．セットアップモデルは 8|8，4|4，4|4 を抜歯して治療終了時の理想状態を再現しており，オーバーコレクションなどの情報は入れずに作製されている．

ワイヤーの種類は .014 NiTi，.016 × .022 NiTi，.018 × .025 NiTi，.016 × .024 SS，.017 × .025 β チタン，.0182

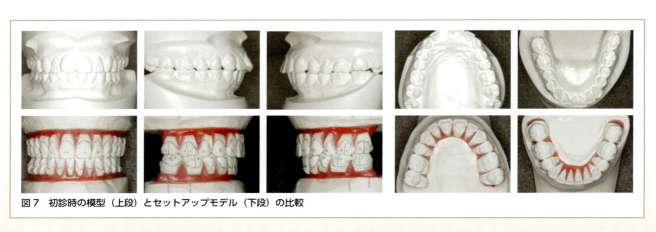

図7 初診時の模型（上段）とセットアップモデル（下段）の比較

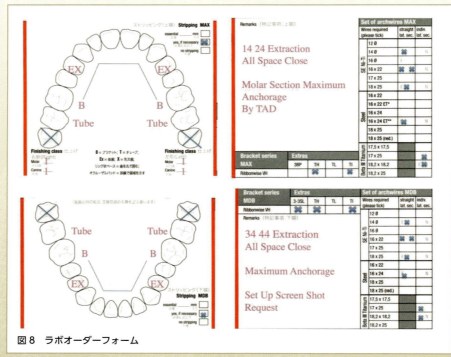

図8 ラボオーダーフォーム

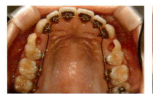
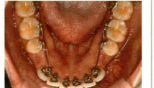
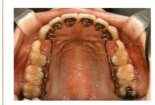
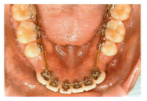

図9　動的治療開始時の口腔内写真

図10　動的治療2カ月時の口腔内写真

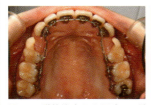
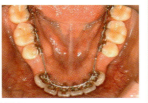
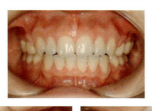
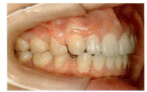
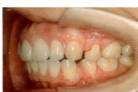
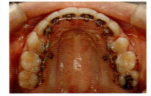
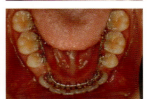

図11　動的治療5カ月時の口腔内写真

図12　動的治療16カ月時の口腔内写真

×.0182 βチタンの6種類である．抜歯スペースの閉鎖をスライディングメカニクスで行うため，抜歯スペース閉鎖までは「straight lat. sec.」，抜歯スペースが閉鎖した後は「indiv. lat. sec.」から選択して臼歯部のインアウトを調整する．図8は上下顎のラボオーダーフォームで，抜歯部位，治療後の犬歯関係，大臼歯関係，歯科矯正用アンカースクリューの使用，装置のオプション，ワイヤーの種類を記載している．

治 療 経 過

イニシャルワイヤーとして上下顎に.014 NiTiを装着し（図9），レベリング開始2カ月後に上顎に.016×.022 NiTi（図10），レベリング開始5カ月後に上下顎に.016×.024 SSを装着した（図11）．上顎左右側犬歯間には，牽引時のトルクロスを防ぐために+13°のクラウンラビアルトルクが付与されている．

アンマス牽引は左右側犬歯間に8の字結紮を行い，犬歯から第二大臼歯にパワーチェーンをかけてスライディングメカニクスにより行った（図12）．臼歯部の前後的固定として，上顎第二小臼歯-第一大臼歯間の口蓋側に歯科矯正用アンカースクリューを埋入し，第二小臼歯と結紮することで臼歯部のアンカレッジロスを防いでいる．

24カ月経過後，抜歯スペースは閉鎖され，.0182×.0182 βチタンにより前歯部の最終調整と歯軸傾斜のコントロールを行った（図13，14）．

治 療 結 果 と 考 察

治療後，前歯部の著しい唇側傾斜は改善され，セットアップモデルに近似した配列がなされた（図15）．治療終了時の顔貌とプロファイルは，上下顎前歯部がトルクロスを起こさずにバランスよい位置に後退し，口唇周囲の緊張感は消失，スマイル時の口唇周囲のバランスも良好となった（図16，17）．

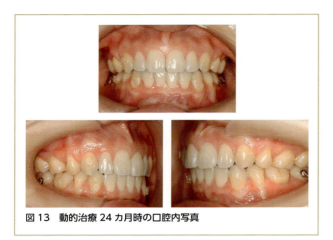

図13　動的治療24カ月時の口腔内写真

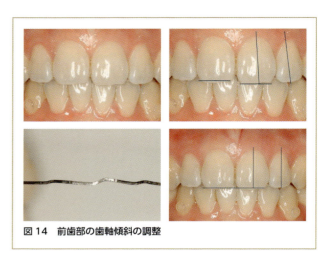

図14　前歯部の歯軸傾斜の調整

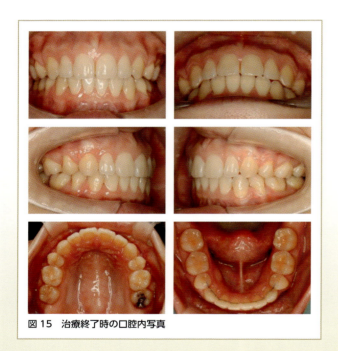

図15　治療終了時の口腔内写真

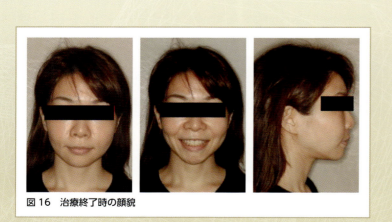

図16　治療終了時の顔貌

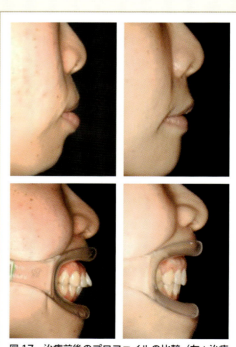

図17　治療前後のプロファイルの比較（左：治療前，右：治療後）

著しい上下顎前歯部唇側傾斜を伴う Angle Ⅱ級抜歯症例
Angle Class Ⅱ with Bimaxillary Protrusion Extraction Case

CASE 05

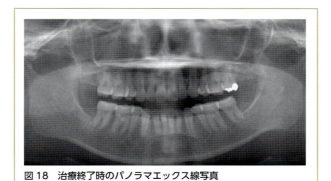

図18 治療終了時のパノラマエックス線写真

SNA	78.0
SNB	71.0
ANB	7.0
Mx 1-NA	4.0 mm
Md 1-NB	8.0 mm
Int Incisor	128.0
FMA	30.0
FMIA	48.0
IMPA	102.0

2008 11 4
2012 2 28

図19 治療終了時の側方セファロ分析値と治療前後のセファロ重ね合わせ

　パノラマエックス線写真では歯根の平行性は良好で，歯根吸収像は認められなかった（図18）．

　側方セファロ分析から，ANB は 12.0°から 7.0°に変化したが，FMA は 30.0°のままで垂直的な変化はみられなかった．上下顎前歯部は唇側傾斜が改善され，Inter Incisal Angle は 93.0°から 128.0°に改善された（図19）．

　この患者は，水平的にも垂直的にも抜歯スペース閉鎖時の最大の固定が必要であった．臼歯部のアンカレッジコントロールに関しては，上顎口蓋部に歯科矯正用アンカースクリューを埋入して固定強化を行うことにより，上下顎ともに水平的，垂直的に大臼歯部の固定を維持することができた．また，リンガル矯正で最も問題となる抜歯スペース閉鎖時のボーイングについても，バーティカルのボーイングは Incognito システムで使用するリボンワイズワイヤーの強い剛性によってしっかり防止されており，上顎前歯部のトルクはセットアップモデルにきわめて近似した状態に再現され，上顎前歯根尖部の後方移動による ANB 値の減少が認められた．またホリゾンタルなボーイングについては，.016 × .024 SS にアンチボーイングカーブを付与したこと，パワーチェーンによる牽引を唇側からも同時に行うダブルケーブルテクニックで対応したことにより防止され，治療終了時，保定2年経過後も安定した咬合状態を呈している．

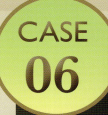

CASE 06 思春期の Angle Ⅱ級 1 類抜歯症例

Angle Class Ⅱ Division 1 Adolescence Extraction Case

KEY WORD 思春期，下顎後退型上顎前突，小臼歯抜歯

ケース概要 上顎前突とハイアングルを伴う Angle Ⅱ 級 1 類の思春期女子に対し，Incognito による治療を行った．片側の大臼歯関係の改善のために歯科矯正用アンカースクリューを利用した結果，適切な Ⅰ 級関係が得られた．

Data

初診時年齢	12 歳 5 カ月，女子
主訴	前歯の前突と歯並びの改善
動的治療開始	2011 年 11 月 2 日（12 歳 11 カ月）
動的治療終了	2014 年 8 月 5 日（15 歳 7 カ月）
動的治療期間	2 年 9 カ月

● **顔貌所見および口腔内・模型所見**：顔貌所見は，正貌は対称，プロファイルは凸顔型で下顎が後方に開大し，長顔型を呈していた．口唇閉鎖は可能だが，閉鎖時にややオトガイ部の緊張が認められた（**図1**）．口腔内所見より，上下顎前歯部は唇側傾斜し，上下顎歯列にわずかな叢生が認められた．大臼歯関係は Ⅱ 級（右側：フル，左側：エンドオン）を示し

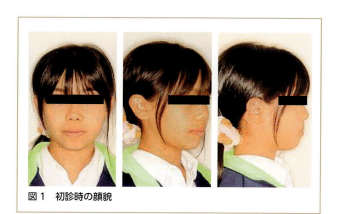

図1 初診時の顔貌

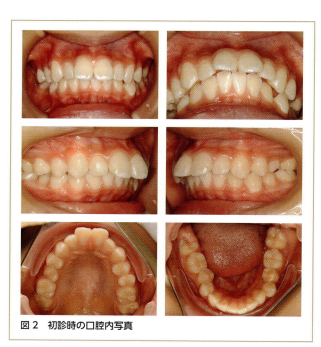

図2 初診時の口腔内写真

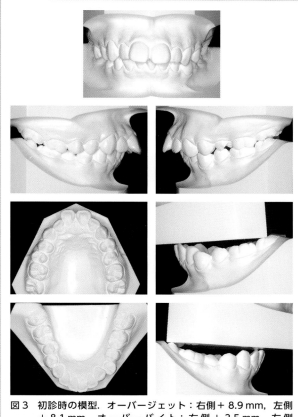

図3 初診時の模型. オーバージェット：右側 +8.9mm，左側 +8.1mm，オーバーバイト：右側 +3.5mm，左側 +4.2mm

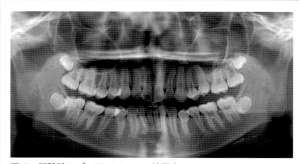

図4 初診時のパノラマエックス線写真

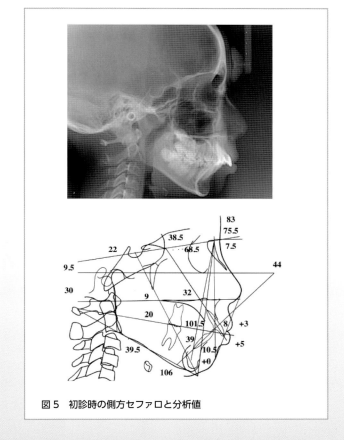

図5 初診時の側方セファロと分析値

ていた（**図2**）．顔面正中に対し，上顎の正中は一致，下顎は1.5mm右側に偏位していた．模型所見より，アーチレングスディスクレパンシーは上顎−3.0mm，下顎−4.5mmで，歯冠幅径は上下顎ともに+1 S.D.を超えて大きく，歯列弓長径，歯槽基底弓長径は+2 S.D.以上を呈していた（**図3**）．なお，家族歴として母，姉も上顎前突様顔貌を呈しており，既往歴として不良習癖や口呼吸は認められなかった．

- **エックス線写真所見**：パノラマエックス線写真より，$\overline{8|8}$，$\overline{8|8}$の歯胚が確認できた．処置済みの永久歯はなかった（**図4**）．
- **セファロ分析所見**：側方セファロより，骨格分析ではSNA 83.0°，SNB 75.5°，ANB +7.5°と下顎後退型骨格性上顎前突を呈していた．垂直的には，FMA 30.0°，GoGn to SN 39.5°でややハイアングルであった．また，歯槽分析では，U1 to NA 8.0mm/32.0°，L1 to NB 10.0mm/39.0°，Inter Incisal Angle 101.5°であり，上下顎前歯部の著明な唇側傾斜が認められた．Eラインに対して，上唇は3.0mm，下唇は5.0mm前方に突出していた（**図5**）．

診断名

ハイアングルを伴う思春期 Angle Ⅱ級 1 類症例

治療方針

成長スパート後期であることからマルチブラケットによる治療を行うこととし，吹奏楽部でトランペットを吹いていることから，演奏の邪魔にならないようにリンガル矯正（Incogiito による治療）を選択することとした．

ANB が 7.5° と骨格性上顎前突を呈しており，上下顎前歯部および口唇の突出感が非常に強かったため，抜歯によるプロファイルの改善が必要であると判断し，右側の大臼歯関係の確立と上下顎の正中を一致させるために下顎右側に関しては第二小臼歯を抜去することとした（ 4|4 ， 5|4 抜歯）．また， 6| の遠心移動を行うために，同部の頬舌側に歯科矯正用アンカースクリューの埋入を計画した．

具体的な治療目標に関しては，レベルアンカレッジシステム（LAS）の診断チャートを使用して決定した（**図 6**）．ANB は 7.5° から 6.0°，U1 to NA は 8.0 mm から 0.0 mm，L1 to NB は 10.0 mm から 6.0 mm に減少させることとし， 8|8 ， 8|8 については治療後に萌出していれば抜去することとした．本症例はハイアングル傾向であることから，バーティカルコントロールに注意し，パラタルバーの使用を計画した．

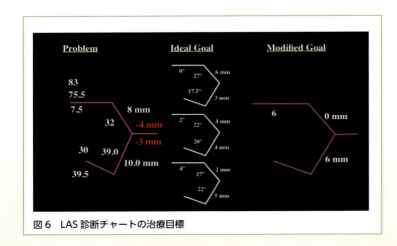

図 6　LAS 診断チャートの治療目標

治療経過

Incognito 装着後， 4|4 ， 5|4 を抜去し，上下顎に .016 × .022NiTi を装着して犬歯の部分的遠心移動を行った．遠心移動に際してはパワーチェーンを用いて，犬歯 - 第一大臼歯間で緩く牽引を行った．前歯部の叢生

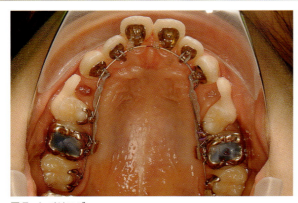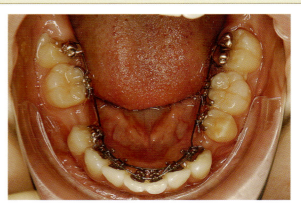

図 7　レベリング

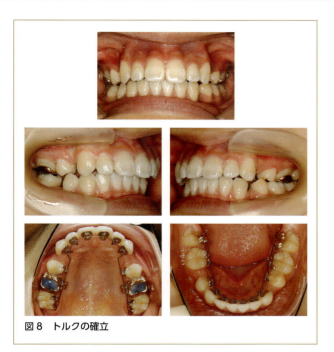

図8 トルクの確立

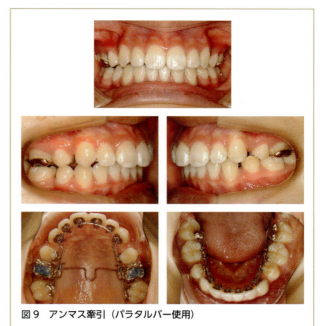

図9 アンマス牽引（パラタルバー使用）

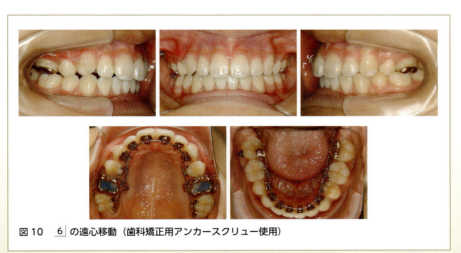

図10 6| の遠心移動（歯科矯正用アンカースクリュー使用）

部位は無理に結紮を行わず，パワーチェーンを用いてワイヤーと各歯を緩く結んだ．犬歯の遠心移動を行った後，上顎は.016NiTi，下顎は.014 NiTi を用いて上下顎歯列のレベリングを開始し，.018 × .025NiTi まで徐々にサイズアップしながら配列した（図7，8）．

治療開始9カ月後，上下顎ともに前歯部を連続結紮したうえで.016 × .024SS を結紮し，スライディングメカニクスを使用したアンマス牽引を行うべく，犬歯 - 第二大臼歯間にパワーチェーンを用いた．上顎は，バーティカルコントロールのためにパラタルバーも装着した（図9）．上顎のスペース閉鎖後にパラタルバーを除去し，右側大臼歯関係の解消のため，第一・第二大臼歯間の頬側および舌側に歯科矯正用アンカースクリューを埋入し，パワーチェーンにより 6| の遠心移動を行った（図10，11）．

治療開始26カ月後，上下顎ともに.0182 × .0182 βチタンを装着して，ディテイリングとフィニッシングを行った．右側側切歯部に開咬傾向が認められたため，上下顎犬歯部に顎間ゴムをかけ，十分な被蓋が得られるようにした（図12）．

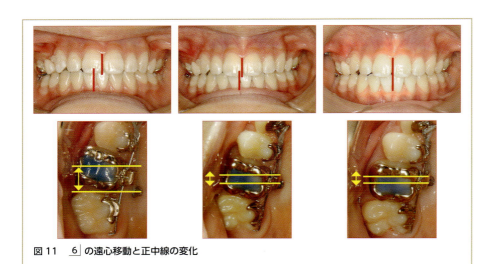

図11　6┃の遠心移動と正中線の変化

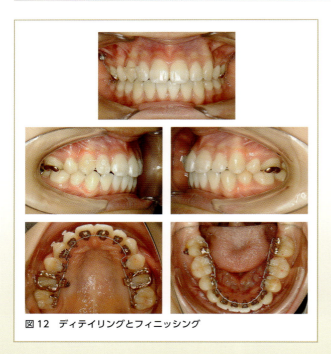

図12　ディテイリングとフィニッシング

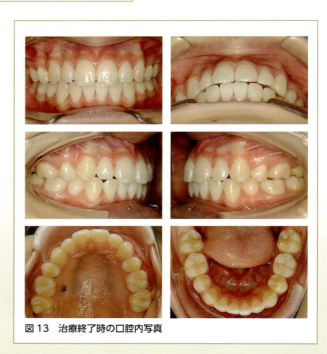

図13　治療終了時の口腔内写真

治療結果と考察

治療後，上下顎前歯部の唇側傾斜および上下顎正中の偏位が改善し，大臼歯関係はⅠ級となった．また，オーバージェットは＋2.5 mm，オーバーバイトは＋2.0 mmへと改善した（**図13**）．顔貌とプロファイルは，口唇閉鎖時のオトガイ部の緊張感が緩和され，上下唇の前突感が緩和された（**図14**）．

パノラマエックス線写真では，歯根の平行性が獲得できた（**図15**）．

側方セファロ分析から，骨格系はSNAは

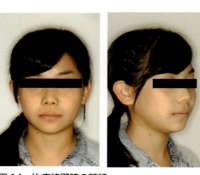

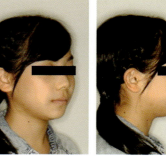

図14　治療終了時の顔貌

思春期のAngle Ⅱ級1類抜歯症例
Angle Class Ⅱ Division I Adolescence Extraction Case

CASE 06

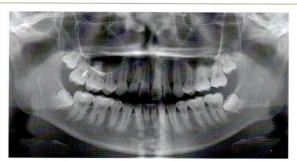

図15 治療終了時のパノラマエックス線写真

83.0°から81.5°へ減少し，SNBは75.5°から76.0°へとやや増加したため，ANBは7.5°から5.5°へと減少した．またFMAは30.0°から29.0°，SN to MPは39.5°から38.5°に変化して下顎の反時計回りの回転を呈し，バーティカルコントロールに留意したことによる効果が示された．歯系では，U1 to NAは8.0 mm/32.0°から2.0 mm/16.0°，L1 to NBは10.0 mm/39.0°から7.0mm/35.0°，Inter Incisal Angleは101.5°から124.0°，IMPAは106.0°から103.0°に変化した（図16）．治療前後の重ね合わせから，上顎前歯部においてはわずかな圧下を呈しながら後方への歯体移動，下顎前歯部においては舌側へのわずかな整直が認められ，上下顎前歯部の位置関係はほぼ適切に確立できたと考えられた．一方，大臼歯部においては，上顎大臼歯は6.5 mmの近心移動，下顎大臼歯は7.5 mmの近心移動を呈しており，上顎大臼歯は垂直的に1.0mm圧下，それを補正するように下顎大臼歯は3.0 mmの歯槽性の成長が認められた．これらより，咬合平面角が7.5°増加してⅠ級関係が確立でき，さらに可及的にアンカレッジおよびバーティカルコントロールが達成できたと考えられた．

　本ケースはハイアングルを伴う下顎後退型の著しい上顎前突症例であり，さらに左右の大臼歯関係が右側はⅡ級，左側はほぼⅠ級に近い咬合関係を呈していた．このため，治療中に十分なバーティカルコントロールに留意したうえで大臼歯関係を改善する必要があり，バーティカルコントロールとして上顎にパラタルバーを使用し，右側の大臼歯関係改善のために上顎右側に歯科矯正用アンカースクリューを2本埋入することとしたが，実際はパラタルバーは上顎前歯部の牽引期間中7カ月使用，上顎歯列のスペース閉鎖後は歯科矯正用アンカースクリューによる 6| の遠心移動を9カ月行った．この結果，上顎大臼歯の歯槽性成長に十分に抑制され，治療後に大臼歯の挺出は起こらず，さらに下顎の反時計回りの回転が起こり，上顎前突の顎態改善に寄与することができたと考えられる．また，右側の大臼歯関係はⅠ級となり，それにともない上下顎正中の偏位は改善し，緊密な咬合を獲得することができた．反省点としては下顎前歯部の整直量が少ないことであった．

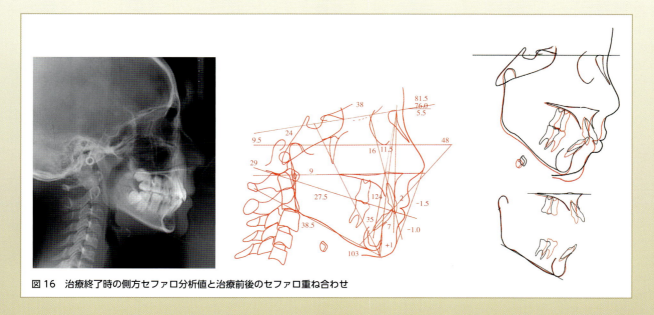

図16 治療終了時の側方セファロ分析値と治療前後のセファロ重ね合わせ

181

CASE 07

Angle Ⅱ級1類ハイアングル成人抜歯症例

Angle Class Ⅱ Division 1 High-angle Extraction Adult Case

KEY WORD 下顎後退型上顎前突，ハイアングル，抜歯，歯科矯正用アンカースクリュー

ケース概要 ハイアングルを伴う Angle Ⅱ級1類の成人患者に対して，Incognito と歯科矯正用アンカースクリューを利用して治療を行った．トルクコントロール，アンカレッジコントロールおよびバーティカルコントロールに留意しながら治療を行った結果，良好なプロファイルと咬合状態が得られた．

Data

初診時年齢	42歳5カ月，女性
主訴	上下唇の突出と下顎の歯並びの改善
動的治療開始	2008年11月10日（42歳9カ月）
動的治療終了	2011年8月3日（45歳5カ月）
動的治療期間	2年9カ月
最終資料採得	2013年9月4日（47歳7カ月）
動的治療終了後	2年1カ月

● **顔貌所見および口腔内・模型所見**：顔貌所見は，正貌はほぼ対称で大きな偏位は認められず，プロファイルは凸顔型で下顔面高が長く，下顎が後方に開大して長顔型を呈していた．口唇閉鎖は困難で，閉鎖時にオトガイ部の緊張が認められた（**図1**）．口腔内所見より，下顎大臼歯に充填が多く，｜3 は失活歯であった．咬頭嵌合位では左側第二大臼歯が鋏状咬合を呈していた．下顎前歯部には叢生が認められた．大臼歯関係は左右ともエンドオンのⅡ級であった（**図2**）．顔面正中に対し，上顎の正中は1.0mm左方に偏位，下顎の正中は2.0mm左方に偏位していた．模型所見より，アーチレングスディスクレパンシーは上顎−1.5mm，下顎−4.0mmであった（**図3**）．

● **エックス線写真所見**：パノラマエックス線写真より，8｜8 は埋伏状態，｜3 は根管充填済，充填歯は10歯あった（**図4**）．

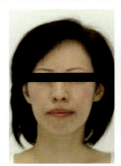
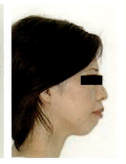

図1　初診時の顔貌

Angle Ⅱ級1類ハイアングル成人抜歯症例
Angle Class Ⅱ Division 1 High-angle Extraction Adult Case

CASE 07

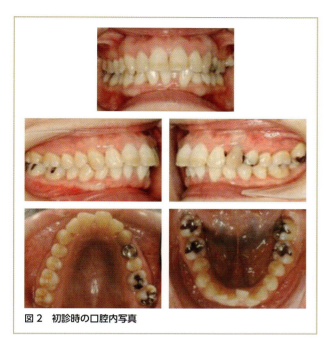

図2　初診時の口腔内写真

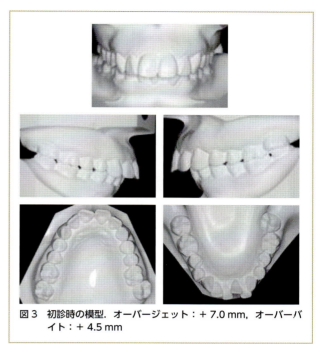

図3　初診時の模型．オーバージェット：＋7.0 mm, オーバーバイト：＋4.5 mm

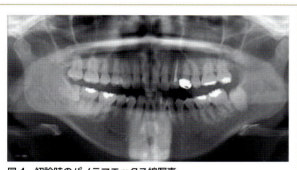

図4　初診時のパノラマエックス線写真

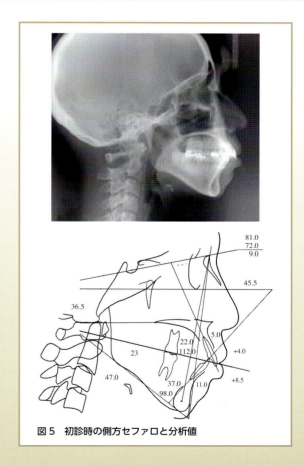

図5　初診時の側方セファロと分析値

● **セファロ分析所見**：側方セファロより，骨格分析ではSNA 81.0°，SNB 72.0°，ANB 9.0°と下顎後退型骨格性上顎前突を呈していた．垂直的にはFMA 36.5°でハイアングルの顎態を認めた．また，歯槽分析では，U1 to NA 5.0mm/22.0°，L1 to NB 11.0mm/37.0°，Inter Incisal Angle 112.0°であり，上顎前歯部の唇側転位および下顎前歯部の唇側傾斜が認められた．Eラインに対して，上唇は4.0mm，下唇は8.5mm前方に突出していた（**図5**）．

診断名

前歯部の唇側傾斜と叢生，左側第二大臼歯の鋏状咬合を伴うAngle Ⅱ級１類ハイアングル症例

治療方針

具体的な治療目標に関しては，レベルアンカレッジシステム（LAS）の診断チャートを使用して決定した（図6）．ANBは+9.0°から+6.0°，U1 to NAは5.0mmから2.0mm，L1 to NBは11.0mmから8.0mmに減少させることとし，これらの達成のためには 4|4，4|4 の抜去が必要であり，これにより上顎前歯部の効果的な後方牽引を行ってプロファイルの可及的な改善をはかることとした．大臼歯関係の改善は上下顎ともに最大の固定を目標とし，Ⅰ級関係の確立のために下顎は必要量の近心移動を許容した．著しいハイアングルに関しては下顎の後下方回転を防ぐため，バーティカルコントロールに十分留意する必要があると考えられた．そのため上顎前歯部の牽引時には，大臼歯の挺出を起こす可能性があるⅡ級ゴムの使用を最小限とし，歯科矯正用アンカースクリューから牽引することとした．上下顎前歯部の叢生に関しては 4|4，4|4，8|8 抜去後のレベリング時に改善することとした．

ハイアングルの顎態を呈したAngle Ⅱ級１類症例を改善する場合，前歯部の十分なトルクコントロールを行ったうえで上顎臼歯部の圧下をはかり，下顎の後方回転を是正する必要がある．そのため，バーティカルコントロールとボーイングの防止に留意した．

治療経過

Incognito装着後，4|4，4|4，8|8 を抜去し，上顎は.016 NiTiから.016×.022 NiTiまでサイズアップしてトルクの確立を行った．一方，叢生量の多い下顎前歯部の排列にあたっては，唇側傾斜（フレアアウト）

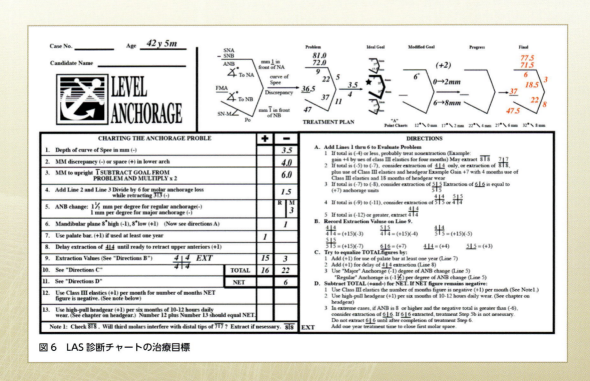

図6 LAS診断チャートの治療目標

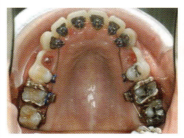
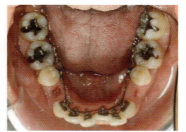

図7　レベリングと前歯トルクの確立

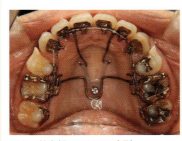
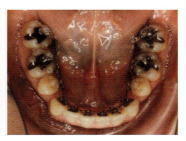

図8　前歯部のアンマス牽引

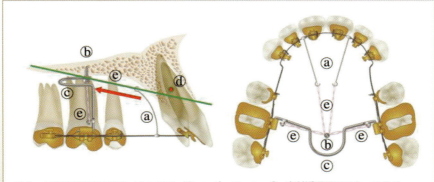

図9　上顎前歯部牽引時のメカニクス（ⓐ：レバーアーム，ⓑ：歯科矯正用アンカースクリュー，ⓒ：パラタルバー，ⓓ：前歯の抵抗中心，ⓔ：臼歯圧下用パワーチェーン）

を起こしやすいラウンドワイヤーの使用は最低限とするよう留意した．そこで，.016 × .022 NiTi をメインワイヤーとして可能なブラケットのみに挿入し，犬歯の部分的遠心移動を行った．また併行して，前歯部ブラケットのセルフライゲーションスロットには .014 NiTi をオーバーレイすることで，下顎前歯部を整直させながら叢生を改善するよう努めた（図7）．

治療開始6カ月後，上顎については口蓋正中部に歯科矯正用アンカースクリューを埋入し，.016 × .024 SS の前歯部にレバーアームを鑞着して，パワーチェーンによるスライディングメカニクスにてアンマス牽引を行った．下顎も同じく .016 × .024 SS を用いて，スライディングメカニクスにてアンマス牽引を行った（図8，9）．なお牽引中，大臼歯関係の改善のためにⅡ級ゴムを使用したが，ハイアングルの顎態を呈しているため最小限の使用（約8カ月）に留めた．またその際，パラタルバーを装着して臼歯部のバーティカルコントロールに努めた．

治療開始28カ月後，抜歯スペースを閉鎖し，上下顎ともに .0182 × .0182 βチタンにてディテイリングとフィニッシング（ 2̲ の唇側傾斜， 2̲ の遠心傾斜， 7̲ の舌側傾斜，上下顎正中の不一致）を行った（図10）．

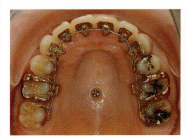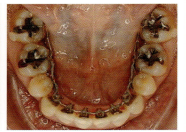

図10 ディテイリングとフィニッシング

治療結果と考察

治療後，叢生と上顎前歯部の唇側転位，下顎前歯部の唇側傾斜が著しく改善した．また，上下顎の正中は一致した．歯周組織の状態も良好で，歯肉退縮などはみられなかった．大臼歯関係はⅠ級となり，オーバージェットは +3.0mm，オーバーバイトは +2.5mm に改善した（図11）．顔貌は，口唇閉鎖時のオトガイ部の緊張が消失した．プロファイルは主訴である上下唇の前突感が改善され，リラックスした状態で口唇の閉鎖が可能となった（図12）．

パノラマエックス線写真では，歯根の平行性が確認できた．初診時に認められた上下顎前歯部の歯根が短い傾向については，弱い牽引力で慎重に行うよう留意したが，根尖部にわずかな吸収が認められた（図13）．

側方セファロ分析から，骨格系は SNA が 81.0° から 77.5°，SNB が 72.0° から 71.5° に減少し，ANB は 9.0° から 6.0° へと改善された．また FMA は 36.5° から 37.0° の変化に留まり，下顎がわずかに時計回りの回転を呈したものの，ハイアングル症例において可及的なバーティカルコントロールが達成できたと考えられた．歯系では，U1 to NA は 5.0mm/22.0° から 3.0mm/18.5°，L1 to NB は 11.0mm/37.0° から 8.0mm/22.0°，Inter Incisal Angle が 112.0° から 133.5° に変化した（図14）．治療前後の重ね合わせから，上顎前歯部は圧下とわずかな舌側傾斜を呈しながら十分に後方へ歯体移動され，下顎前歯部は圧下を呈しながら後方への傾斜移動が達成された．一方，大臼歯部においては，上顎大臼歯は 1.0mm 圧下されながら 1.0mm 近心移動し，下顎大臼歯は 1.5mm 挺出しながら 1.5mm 近心移動していた．その結果，十分にバーティカルコントロールがなされ

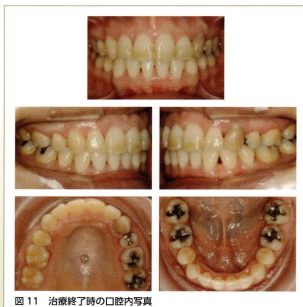

図11 治療終了時の口腔内写真

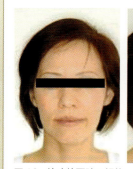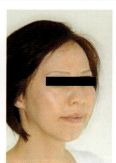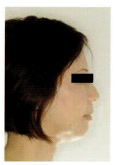

図12 治療終了時の顔貌

正誤表

フルデジタルによるカスタムリンガル矯正 治療のコンセプトとテクニック
(第1版第1刷：2017年10月10日発行、書誌コード 445100)

この度は、上記書籍をご購入くださいまして誠にありがとうございました。
187ページ図14に誤りがありました。下記に正しい図を掲載するとともに、深くお詫び申し上げます。

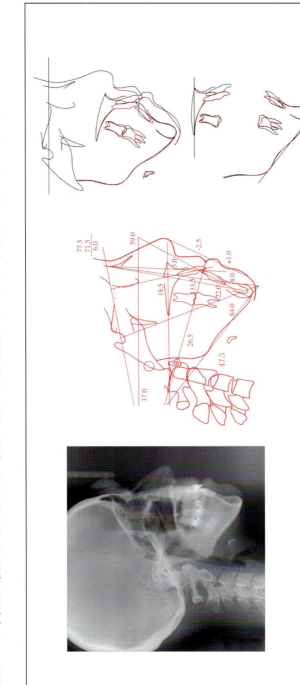

図14 治療終了時の側方セファロ分析値と治療前後のセファロ重ね合わせ

医歯薬出版株式会社

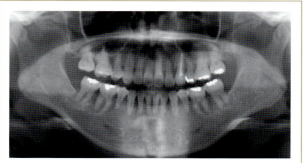

図13　治療終了時のパノラマエックス線写真

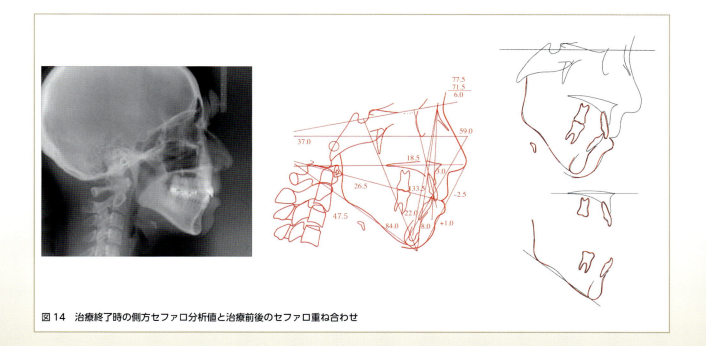

図14　治療終了時の側方セファロ分析値と治療前後のセファロ重ね合わせ

たまま，Ⅰ級関係が確立できた．なお，LASのチャートにおいても，概ね良好な結果が得られた．Eライン に対する上下唇の突出度は，上唇は−2.5mm，下唇は+1.0mmに減少し，プロファイルの改善を認めた．正面セファロでは，初診時に認めた顔面正中に対する下顎骨の右方への偏位および上下顎歯列正中の左方への偏位が依然認めれらた．

　一般的に上下唇の突出感を伴う下顎後退型の上顎前突においては，咬合関係の改善に加え，プロファイルの改善をはかることも重要な治療目標の1つと考えられる．その達成のためには，可及的に前歯部を後退させることが目標となり，抜歯に伴うアンカレッジコントロールはもちろんのこと，適切な前歯部の歯軸を確立（トルクコントロール）しながら後方に牽引する必要がある．したがって，下顎前歯部は唇側傾斜が残存しないよう十分に整直させ，上顎前歯部は舌側に歯体移動させるのが望ましいが，従来のリンガル矯正では牽引時に前歯部の過剰な舌側傾斜，すなわちラビッティングが起こりやすい．また，ハイアングルの場合には，治療中に臼歯部の挺出に伴う下顎の後下方回転が生じやすく，その結果，オトガイが後退してプロファイルの改善が妨げられる．したがって，いかにバーティカルコントロールを行うかが重要となる．Incognito と歯科矯正用アンカースクリューの併用により，アンカレッジコントロール，トルクコントロールおよびバー

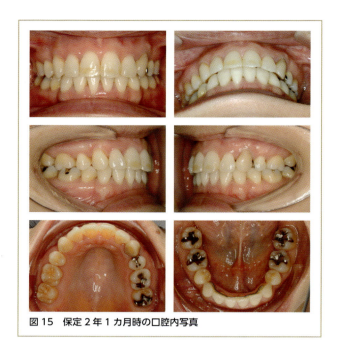

図15 保定2年1カ月時の口腔内写真

ティカルコントロールが達成され，良好な結果が得られた（**図 15，16**）．

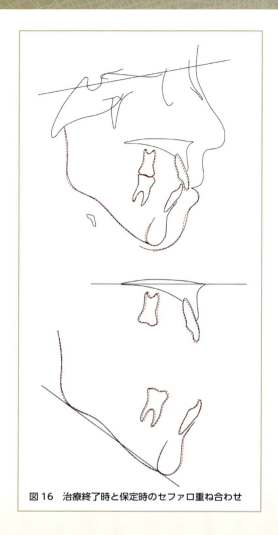

図16 治療終了時と保定時のセファロ重ね合わせ

CASE 08

開咬を伴う Angle Ⅱ級 2 類 非抜歯症例

Angle Class Ⅱ Division 2 with Open bite Non-Extraction Case

KEY WORD　開咬，上顎前突，非抜歯

ケース概要　開咬とハイアングルを伴う Angle Ⅱ級 2 類の成人患者に対して，Incognito と歯科矯正用アンカースクリュー，スケレタルアンカレッジシステムを利用して治療を行った．トルクコントロール，アンカレッジコントロールおよびバーティカルコントロールに留意しながら治療を行った結果，適切なアンテリアカップリングが得られた．

Data

初診時年齢	22 歳 5 カ月，女性
主　　　訴	開咬，前歯が噛み合わない，歯列の叢生
動的治療開始	2010 年 5 月 24 日（22 歳 9 カ月）
動的治療終了	2014 年 8 月 19 日（26 歳 11 カ月）
動的治療期間	4 年 3 カ月
最終資料採得	2016 年 10 月 8 日（29 歳 1 カ月）
動的治療終了後	2 年 2 カ月

●**顔貌所見および口腔内・模型所見**：顔貌所見は，正貌は下顎がやや左側に偏位し，プロファイルは凸顔型で下顔面高が長く，下顎が後方に開大して長顔型を呈していた．口唇閉鎖は可能で，閉鎖時にややオトガイ部の緊張が認められた（**図 1**）．口腔内所見より，7|7，7|7 が大きく挺出し，咬頭嵌合位では第二大臼歯のみが接触し，著明な開咬を呈していた．また，上下顎前歯部はやや舌側傾斜し，上顎歯列の叢生が認められた．上顎の歯列弓形態は狭窄歯列弓と鞍状歯列弓，下顎の歯列弓形態は Ovoid type を呈していた．舌の大きさは正常範囲内であり，気道の閉塞は認められず，アデノイドや扁桃のボリュームも正常範囲であった．大臼歯関係はⅡ級であった（**図 2**）．顔面正中に対し，下顎が 1.0mm 左方に偏位していた．模型所見より，アーチレングスディスクレパンシーは上顎－3.5mm，下顎－1.5mm であった（**図 3**）．なお，開咬は 8|8 萌出時からで，左側顎関節症の既往，異常嚥下癖・舌突出癖があり，サ行とタ行の発音が困難であった．

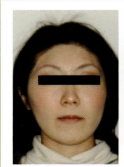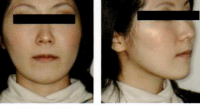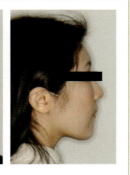

図 1　初診時の顔貌

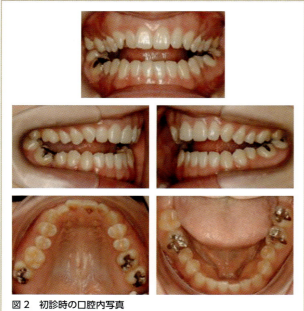

図2 初診時の口腔内写真

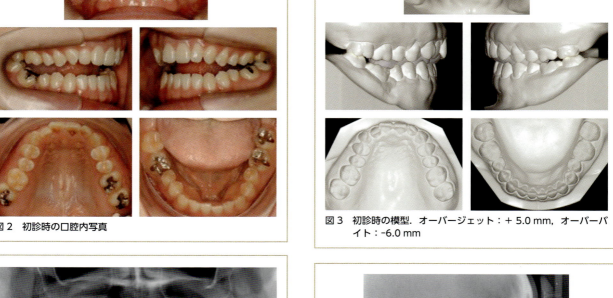

図3 初診時の模型. オーバージェット：＋5.0 mm，オーバーバイト：-6.0 mm

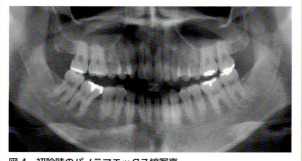

図4 初診時のパノラマエックス線写真

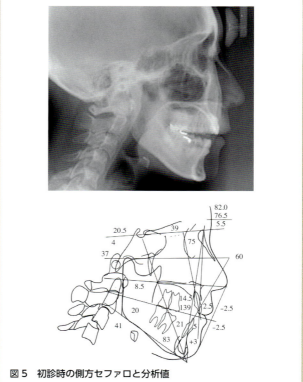

図5 初診時の側方セファロと分析値

- **エックス線写真所見**：パノラマエックス線写真より，$\underline{8|8}$，$\overline{8|8}$ はすでに抜去済みで，処置済みの充塡歯はすべて大臼歯であった．

- **セファロ分析所見**：側方セファロより，骨格分析では SNA 82.0°，SNB 76.5°，ANB 5.5°と下顎後退型の骨格性上顎前突を呈していた．垂直的には FMA 37.0°，GoGn to SN 41.0°でハイアングルであった．ODI(over bite depth Indicator) は 74.0°と標準値であった．また，歯槽分析では，U1 to NA 2.5mm/14.5°，L1 to NB 5.0mm/21.0°，Inter Incisal Angle 139.0°であり，上顎前歯部の舌側傾斜が認められた．Eラインに対して，上下唇ともに 2.5 mm 後方に位置していた（**図5**）．

- **機能的分析所見**：リラックス時に咬筋や顎二腹筋，側頭筋前腹の過緊張はなかったが，側頭筋後腹の過緊張を認めた．第二大臼歯が咬合しており，前方の永久歯の咬頭嵌合が全くないため，ロール綿をかませたときに咬筋と側頭筋前腹の筋活動が確認できた．閉口時から開口するときに下顎は左側に偏位した．

開咬を伴う Angle Ⅱ級 2 類非抜歯症例
Angle Class Ⅱ Division 2 with Open bite Non-Extraction Case

CASE 08

診 断 名

開咬とハイアングルを伴う Angle Ⅱ級 2 類症例

治 療 方 針

　具体的な治療目標に関しては，レベルアンカレッジシステム（LAS）の診断チャートを使用して決定した（**図 6**）．ANB は +5.5° から +5.0°，U1 to NA は 2.5 mm から 1.0 mm，L1 to NB は 5.0mm から 5.5mm に改善することとし，この目標を非抜歯により達成することを計画した．診断チャートでは 5 ポイント分のアンカレッジが不足したため，上下顎に SAS を使用し，また，大臼歯の積極的な圧下を行うため上顎口蓋正中部に歯科矯正用アンカースクリューを使用することとした．ハイアングルの開咬を非抜歯で改善する場合には，前歯部の十分なトルクコントロールを行ったうえで上下顎臼歯部の圧下をはかり，下顎の後方回転を是正する必要がある．そのため，バーティカルコントロールとボーイングの防止に留意して治療方針を決定した．

治 療 経 過

　Incognito を装着し，上顎には .016 NiTi，下顎には .014 NiTi を使用して上下顎歯列のレベリングとトルクの確立を行った（上顎 6 カ月，下顎 7 カ月，**図 7**）．

　治療開始 7 カ月後，上下顎前歯部のアンマス牽引と上顎大臼歯部の積極的な圧下を行った（**図 8，9**）．途中，SAS 部に腫脹発赤を繰り返したことから SAS を除去し，口蓋部の歯科矯正用アンカースクリューのみで圧下を継続した（上顎 30 カ月，下顎 28 カ月）．

　治療開始 35 カ月後，抜歯スペースの閉鎖およびアンテリアカップリングを確立し，上下顎ともに .0182 × .0182 βチタンにてディテイリングとフィニッシングを行った．上顎犬歯頬側面および下顎犬歯・第一小臼歯頬側面のリンガルボタンを利用して垂直ゴムを使用し，より緊密なオーバーバイトを確立するよう努めた．さらに正中の偏位を改善するため，Ⅱ級ゴム，Ⅲ級ゴムを利用した（上顎 14 カ月，下顎 15 カ月，**図 10**）．

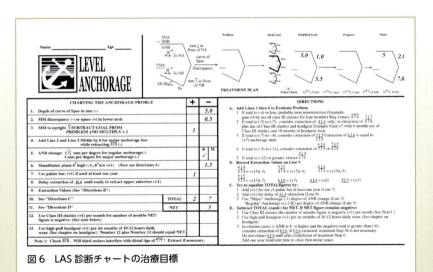

図 6　LAS 診断チャートの治療目標

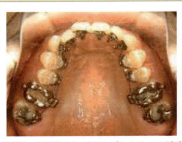 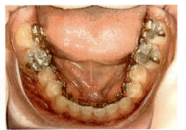

図 7　上下顎のレベリングとトルクの確立

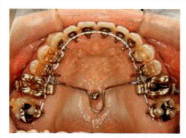
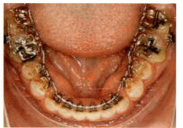

図8　前歯部のアンマス牽引と上顎大臼歯部の圧下

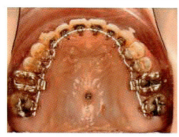
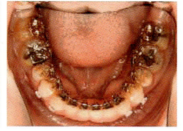

図10　ディテイリングとフィニッシング

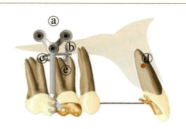
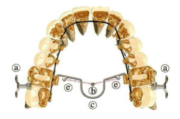

ⓐスケレタルアンカレッジ（SAS）
ⓑ歯科矯正用アンカースクリュー
ⓒパラタルバー
ⓓ歯の回転中心
ⓔ圧下用フック

図9　上顎前歯部牽引時のメカニクス

治療結果と考察

　治療後，上顎歯列の叢生と上下顎前歯部から臼歯部にかけての開咬が著しく改善した．また，上下顎の正中は一致した．大臼歯関係はⅠ級になり，オーバージェットは +2.5mm，オーバーバイトは +1.0 mm に改善した（図11）．顔貌は，下顎の後方回転が改善し，リラックスした状態で口唇の閉鎖が可能となった．顎関節の運動時に違和感はなく，クレピタス音も生じなくなった（図12）．

　パノラマエックス線写真では，歯根の平行性が確認できた．ただし，弱い牽引力で慎重に行うよう留意したが，根尖部にわずかな吸収が全体的に認められた（図13）．

　側方セファロ分析から，骨格系は SNA は変化がなかったが，SNB が 76.5°から 77.0°となり，ANB は 5.5°から 5.0°に改善された．また FMA は 37.0°から 36.0°，GoGn to SN は 41.0°から 40.0°に減少した．歯系では，U1 to NA は 2.5mm/14.5°から 2.0mm/12.5°，L1 to NB は 5.0mm/21.0°から 7.0mm/25.5°，Inter Incisal Angle は 139.0°から 137.0°に変化した（図14）．

　機能検査に関しては，側頭筋後腹，咬筋，顎二腹筋で明らかな筋緊張の改善が認められた．開閉口運動時には術前と比較して開口量は増加しており，クリックも認められずスムーズな開閉口運動を呈して

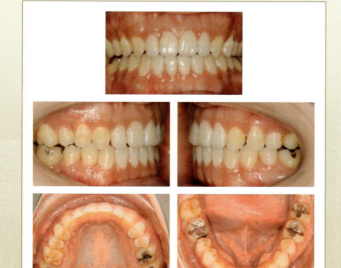

図11　治療終了時の口腔内写真

開咬を伴う Angle Ⅱ級 2 類非抜歯症例
Angle Class Ⅱ Division 2 with Open bite Non-Extraction Case

CASE 08

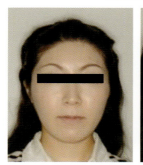
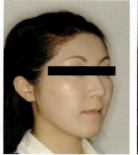
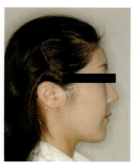

図12　治療終了時の顔貌

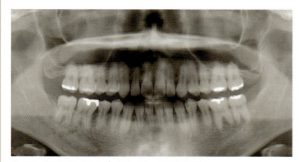

図13　治療終了時のパノラマエックス線写真

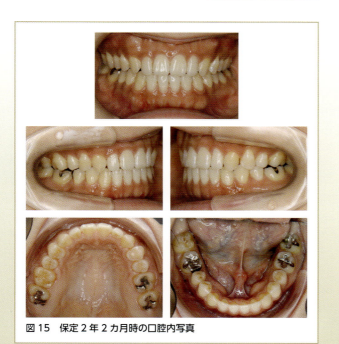

図15　保定2年2カ月時の口腔内写真

図14　治療終了時の側方セファロと分析値

いた．マイオモニター使用後の筋肉位と咬頭嵌合位は一致しており理想的な状態となっていた．

　開咬を矯正治療単独かつ非抜歯で改善するためには，①B点の後退を可及的に防ぐよう上下顎前歯部のトルクコントロールを確実に行うこと，②下顎のオートローテーションが可能になるようにバーティカルコントロールを行うこと，③可及的にボーイングを防止するよう幅径のコントロールを行うことの3点が重要である．Incognito と歯科矯正用アンカースクリューおよび SAS を併用することで，難易度の高いハイアングルの下顎後退型開咬症例でも十分に治療が可能であると考えられた．

CASE 09

思春期のAngle Ⅱ級2類症例
Angle Class Ⅱ Division 2 Harbst Case

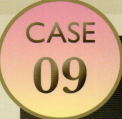

KEY WORD Angle Ⅱ級2類，ハーブスト装置，叢生，7|7・8|8抜歯

ケース概要 叢生を伴うAngle Ⅱ級2類の男子に対して，Incognitoによる治療を行った．叢生があったが，過蓋咬合のため小臼歯抜歯を回避した．大臼歯関係の改善のため，第二大臼歯の抜歯後にハーブスト装置を利用した．

Data

初診時年齢	16歳2カ月，男子
主訴	歯並びの改善（母，姉も著明な叢生）
動的治療開始	2010年10月2日（16歳7カ月）
動的治療終了	2013年7月1日（19歳4カ月）
動的治療期間	2年9カ月
最終資料採得	2016年3月25日（22歳0カ月）
動的治療終了後	2年8カ月

● **顔貌所見および口腔内・模型所見**：顔貌所見は，正貌では上下顎がやや左側に偏位し，プロファイルは直線型で短顔型を呈していた．口唇閉鎖は可能で，閉鎖時のオトガイ部の緊張は認められなかった（**図1**）．口腔内所見より，上下顎前歯部は舌側傾斜し，上下顎に著明な叢生が認められた．また，前歯部の被蓋は深く過蓋咬合を呈していた．大臼歯関係はエンドオンのⅡ級であった（**図2**）．顔面正中に対し，上顎は2.5mm左側偏位，下顎は2.0mm左側偏位していた．模型所見より，歯冠幅径は上下顎とも標準であったが，上顎の歯列弓幅径，歯槽基底弓幅径はやや狭窄しており，アーチレングスディスクレパンシーは上顎−9.5mm，下顎−8.0mmであった（**図3**）．

● **エックス線写真所見**：パノラマエックス線写真より，8|8，8|8の歯胚が確認でき，|7は近心傾斜して萌出不全状態であった．

● **セファロ分析所見**：側方セファロより，骨格分析ではSNA 86.0°，SNB 81.5°，ANB 4.5°と骨格性上顎前突を呈していた．垂直的にはFMAは22.5°，GoGn to

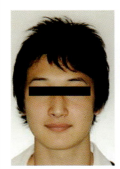

図1 初診時の顔貌

思春期の Angle Ⅱ級 2 類症例
Angle Class Ⅱ Division 2 Harbst Case

CASE 09

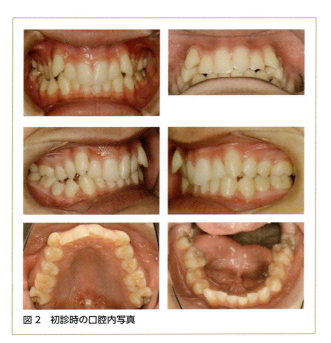

図2　初診時の口腔内写真

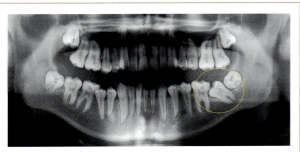

図4　初診時のパノラマエックス線写真

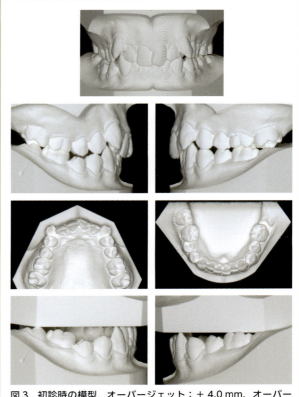

図3　初診時の模型．オーバージェット：＋4.0mm，オーバーバイト：＋5.5mm

SN 26.0°でややローアングルであった．また，歯槽分析では，U1 to NA 1.5mm/8.0°，L1 to NB 4.0mm/21.0°，Inter Incisal Angle 146.5°であり，上下顎前歯部の舌側傾斜が認められた．Eラインに対して，上唇は3.5mm，下唇は5.0mm後方に位置していた（**図5**）．

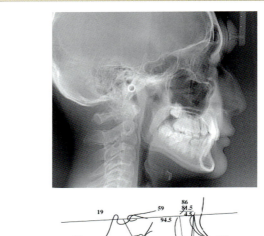

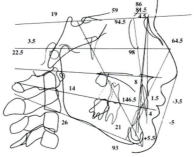

図5　初診時の側方セファロと分析値

診断名

叢生を伴う Angle II 級 2 類過蓋咬合症例

治療方針

　右側側方歯部の開咬と |7 の近心傾斜,半埋伏の改善のため,成長スパート後期であることからマルチブラケットによる治療を行うこととし,審美的要求からリンガル矯正（Incognito による治療）を選択した.
　具体的な治療目標に関しては,レベルアンカレッジシステム（LAS）の診断チャートを使用して決定した（図 6）. ANB は +4.5° から +4.0°,U1 to NA は 1.5mm から 2.0mm,L1 to NB は 4.0mm から 5.0mm に改善することとし, 8|8 を咬合させることとした.
　本ケースはやや骨格性上顎前突と叢生を呈していたが,上下顎前歯部の舌側傾斜および口唇の突出感がないため,小臼歯非抜歯による咬合の改善が可能であると判断した.抜歯部位選択の際は,上下顎前歯部をわずかに唇側傾斜させて効果的なカップリングをはかり,大臼歯関係を I 級にするために 6|6 の遠心移動を計画して 7|7 の抜歯を検討した.また,右側側方歯部開咬の改善と |7 の整直のために 8|8 の抜歯を選択した.大臼歯関係の改善に際し,必要な場合はハーブスト装置を使用することも計画した（図 7）.

治療経過

　Incognito 装着後, 7|7, 8|8 を抜去し,上下顎を .012 NiTi でレベリングした（図 8）.前歯部の叢生部位に関しては無理に結紮を行わず,アーチワイヤーを左右側犬歯間のセルフライゲーションスロットに挿入した.その後, .014 NiTi, .016 × .022 NiTi にサイズアップした.
　治療開始 9 カ月後より .018 × .025NiTi を挿入して,トルクの確立を開始した（図 9）.
　治療開始 12 カ月後, .016 × .024 SS を上下顎に装着し, 3|3 にアタッチメント付きバンドを装着してハーブスト装置の使用を開始した（図 10）.また, 8|8 が萌出したので新たにチューブブラケットを装着した.
　治療開始 24 カ月後,大臼歯関係が I 級となり,上下顎の正中が一致したため,上下顎ともに .0182 × .0182 β チタンにてディテイリングとフィニッシングを行った（図 11）.左右側切歯部に開咬傾向が認められたため,上下顎犬歯部に顎間ゴムをかけてもらい,十分な被蓋が得られるようにした.動的治療期間 2 年 8 カ月にて,上下顎の Inognito を撤去し,同日よりボンディングリテーナーの使用を開始した.

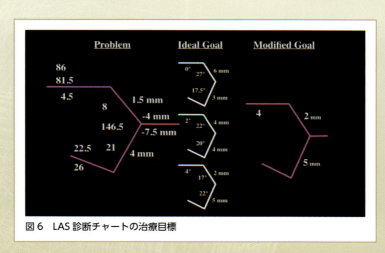

図 6　LAS 診断チャートの治療目標

思春期の Angle Ⅱ級 2 類症例
Angle Class Ⅱ Division 2 Harbst Case

CASE 09

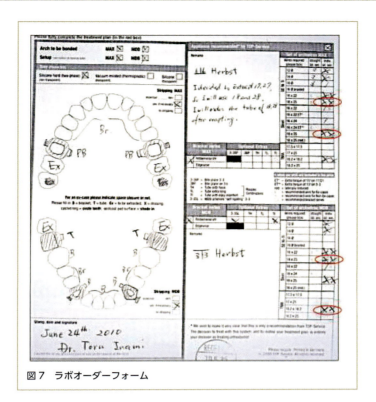

図7　ラボオーダーフォーム

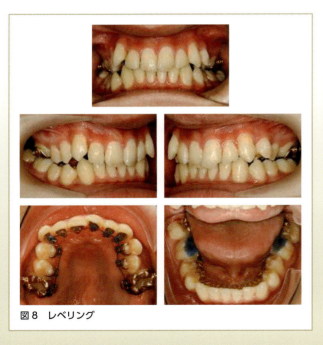

図8　レベリング

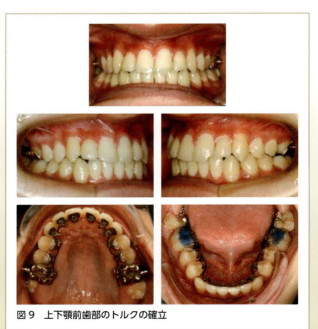

図9　上下顎前歯部のトルクの確立

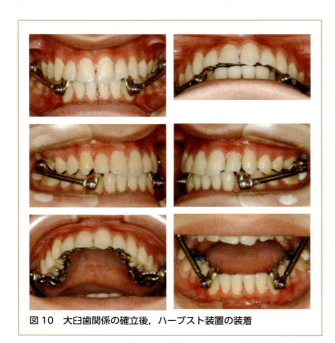

図10　大臼歯関係の確立後，ハーブスト装置の装着

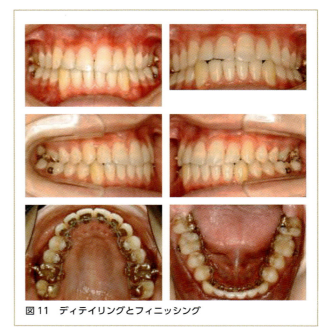

図11　ディテイリングとフィニッシング

治療結果と考察

　治療後，著明な叢生が改善され，7̄ が整直した．上下顎前歯部の舌側傾斜および上下顎正中の偏位も改善した．大臼歯関係は I 級となり，オーバージェットは変化がなかったが，オーバーバイトは 2.5mm に改善した（**図12**）．顔貌は，正貌では初診時に認めた下口唇溝の陥凹感は緩和され，プロファイルは下顎がわずかに前方移動して上下唇の調和が得られた（**図13**）．

　パノラマエックス線写真では，歯根の平行性が確認できた（**図14**）．

　側方セファロ分析から，骨格系は SNA は変化がなかったが，SNB は 81.5° から 83.0° へと増加したため，ANB は 4.5° から 3.0° へと改善した．また FMA は 22.5° から 20.0°，SN to MP は 26.0° から 24.0° と下顎の反時計回りの回転を呈しており，バーティカルコントロールに留意したことによる効果が示唆された．歯系では，U1 to NA は 1.5mm/8.0° から 4.5mm/23.0°，L1 to NB は 4.0mm/21.0° から 4.5mm/25.0°，Inter Incisal Angle は 146.5° から 129.0° に改善された（**図15**）．治療前後の重ね合わせから，上顎前歯部においては著明な舌側傾斜が改善されて良好なトルクコントロールがされた状態になり，下顎前歯部はやや唇側傾斜して適切な上下顎前歯部の位置関係を確立できた．一方，大臼歯部においては，上顎大臼歯は 2.0mm の遠心移動，下顎大臼歯も 0.5mm の遠心移動を呈しており，上顎大臼歯は垂直的に 1.5mm 圧下された．これらのことにより，エンドオン II 級が I 級に改善され，さらに

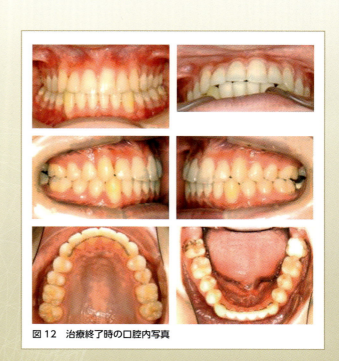

図12　治療終了時の口腔内写真

思春期の Angle Ⅱ級 2 類症例
Angle Class Ⅱ Division 2 Harbst Case

CASE 09

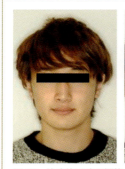
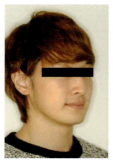
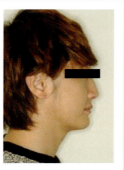

図13　治療終了時の顔貌

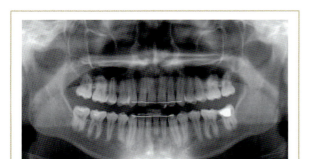

図14　治療終了時のパノラマエックス線写真

可及的にアンカレッジコントロールおよびバーティカルコントロールが達成できたと考えられた．Z-angle は 78.5°から 82.0°に増加，E ラインに対する口唇の突出度は，上唇が－3.0mm，下唇が－3.5mm に改善し，口元の陥凹感が改善されたことが示された．

本ケースは叢生と過蓋咬合を伴う Angle Ⅱ級 2 類であり，口唇の著しい陥凹と上顎前歯部の著明な舌側傾斜を呈していた．このため，小臼歯抜歯に伴う口唇のさらなる後退や咬合平面（小臼歯部）のコントロール不全を避けるために 7|7 抜歯により第一大臼歯の遠心移動を行って大臼歯関係をⅠ級に改善することとした．また，6|6 と 3|3 頬側にアタッチメントを装着してハーブスト装置を使用した．7|7 の抜歯とハーブスト装置の使用の結果，上顎大臼

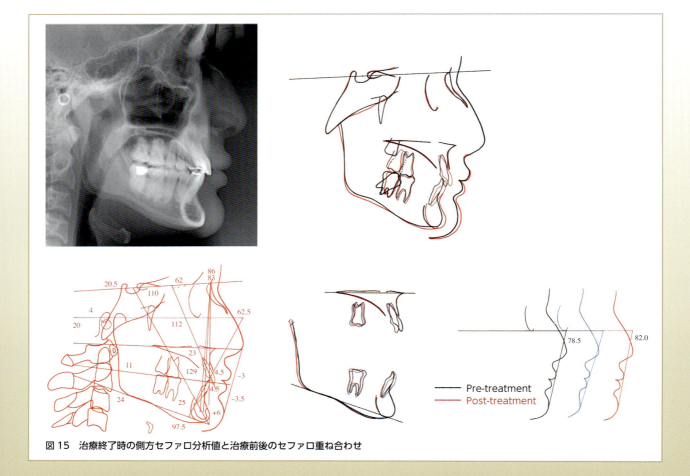

図15　治療終了時の側方セファロ分析値と治療前後のセファロ重ね合わせ

歯の遠心移動と圧下により治療中に大臼歯の挺出が防止され，下顎の反時計回りの回転が起こり，上顎前突の改善に寄与することができたと考えられる．また，大臼歯関係はⅠ級となり，それに伴い過蓋咬合，上下顎正中の偏位が改善され，緊密な咬合を獲得することができた．

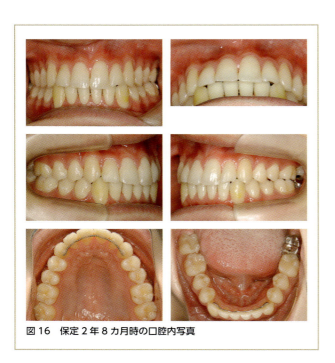

図 16　保定 2 年 8 カ月時の口腔内写真

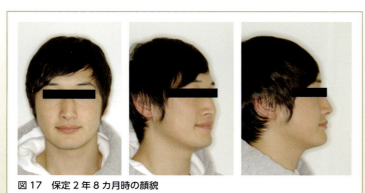

図 17　保定 2 年 8 カ月時の顔貌

CASE 10
骨格性下顎前突と左側偏位を伴う Angle Ⅲ級外科抜歯症例
Angle Class Ⅲ with Mandibular Prognathism & Asymmetry Surgery Extraction Case

KEY WORD 骨格性下顎左側偏位，外科矯正

ケース概要 骨格性下顎左側偏位を伴う Angle Ⅲ級の患者に対して，Incognito と下顎枝矢状分割術を併用して治療を行った．Incognito による秀逸な前歯部トルクコントロールおよびバーティカルコントロールに留意しながら治療を行い，顔面非対称は改善され，理想的な咬合およびプロファイルを獲得できた．

Data

初診時年齢	35歳4カ月，男性
主訴	顔面非対称および前歯部の反対咬合と開咬
動的治療開始	2010年6月15日（35歳9カ月）
動的治療終了	2013年9月9日（39歳）
動的治療期間	3年3カ月
最終資料採得	2016年1月13日（41歳4カ月）
動的治療終了後	2年4カ月

● **顔貌所見および口腔内・模型所見**：顔貌所見は，正貌は下顎の著しい左側偏位を認め，上顎の正中と顔面正中は一致していた．プロファイルは凹顔型で，口唇閉鎖不全があり，口唇閉鎖時にオトガイ部の緊張が認められた（**図1**）．口腔内所見より，上下顎前歯部に軽度の叢生を認め，大臼歯関係はⅢ級を示していた．8̅ は抜歯済みで，それ以外の第三大臼歯は萌出していた．また，上下顎前歯部は唇側傾斜が強く認められた（**図2**）．模型所見より，アーチレングスディスクレパンシーは上顎−3.0mm，下顎−4.0mm で，上顎は U 字型歯列弓，下顎は V 字型歯列弓を示し，下顎骨側方偏位による臼歯部交叉咬合を呈していた（**図3**）．

● **エックス線写真所見**：パノラマエックス線写真より，5̅4̅|5̅6̅，|5̅ 6̅ に歯内処置の既往があり，|6̅ 根尖および根分岐部に不透過像が認められた．歯根長，歯槽骨の状態に異常は認められなかった（**図4**）．

● **セファロ分析所見**：側方セファロより，骨格分析は SNA 83.0°，SNB 84.5°，

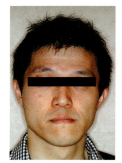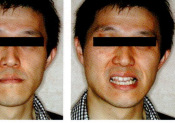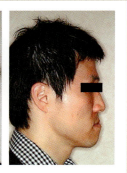

図1　初診時の顔貌

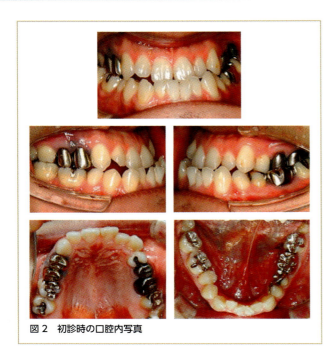

図2 初診時の口腔内写真

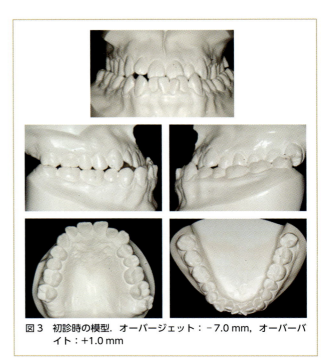

図3 初診時の模型．オーバージェット：−7.0 mm，オーバーバイト：+1.0 mm

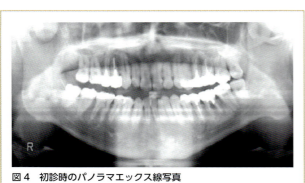

図4 初診時のパノラマエックス線写真

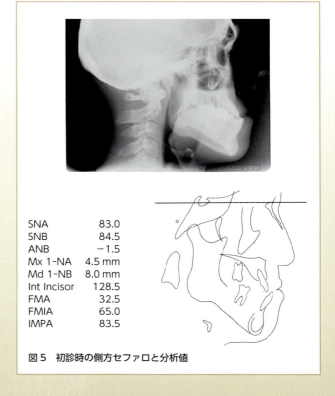

SNA	83.0
SNB	84.5
ANB	−1.5
Mx 1-NA	4.5 mm
Md 1-NB	8.0 mm
Int Incisor	128.5
FMA	32.5
FMIA	65.0
IMPA	83.5

図5 初診時の側方セファロと分析値

ANB −1.5°で骨格性Ⅲ級を示し，下顎オトガイ部の著しい突出傾向が認められた．垂直的にはFMA 32.5°と中顔型を呈していた（図5）．また，歯槽分析から，Mx1-NA 4.5mm，Md1-NB 8.0mmと下顎前歯部の唇側傾斜を認め，口唇閉鎖不全とオトガイ部の緊張が認められた．

診断名

骨格性下顎前突および左側偏位を伴う Angle III 級症例

治療方針

　5|5，5|6 の抜歯を行い，Incognito システムにより治療を行うこととした．不良な補綴装置や歯内処置の問題については自覚症状もないため，矯正治療終了後に再治療予定とした．根分岐部病変により|6 は抜歯となるため，治療終了時の左側大臼歯関係は II 級となる．上顎大臼歯の近心移動が許容されるケースのため歯科矯正用アンカースクリューは使用せず，術後矯正において歯の移動量が大きい場合は（CO-CR のずれ），歯科矯正用アンカースクリューを使用予定とした．セットアップモデルは治療終了時を再現しており，オーバーコレクションは加味せず作製されている（**図 6，7**）．

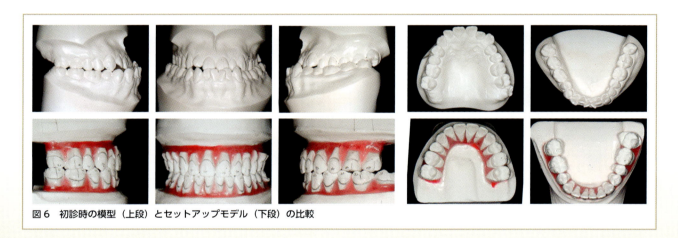

図 6　初診時の模型（上段）とセットアップモデル（下段）の比較

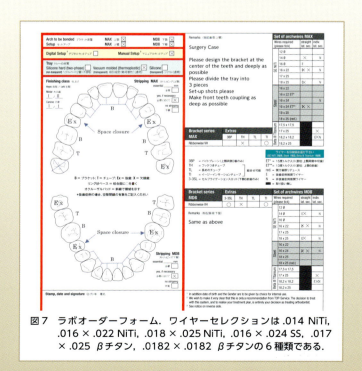

図 7　ラボオーダーフォーム．ワイヤーセレクションは .014 NiTi，.016 × .022 NiTi，.018 × .025 NiTi，.016 × .024 SS，.017 × .025 βチタン，.0182 × .0182 βチタンの 6 種類である．

治療経過

　上下顎同時に装置を装着後，抜歯を行い術前矯正として上下顎ともに .014 NiTi, .016 × .022 NiTi, .018 × .025 NiTi, でレベリングを行った．その後，.016 × .024 SS で抜歯スペースを閉鎖し，.017 × .025 β チタンで再レベリング（図8）を行った．下顎前歯部は傾斜により整直するため，また前歯部の歯頸部歯肉の退縮に配慮して，下顎のレクトアンギュラーワイヤーの前歯部はすべてラウンドにリデュースした．上下スナップ印象を4週に一度採得し，ディテイリングを繰り返し行うことにより，術後の矯正治療期間を大幅に短縮することができた（図9，10）．

　下顎枝矢状分割術後（図11），上下顎ともに .0175 × .0175 β チタンでディテイリングを行い，上顎に .016 β チタンを前歯部，臼歯部で3分割し，垂直ゴムを併用して前歯部のカップリングを進めた．

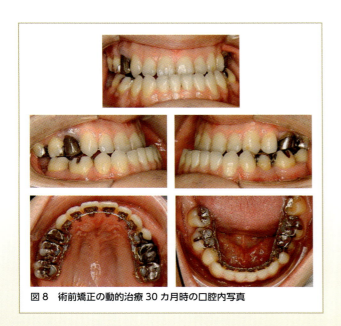

図8　術前矯正の動的治療30カ月時の口腔内写真

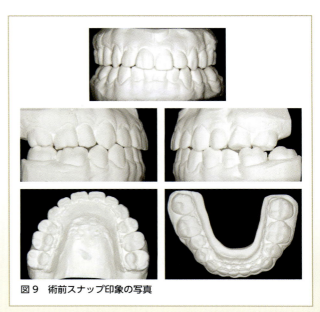

図9　術前スナップ印象の写真

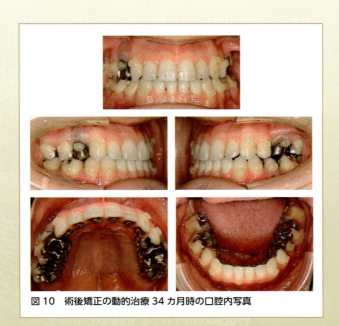

図10　術後矯正の動的治療34カ月時の口腔内写真

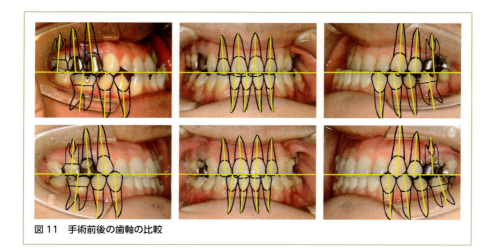

図11　手術前後の歯軸の比較

治療結果と考察

　上顎前歯部はトルクの変化なく後方へ歯体移動し，下顎前歯部の叢生および唇側傾斜は改善され，下顎枝矢状分割法による骨体の後方移動により口唇閉鎖時のオトガイ部の緊張感は消失，スマイル時の口角の対称性も良好となった（図12, 13）．

　Incognitoのディスアドバンテージであるリボンワイズワイヤーのアンギュレーションコントロールの問題は，ティップチェーン，コレクションティップベンド，パワータイ，ギャップボタンを使用し，治療後の歯軸は理想的な状態を呈している（図14）．

　パノラマエックス線写真より，歯根の平行性は良好で，歯根吸収像は認められなかった（図15）．

　側方セファロ分析から，下顎骨体の後方移動および下顎前歯部の整直によりANBは－1.5°から2.0°に変化し，FMAは2.0°減少した．上顎前歯部は後方に歯体移動して歯軸に変化はなく，下顎前歯部は5.5mm整直して，口唇閉鎖時の緊張感は改善され良好なプロファイルを獲得した（図16）．

　本ケースでは，下顎枝矢状分割術を併用し，下顎の偏位と前方位を同時に修正して良好なプロファイル，対称性とアンテリアガイダンスの確立，CO-CRの一致を獲得した．Incognitoでは大きなスペース閉鎖時には治療期間短縮のため頬舌側両方からパワーチェーンで牽引するダブルケーブルテクニックを推奨するが，このケースでは6̅のスペース閉鎖は舌側のみから行ったものの期間の延長は認められなかった．リボンワイズワイヤーの特徴である上顎前歯部の秀逸なトルクコントロールにより上顎前歯部の後方への歯体移動を認め，下顎前歯部は傾斜による整直で，唇側歯頸部歯肉退縮を予防する目的でワイヤーの前歯部をラウンドにリデュースした．また，ホリゾンタルなボーイングに対しては，第一・第二大臼歯を結紮し，ショートスパンのパワーチェーンを使用することで歯列弓幅径の狭小を予防した．

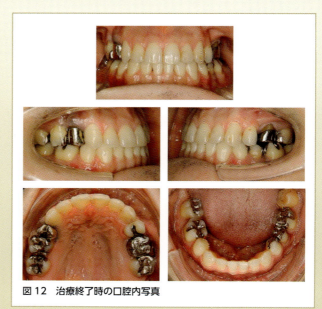

図12　治療終了時の口腔内写真

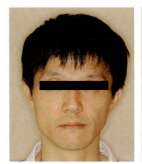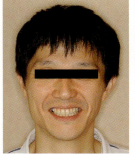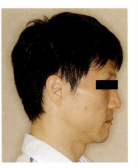

図13　治療終了時の顔貌

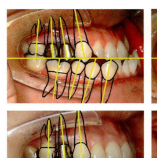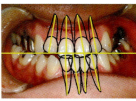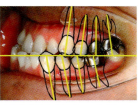
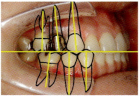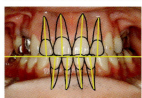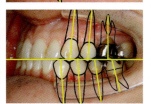

図14　治療前後の歯軸の比較

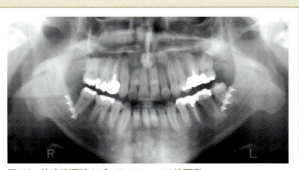

図15　治療終了時のパノラマエックス線写真

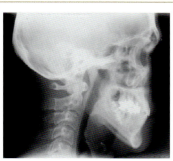

SNA	82.0
SNB	80.0
ANB	2.0
Mx 1-NA	5.0 mm
Md 1-NB	2.5 mm
Int Incisor	136.0
FMA	30.5
FMIA	80.5
IMPA	79.0

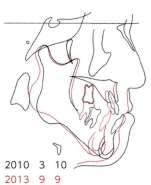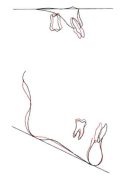

2010　3　10
2013　9　9

図16　治療終了時の側方セファロ分析値と治療前後のセファロ重ね合わせ

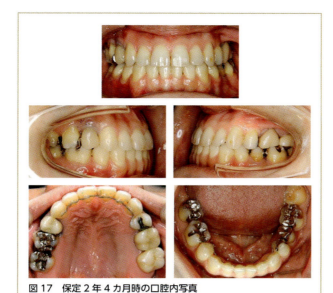

図17　保定2年4カ月時の口腔内写真

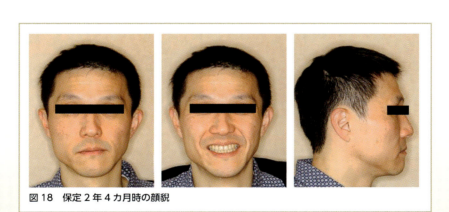

図18　保定2年4カ月時の顔貌

　舌癖による後戻りを考慮してフィニッシングステージでダウンベンドの調整と舌側ブラケット削合，垂直ゴムを使用してオーバーバイトを深く仕上げ，MFTを併用し，保定2年4カ月経過後も安定した前歯部のカップリングを維持している（**図17，18**）．

CASE 11
上顎前歯部叢生と反対咬合を伴うAngle Ⅲ級抜歯症例
Angle Class Ⅲ with Front Teeth Crowding & Cross Bite Extraction Case

KEY WORD 反対咬合, 叢生

ケース概要 前歯部叢生および反対咬合を伴うAngle Ⅲ級の患者に対して, Incognitoと歯科矯正用アンカースクリューを利用して治療を行った結果, 口唇閉鎖不全が改善され, 適切なプロファイルおよびアンテリアガイダンスを確立できた.

Data

初 診 時 年 齢	26歳6カ月, 女性
主　　　　訴	前歯部叢生と反対咬合
動的治療開始	2012年1月11日（26歳10カ月）
動的治療終了	2014年10月28日（29歳8カ月）
動的治療期間	2年10カ月
最終資料採得	2016年12月16日（31歳10カ月）
動的治療終了後	2年1カ月

● **顔貌所見および口腔内・模型所見**：顔貌所見は, 正貌はほぼ左右対称で, プロファイルは凹顔型を呈していた. リラックス時に口唇は開いており, 口唇閉鎖時にオトガイ部の強い緊張が認められた. 上顎正中と顔面正中は一致していたが, 下顎は左側に偏位していた（図1）. 口腔内所見より, 3|3 の低位唇側転位, 前歯部叢生および下顎前歯部の唇側傾斜を認め, 大臼歯関係はⅢ級を示していた（図2）. 模型所見より, アーチレングスディスクレパンシーは上顎-5.5mm, 下顎-1.5mmで, 上下顎ともにU字型歯列弓を呈していた（図3）.

● **エックス線写真所見**：パノラマエックス線写真より, |8 の埋伏が認められた. 歯根長に異常は認められなかった（図4）.

● **セファロ分析所見**：側方セファロより, 骨格分析はSNA 75.0°, SNB 72.0°, ANB 3.0°と骨格性Ⅰ級を示し, 下唇の著しい突出傾向を認めた. 垂直的にはFMA 39.5°とハイアングル傾向を呈していた. また, 歯槽分析からはMx1-NA 5.0mm, Md1-NB 13.5mmと下顎前歯部の著しい唇側傾斜を示し, 口唇閉鎖不全も認めた（図5）.

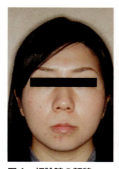
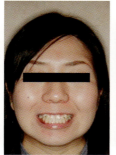
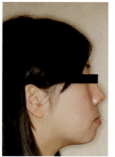

図1　初診時の顔貌

CASE 11
上顎前歯部叢生と反対咬合を伴う Angle Ⅲ級抜歯症例
Angle Class Ⅲ with Front Teeth Crowding & Cross Bite Extraction Case

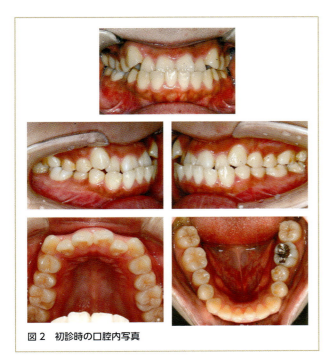

図2　初診時の口腔内写真

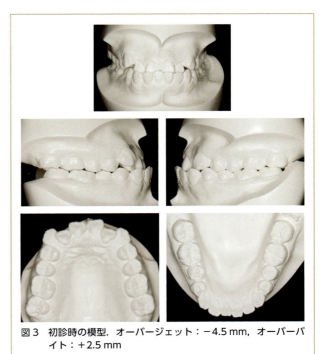

図3　初診時の模型．オーバージェット：−4.5 mm，オーバーバイト：＋2.5 mm

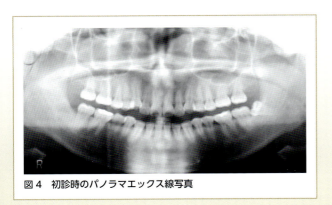

図4　初診時のパノラマエックス線写真

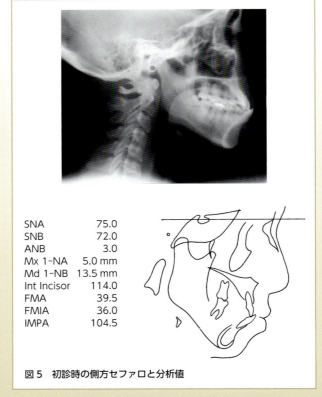

SNA	75.0
SNB	72.0
ANB	3.0
Mx 1-NA	5.0 mm
Md 1-NB	13.5 mm
Int Incisor	114.0
FMA	39.5
FMIA	36.0
IMPA	104.5

図5　初診時の側方セファロと分析値

診断名

上下顎前歯部叢生および反対咬合を伴う Angle Ⅲ級不正咬合症例

治療方針

プロファイルの改善およびアンテリアガイダンスの確立を目的として 4|4，4|4 の抜歯を行い，Incognito により治療を行うこととした．また，プロファイル改善のため，上顎臼歯部の固定強化の目的で上顎左右口蓋側に歯科矯正用アンカースクリューを埋入した．セットアップモデルは治療終了時の理想状態を再現しており，オーバーコレクションなどの情報は入れずに作製されている（図6, 7）．

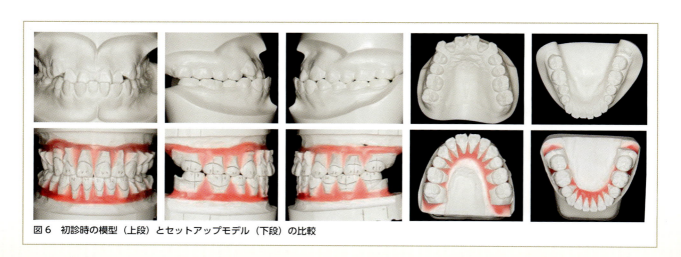

図6　初診時の模型（上段）とセットアップモデル（下段）の比較

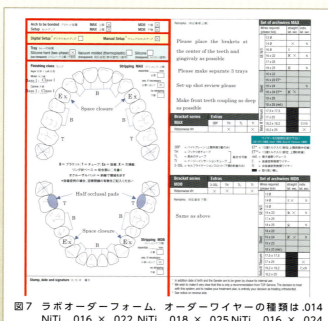

図7　ラボオーダーフォーム．オーダーワイヤーの種類は .014 NiTi，.016 × .022 NiTi，.018 × .025 NiTi，.016 × .024 SS，.017 × .025 βチタン，.0182 × .0182 βチタンの6種類で，下顎のレクトアンギュラーワイヤーの前歯部はすべてラウンドにリデュースした．

治療経過

上下顎同時に装置を装着後，抜歯を行い，上下顎ともに.014 NiTi，.016 × .022 NiTi，.018 × .025 NiTi でレベリングを行った（**図8**）．上顎は叢生量が大きく，ラウンドワイヤー（NiTi ワイヤー）の装着は前歯部唇側傾斜の原因となるため，.016 × .022 NiTi をイニシャルワイヤーに使用し，犬歯の部分的遠心移動を行い，叢生改善のスペースを確保した後，ラウンドワイヤーでレベリングを進めた．下顎前歯部は傾斜により整直するため，また歯頸部の歯肉退縮に配慮して，レクトアンギュラーワイヤーの前歯部はすべてラウンドにリデュースした．スペース閉鎖は.016 × .024 SS を使用し，歯科矯正用アンカースクリューから 3|3 へパワーチェーンをかけ，3+3，765|567 をレースタイし，歯列弓幅径の狭小を回避する目的で犬歯−第二小臼歯間へショートスパンのパワーチェーンを装着して，Ⅲ級ゴムを使用した．

抜歯スペースの閉鎖後，フィニッシングステージにおいて.0182 × .0182 β チタンを装着し，1st, 2nd オーダーベンドを調整してディテイリングを行った．上顎6前歯はパワータイにて歯軸を整直させ，アンテリアカップリングの確立のために犬歯・小臼歯歯頸部にリンガルボタンを装着して垂直ゴムを使用した（**図9**）．

その後，765|567 にギャップボタンを装着し，2nd オーダーベンドの調整を行って辺縁隆線のずれを修正した．また，下顎前歯部はティップチェーンで整直し，上顎に.016 β チタンを装着して咬合の堅密化をはかった（**図10**）．

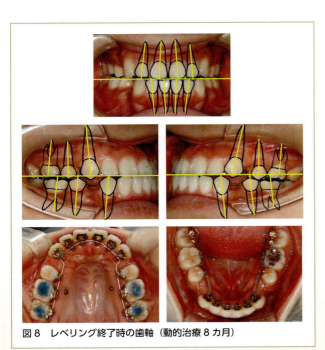

図8 レベリング終了時の歯軸（動的治療8カ月）

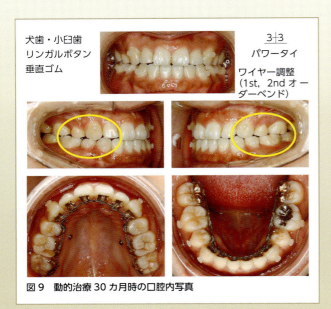

図9 動的治療30カ月時の口腔内写真

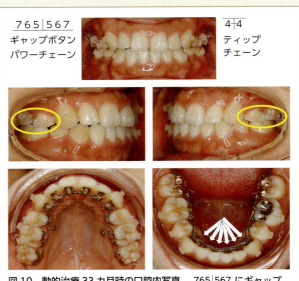

図10 動的治療33カ月時の口腔内写真．765|567 にギャップボタンが装着され，辺縁隆線の高さが修正されている．

治療結果と考察

治療後，上顎前歯部の叢生，下顎前歯部の著しい唇側傾斜は改善され，適切なアンテリアガイダンスが確立できた．治療終了時の顔貌とプロファイルは，下顎前歯部が整直し，下唇の肥厚感は改善，スマイル時の口唇周囲のバランスも良好となった（図 11，12）．リボンワイズワイヤーの欠点であるアンギュレーションのコントロールは，パワータイ，ティップチェーン，ギャップボタンの使用により良好な歯軸を確立できた（図 13）．

パノラマエックス線写真より，歯根の平行性は良好で，歯根吸収像は認められなかった（図 14）．

側方セファロ分析から，ANB に変化はないが，SNA，SNB に 1.0° の減少を認め，FMA はほとんど変化がみられなかった．下顎前歯部は唇側傾斜が改善され，Inter Incisal Angle は 114.0° から 138.0° に改善された（図 15）．

患者はプロファイルの改善を希望しており，上顎は叢生の程度が強かったため，前歯部後退量を最大限に確保する目的で上顎左右口蓋側に歯科矯正用アンカースクリューを埋入し，水平的・垂直的に大臼歯の固定を維持することができた．Incognito のデメリットであるアンギュレーションコントロールの問題で，スペース閉鎖時に臼歯部の近心傾斜による辺縁隆線のずれが生じ，バイトシーティングの障害となるため，ギャップボタンとステップベンドにより頬舌両側で修正し，垂直ゴムを併用して堅密な咬合および理想的なアンテリアガイダンス，CO-CR の一致を獲得

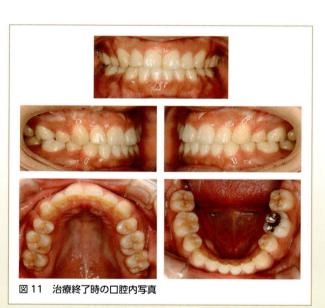

図 11　治療終了時の口腔内写真

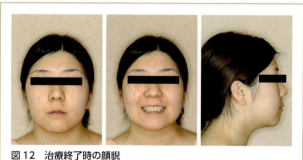

図 12　治療終了時の顔貌

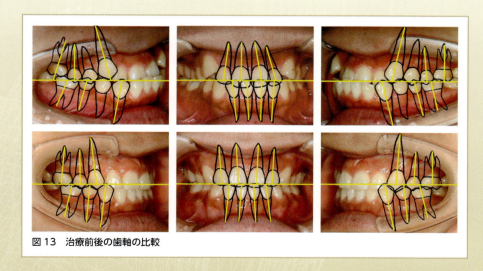

図 13　治療前後の歯軸の比較

することができた.

保定2年1カ月経過後も安定した咬合状態を呈している（図16，17）.

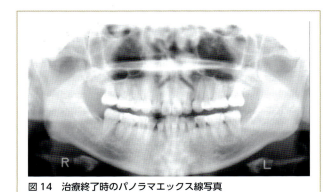

図14 治療終了時のパノラマエックス線写真

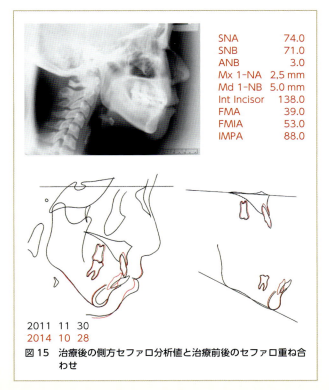

SNA	74.0
SNB	71.0
ANB	3.0
Mx 1-NA	2.5 mm
Md 1-NB	5.0 mm
Int Incisor	138.0
FMA	39.0
FMIA	53.0
IMPA	88.0

2011　11　30
2014　10　28

図15 治療後の側方セファロ分析値と治療前後のセファロ重ね合わせ

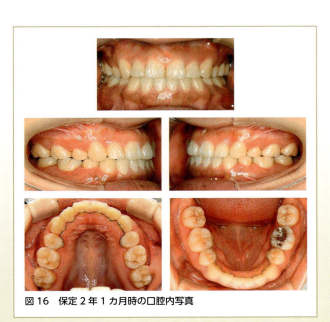

図16 保定2年1カ月時の口腔内写真

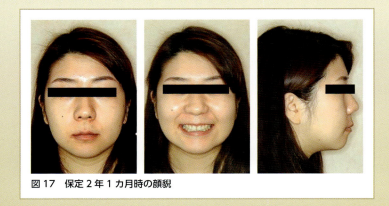

図17 保定2年1カ月時の顔貌

CASE 12

上下顎前歯部の叢生を伴う Angle Ⅲ級抜歯症例

Angle Class Ⅲ with Front Teeth Crowding Extraction Case

KEY WORD 叢生，Angle Ⅲ級

ケース概要 上下顎前歯部の叢生を伴う Angle Ⅲ級の患者に対し，小臼歯抜歯を行い Incognito で治療を行った結果，口唇閉鎖不全が改善され，理想的なアンテリアガイダンスを確立した．

Data

初診時年齢	18歳10カ月，女性
主訴	前歯部の叢生と口唇閉鎖不全
動的治療開始	2011年1月12日（19歳3カ月）
動的治療終了	2013年12月10日（22歳2カ月）
動的治療期間	2年11カ月
最終資料採得	2016年2月3日（25歳1カ月）
動的治療終了後	2年2カ月

●**顔貌所見および口腔内・模型所見：** 顔貌所見は，正貌はほぼ左右対称で，プロファイルは凹顔型であった．リラックス時に口唇閉鎖不全を認め，口唇閉鎖時にオトガイ部の強い緊張が認められた．上下顎正中と顔面正中は一致していた（**図1**）．口腔内所見より，上下顎前歯部に叢生を認め，大臼歯関係は顕著なⅢ級を示していた．8|8，8|8 が萌出していた（**図2**）．模型所見より，アーチレングスディスクレパンシーは上顎−4.5mm，下顎−7.5mmで，上下顎ともに V 字歯列弓を呈していた（**図3**）．

●**エックス線写真所見：** パノラマエックス線写真より，歯根長，歯槽骨の状態は健常で異常は認められなかった（**図4**）．

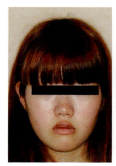
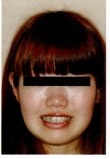
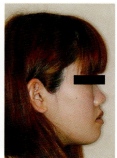

図1 初診時の顔貌

●**セファロ分析所見：** 側方セファロより，骨格分析は SNA 83.0°，SNB 82.0°，ANB 1.0°で骨格性Ⅲ級を示し，垂直的には FMA 36.0°とハイアングル傾向を呈していた．また，歯槽分析からは，Mx1-NA 6.0mm，Md1-NB 5.0mm と上下顎前歯部の唇側傾斜を示し，口唇閉鎖不全とオトガイ部の緊張を認めた（**図5**）．

上下顎前歯部の叢生を伴う Angle Ⅲ級抜歯症例
Angle Class Ⅲ with Front Teeth Crowding Extraction Case

CASE 12

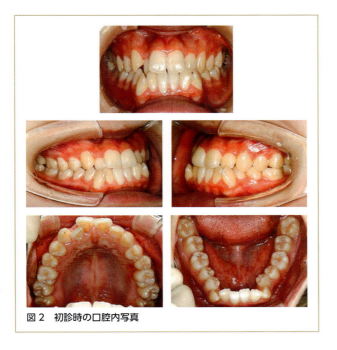

図2 初診時の口腔内写真

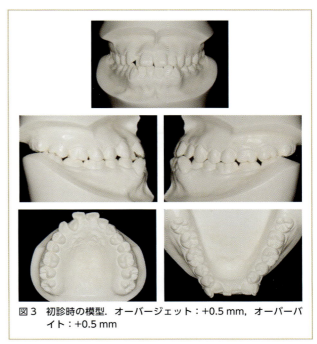

図3 初診時の模型．オーバージェット：+0.5 mm，オーバーバイト：+0.5 mm

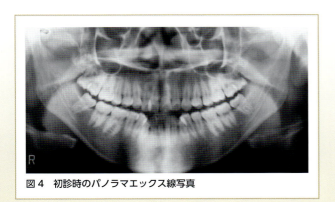

図4 初診時のパノラマエックス線写真

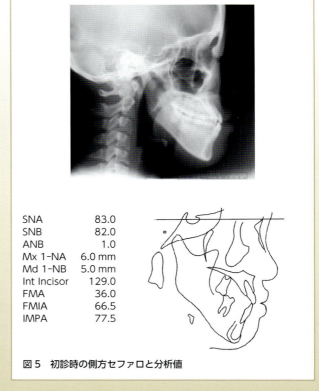

SNA	83.0
SNB	82.0
ANB	1.0
Mx 1-NA	6.0 mm
Md 1-NB	5.0 mm
Int Incisor	129.0
FMA	36.0
FMIA	66.5
IMPA	77.5

図5 初診時の側方セファロと分析値

診断名

上下顎前歯部叢生を伴う骨格性 Angle Ⅲ 級不正咬合症例

治療方針

上下顎前歯部叢生，唇側傾斜，プロファイルの改善と，アンテリアガイダンスの確立，CO-CR の一致を目的として，$\overline{85|58}$，$\overline{84|48}$ の抜歯を行い，Incognito により治療を行うこととした．上顎大臼歯は最小の固定，下顎大臼歯は最大の固定とし，Ⅲ級ゴムの使用により大臼歯関係の改善を試みることとした．セットアップモデルは治療終了時の理想状態を再現しており，オーバーコレクションなどの情報は入れずに作製されている（図 6，7）．

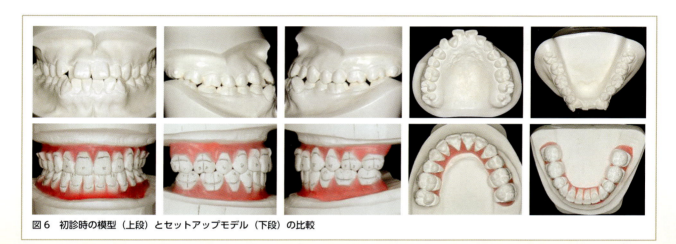

図 6 初診時の模型（上段）とセットアップモデル（下段）の比較

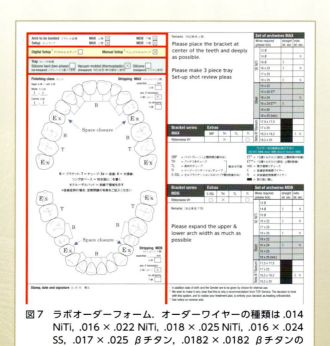

図 7 ラボオーダーフォーム．オーダーワイヤーの種類は .014 NiTi，.016 × .022 NiTi，.018 × .025 NiTi，.016 × .024 SS，.017 × .025 βチタン，.0182 × .0182 βチタンの 6 種類で，下顎のレクトアンギュラーワイヤーの前歯部はすべてラウンドにリデュースした．

治療経過

上下顎同時に装置を装着後，抜歯を行い，上下顎ともに，.016 × .022 NiTi をイニシャルワイヤーに使用し，前歯部叢生の改善のためのスペース確保を目的として犬歯の部分的遠心移動を行った．.014 NiTi，.016 × .022 NiTi，.018 × .025 NiTi でレベリングを行い（図 8），.016 × .024 SS にてアンマス牽引を進めた．

上顎は，4+4 レースタイ，6-4|4-6 パワーチェーン，下顎は 3+3 レースタイ，7-5|5-7 レースタイ，5-3|3-5 パワーチェーンにⅢ級ゴムを併用して犬歯，大臼歯のⅠ級関係の確立を行った．

下顎前歯部は主として傾斜移動により整直するため，また歯頸部歯肉の退縮に配慮して，下顎のレクトアンギュラーワイヤーの前歯部はすべてラウンドにリデュースした．

抜歯スペースの閉鎖後，犬歯関係がⅢ級を呈していたため，8|8 を抜歯後，Ⅲ級ゴム使用により下顎歯列全体を遠心移動して上下顎の近遠心関係の修正を行った（図 9，10）．

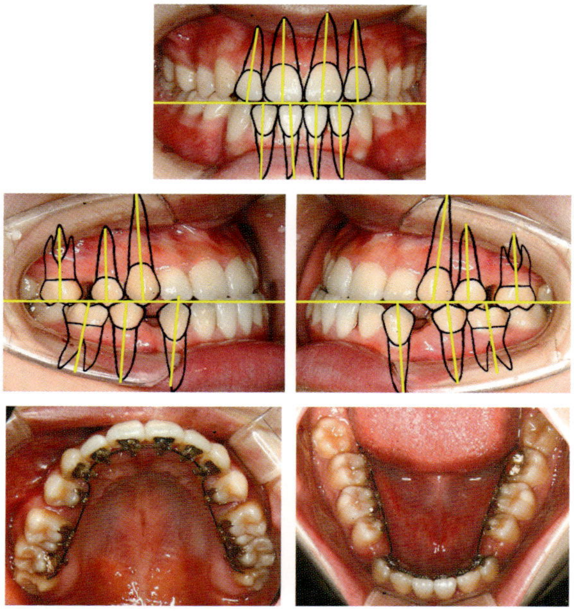

図 8　レベリング終了時の歯軸

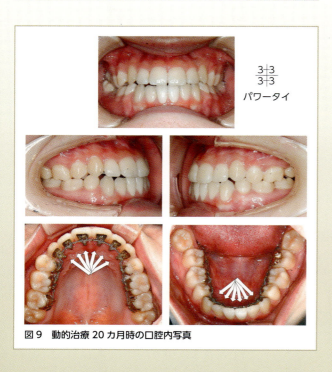

図 9　動的治療 20 カ月時の口腔内写真

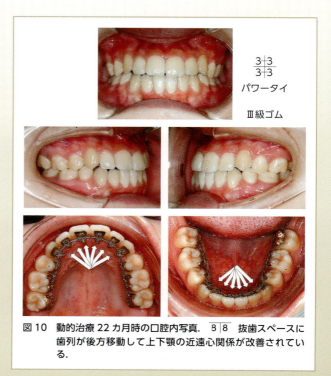

図 10　動的治療 22 カ月時の口腔内写真．8|8 抜歯スペースに歯列が後方移動して上下顎の近遠心関係が改善されている．

治療結果と考察

　上下顎前歯部の叢生，唇側傾斜，上下唇の突出感と肥厚感は改善され，顔貌およびプロファイルは下顎前歯部の整直により口唇周囲の緊張感が改善され，スマイル時の左右口角の対称性も良好となった（図11，12）．リボンワイズワイヤーの特性としてアンギュレーションコントロールの脆弱さがあるが，ティップチェーン，コレクションティップベンド，パワータイ，ギャップボタンの使用により治療後の歯軸は良好な状態である（図13）．

　パノラマエックス線写真より，歯根の平行性は良好で，歯根吸収像は認められなかった（図14）．

　側方セファロ分析から，ANBは1.5°でⅢ級関係が改善され，FMAは36.0°で垂直的な変化は認められなかった．下顎前歯部は唇側傾斜が改善され，Inter Incisal Angleは136.0°を示した（図15）．

　本ケースでは，5|5の抜歯スペースはほとんど上顎大臼歯の近心移動により閉鎖されているが，リボンワイズワイヤーの秀逸なトルクコントロールにより上顎前歯部のトルクに変化はほぼ認められず，セットアップモデルに近似した状態に配列された．Incognitの弱点であるアンギュレーションのコントロールについては，牽引中に前歯部にティップチェーンを装着し，近心傾斜のカウンターをあてて歯軸の維持に配慮し

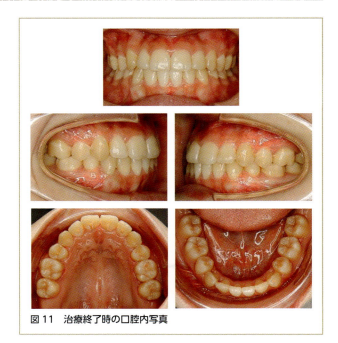

図11　治療終了時の口腔内写真

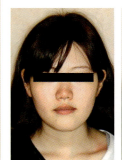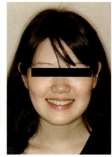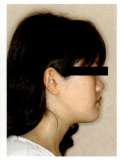

図12　治療終了時の顔貌

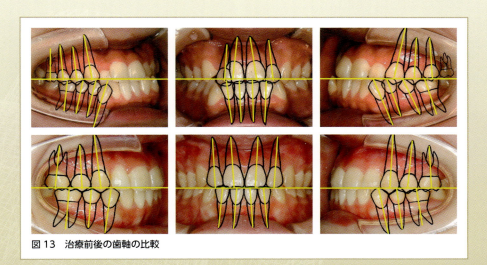

図13　治療前後の歯軸の比較

ながら，フィニッシングステージでコレクションティップベンドとパワータイで最終調整を行った．また，パワーチェーンによる牽引を唇側からも同時に行うダブルケーブルテクニックで歯列弓幅径の維持を試みた．

理想的なアンテリアガイダンスを確立でき，CO-CR の一致が得られ，保定 2 年 2 カ月経過後も安定した咬合状態を呈している（図 16, 17）．

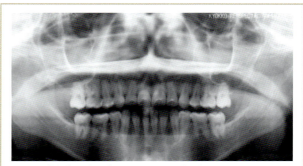

図 14　治療終了時のパノラマエックス線写真

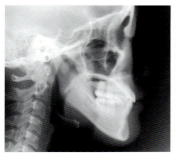

SNA	83.0
SNB	81.5
ANB	1.5
Mx 1-NA	5.0 mm
Md 1-NB	2.5 mm
Int Incisor	136.0
FMA	36.0
FMIA	67.5
IMPA	76.5

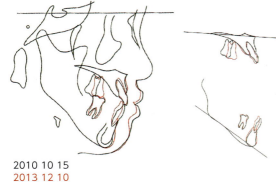

2010 10 15
2013 12 10

図 15　治療終了時の側方セファロ分析値と治療前後のセファロ重ね合わせ

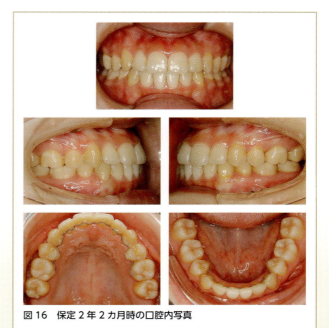

図 16　保定 2 年 2 カ月時の口腔内写真

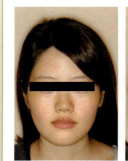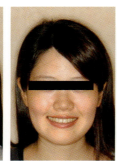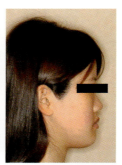

図 17　保定 2 年 2 カ月時の顔貌

Incognito 治療の流れ

①診断後，装置選択
- カリエスチェック
- クリーニング
- TBI
- 歯（切縁）のトリミング（必ずノギス準備）
- 治療前口腔内写真（口元（横），正面観，側方面観，咬合面観，被蓋）
  エラスティックや歯科矯正用アンカースクリューについて説明済みか必ず確認

②印象（口腔内スキャン）
- 舌側のプラークや歯石がないかをチェック

【患者への注意点】
- 到着まで5〜6週かかります
- ドイツの休暇のため到着が遅れることがあります
- ドイツから再度印象の依頼が来ることがあります
- 歯の形態を変えてしまうと装置があわなくなります

〈5〜6週間〉

③ブラケット装着前クリーニング
- 装着の1週間前を目安に（必要であればTBI）

④ブラケット装着

ブラケット装着時の歯科衛生士の役割

- 研磨
  プラーク，歯石，ステインがないようにする
  フロスも可能なら行う
- マイクロエッチャー
  舌側すべてふきかける　（顔にタオル）
- ドライチップ，ドライフィールド装着
  痛くないか患者に確認しながら装着
  メッシュが頬粘膜側
- トレー試適
  トレーを合わせて浮きがないかチェック
- 舌側歯面をアルコールワッテで払拭
  マイクロエッチャーの粉が結構残っている
- エッチング，水洗
  残りやすいのでしっかり行う
- 乾燥，防湿
  歯面には絶対に唾液がつかないように
  唇側，下顎舌下にはロールワッテが必須

（トレーの内面はアセトンでしっかりふいておく）

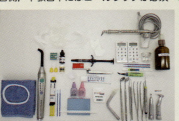
装置装着時のインスツルメント

・装着
装着前に舌下のロールワッテは新しいものにかえてライトは消しておく
Unicem2 にて装着
タイマーは6分（2分操作可能時間＋4分照射）
ブラケット装着完了後，上顎左右側第一大臼歯にシース付バンドを装着
必ず装着前に余剰レジンがないかチェック
コンタクトにもレジンがないかチェック
試適も必ず行う

（ライトは消して口腔内はよく乾燥させておくこと）

・余剰セメント除去
コンタクトはフロスが通るようにスケーラーや探針を使い必ず除去する

・咬合調整
前歯ブラケットが当たる場合→咬合挙上
ハーフオクルーザルパッドが当たる場合→臼歯全体が接触するように削る

・抜歯
ブラケットをなくさないようによく注意
ガードワックス（ギシグー）の説明
　叢生が大きいほう，または後付けブラケットを装着するほうから抜歯する

・非抜歯
.014 NiTi 装着
痛みについて説明

（ブラケットが外れても絶対に飲み込んだり，なくしたりしないよう要注意）

⑤ .014NiTi
- 抜歯後装着
- 下顎はセルフライゲーションシステムを使用
- ある程度スロットに入っていれば浮いていてもよい
- オーバータイ，リンガルリガチャなど

（エステティックポンティックは希望者に抜歯窩が落ちついたころに装着）

⑥ .016×.022NiTi
- 下顎左右側犬歯間はリデュース（角を落とす程度）
- 1回目は浮きがあってもよい
- 2回目はしっかり入れ込みスチールオーバータイへ

（口蓋正中インプラント .016×.022 装着後）

⑦ .018 × .025NiTi
- 犬歯間のスペースは閉鎖させておく
- 下顎左右側犬歯間はリデュース
- 1回目は浮きがあってもよい
- 2回目はしっかり入れ込みスチールオーバータイへ

> インプラント埋入後，スナップ印象
> パラタルバーをある程度調整しておく

上顎：.016 × .024 SS の中切歯・側切歯間にレバーアームを鑞着しておく

⑧ 上顎：.016 × .024SS
- 犬歯間はワイヤーを8の字結紮
- 第二小臼歯-第二大臼歯間はワイヤーを8の字結紮（第一大臼歯-第二大臼歯間はレースタイ）
- アンカースクリューとパワーチェーン
- 犬歯-第二小臼歯間にパワーチェーン
- パラタルバー装着

下顎：.016 × .024SS
- 犬歯間はリデュース
- 左右側犬歯間（左右側第一小臼歯間）は8の字結紮
- 犬歯-第二小臼歯間（第一小臼歯-第一大臼歯間）はダブルケーブルテクニック
  上顎側切歯から下顎第二大臼歯にⅡ級ゴム

> オーバータイは絶対に緩まないように

この後，基本はパワーチェーンの交換のみ

ディテイリング

⑨ .017 × .025 βチタン
- バーティカルのボーイングがある場合
  犬歯遠心歯頸側と第二小臼歯近心歯冠側にユーティリティボタンとパワーチェーンを装着（ギャップボタン）
- 拡大・縮小が必要な場合はクロスエラスティックを使用

> 第一大臼歯-第二大臼歯間にステップがあるときも同様にギャップボタンを使用する場合あり

⑩ .0175 × .0175 βチタン（オーダーワイヤー）
- アンギュレーションの部位はパワータイを行う
- アップ＆ダウンエラスティック使用開始

> 咬合挙上やハーフオクルーザルパッドは徐々に切削していく

⑪ .016 βチタン
- 上下顎犬歯，第二小臼歯，第一大臼歯頬側にリンガルボタン装着

> アップ＆ダウンエラスティック使用

⑫ 咬合調整

⑬ ブラケット除去
- ある程度装置を外したら印象
  → リテーナー当日渡し
- セメント除去後印象
  → フィックスリテーナー作製
- 必要であれば咬合調整
- 口腔内写真，エックス線写真撮影

⑭ フィックスリテーナー装着
- フィックスリテーナーの上から印象して作製
  → 睡眠時使用

Incognito Step by Step の治療手順

治療ステップとアーチワイヤーの太さ

Step1
レベリングとトルクの確立

非抜歯	抜歯
.016 (.014) NiTi	(.016 × .022 NiTi)
↑	↑ .016 (.014) NiTi
.016 × .022 NiTi	↑ .016 × .022 NiTi
↑	↑
.018 × .025 NiTi	.018 × .025 NiTi

Step2
アンチマス牽引
.016 × .024 SS

Step3
ディテイリング、フィニッシング
.0182 × .0182 βチタン

各ステップのセルフチェック事項

Step1
- この時点で歯列列がレベリングされ回転が是正されている。
- 抜歯スペースを除き前歯部にはスペースはなく、スピーカーブも改善されており、トルクの確立が十分に行われている。特に抜歯ケースでは、抜歯スペース前後のインアウト、トルク、アンギュレーションが十分得られているか配慮する必要がある。

※抜歯ケースにおける注意点
① Step2 に備えて、Step1 のワイヤーは大臼歯遠心からストレートになるよう設計されている。このため、抜歯部位前後で設計されたインセットする際に大臼歯の回転や遠心部が動く。その結果、抜歯部位によっては、当該歯の頬側咬頭が挺出したり、回転や近心傾斜が過度に舌側傾斜するような力が働く。さらに前歯部・犬歯の配列に影響しうる。
② 大臼歯を単独牽引する場合、小臼歯が過度に舌側傾斜することも想定される。前歯部の配列に影響しうる。
③ ティップコントロールの不全から遠心傾斜や前歯部にプレアラアウトができることもある。
④ 上下顎前歯部をラウンドワイヤーでレベリング後、特に唇側皮質骨の薄い下顎では、歯肉退縮や重篤な歯根露出を生ずることが危惧される。.016 × .022 NiTi ワイヤーの左右側大臼歯間の部分をリデュースしたり、ワイヤールートパラグルトルクを入れる必要がある。

以上の4つの理由から、抜歯ケースにおけるレベリングとトルクの確立には十分な注意が必要である。

Step2
- この時点で大臼歯関係はⅠ級である。そうでない場合は顎間ゴムの使用や歯科矯正用アンカースクリューの使用を検討する。
- リボンワイズワイヤーを使用する特性上、特に抜歯ケースでは前歯部牽引時にボリンジンバルはボーイングが起こりやすい。このため、アンチボーイングカーブの付与やダブルカーブル牽引を行い、上顎にはパラタルバーなどを使用。下顎に関しても過度な舌側傾斜に注意しながら前歯部を牽引する必要がある。
- 非抜歯の場合でも大臼歯-第二大臼歯間でパワーチェーンによるスペース閉鎖を行った場合は、第二大臼歯の遠心回転が起こっていないか確認をする。

Step3
- この時点で上下顎のスペースは改善されている。機能性のチェックを行う。
- 前歯部のインアウト、回転、切縁の高さ、それぞれの歯のトルクの改善および確認を行う。上下顎の正中線、歯根の平行性も確認する。形態修正が必要な場合は必要に応じて行う。大臼歯関係の最終チェックをする。

【文　献】

1章

1) 町田　徹監訳：CT・MRI画像解剖ポケットアトラス1巻　頭部・頸部，第3版．メディカル・サイエンス・インターナショナル，2008．
2) 水野　操：3Dプリンターで世界はどう変わるのか．宝島社，2013．
3) アンソニー・アタラ：臓器を印刷する試み．TED.com．（https://www.ted.com/talks/anthony_atala_printing_a_human_kidney）
4) Mörmann WH：State of the Art of CAD/CAM Restorations：20 Years of CEREC．Quintessence Pub Co, 2006.
5) Kravitz ND, et al.：How well does Invisalign work? A prospective clinical study evaluating the efficacy of tooth movement with Invisalign．Am J Orthod Dentofacial Orthop，135（1）：27-35，2009．

10章

1) Inami T：Clinical considerations for the establishment of facial balance and harmony．In：Romano R, editor．Lingual and esthetic orthodontics．Hanover Park, Ill：Quintessence．2011；563-580．
2) 居波　徹，相澤一郎，佐奈正敏，重枝　徹，椿　丈二，義澤裕二，吉田哲也：リンガルブラケット矯正法—審美的矯正の基礎と臨床—．医歯薬出版株式会社，2009．
3) 相澤一郎，居波　徹，佐奈正敏，重枝　徹，椿　丈二，義澤裕二，吉田哲也：臨床の疑問に答える！リンガルブラケット矯正Q＆A 60．医歯薬出版株式会社，2015．
4) Lee J, Miyazawa K, Tabuchi M, Sato T, Kawaguchi M, Goto S：Effectiveness of en-masse retraction using midpalatal miniscrews and a modified transpalatal arch：Treatment duration and dento-skeletal changes．Korean J Orthod，44：88-95，2014．
5) 居波　徹：フルカスタム・フルデジタルリンガルブラケット矯正装置（仮称）の展望と臨床．近畿東海矯正歯科学会雑誌，49（1）：3-13，2014．

症例編

Case 07

1) Inami T, Nakano Y, Miyazawa K, Tabuchi M, Goto S：An adult skeletal II high-angle case treated with a fully customized lingual bracket appliance．Am J Orthod Dentofacial Orthop，150（4）：679-691，2016．

Case 08

1) Inami T, Ito G：Customized lingual bracket system and skeletal anchorage system for open bite correction．J Indian Orthod Soc，50（5）：44-54，2016．

索 引

● あ
アーチフォーム　136
アーチワイヤー　132
　　──の幅径の拡大　125
アーチワイヤーテンプレート　68
アーラスチックリンガルリガチャ　59
アクティブストップ　67,69,147
アナログセットアップ　23,37
アナログトレー　44,52
アンカレッジコントロール　150,157,170,182,189,199
アンギュレーション　59
アンギュレーションコントロール　108,205
アンギュレーション改善　61
アンマス牽引　108,110
アンマス牽引時のメカニクス　107
遊び　108
後付けブラケット　69

● い
イージーインサーション　8
イージーインサーションチューブ　135
イニシャルアーチワイヤー　66
インダイレクトボンディングトレー　28,32,38,44,131
インディビジュアルワイヤー　132
インビジブルリテーナー　141
医院の情報　131
印象材のチェックポイント　17
印象材の選択　16
印象用トレー　15

● う
ウイング　98

● お
オーバータイ　58
オープンコイル　67,68
オクルーザルパッド　8,54,82,131

● か
カスタムメイド　3
カスタムワイヤー　28
カリエス罹患率　10
下顎後退型上顎前突　176,182
下顎枝矢状分割術　201
下顎前歯部根尖の前方移動　104
開咬　150,189
拡大装置　68
顎間ゴム　179
患者情報　131

● き
ギャップボタン　110,114,123,152,205,211,218
記入用英語集　136
吸引成型トレー　44,131
臼歯部の近心傾斜の改善　123
臼歯部の近心傾斜の整直　114
臼歯部の跳ね上げ現象　118
臼歯部交叉咬合　201
臼歯部舌側傾斜　118
急速側方拡大装置　68,71
金属組成　11

● く
クラウンディスタルアンギュレーション　81
クラウンラビアルトルク　104,116
クリアプレシジョントレー　4,28,44,52,131
クロスエラスティック　126
クワドヘリックス拡大装置　68,70
空隙歯列　84

● け
ケース情報の送付　22
外科矯正　201
軽度の叢生　96
結紮力の比較　59
結紮法　58,89
犬歯の部分的遠心移動　104
研磨　27

● こ
コレクションティップベンド　113,114,122,152,205,218
個人トレー　15
口蓋部TAD　157
口唇閉鎖不全　157,163,170,208,214
光学スキャナー　21,36
　　──の正確性　21
光学印象　21
咬合挙上　54
咬合採得　20
咬合調整　54
骨格性下顎前突　201
骨格性下顎左側偏位　201

● さ
再印象の原因　17
再治療　163
作製工程　23

● し
シーガルボタン　114
シケイン　69,99,100
シケイン結紮法　97
シリコーンハードトレー　44,131
シリコーン印象　14
シリコーン印象法　16
シングルタイ　58
思春期　176
思春期患者　10
歯科矯正用アンカースクリュー　72,78,97,99,104,115,119,150,157,163,170,176,182,189,208
　　──の埋入部位　115
歯科用CBCT　39
歯根露出　102,104
歯軸傾斜　121
歯面のクリーニング　15
歯列のデジタル化　36
歯列弓幅径　117
歯列弓幅径の狭小　122
歯列弓幅径の調節　125
重度の叢生　101
小臼歯抜歯　176
小臼歯非抜歯　196
上顎前歯部根尖の前方移動　102
上顎前歯部唇側傾斜　163
上顎前突　189
上下顎関係改善　104
上下顎歯列弓幅径の側方拡大　148
上下顎前歯部の叢生　214
上下顎前突　157,170
診断用デジタルセットアップ　40
親水性　16

● す
スキャニング　23
スギヤマタイ　61,114,122
スケレタルアンカレッジシステム　72,78,189
スチールオーバータイ　59,104,108
スチールリガチャ　98
ステンレスワイヤー　96,132
ストリッピング　131
ストレートワイヤー　132
スナップ印象　204
スプリントユニット　8
スペースコントロール　136
スペース閉鎖　59,132
　　──のメカニクスパターン　119
スライディングメカニクス　104
スリーブ　98

索 引

垂直ゴム　121,191,204,212
● せ
セットアップチェック　23,38
セットアップレビュー　32
セパレーティングゴム　98
セパレーティング処置　68,71
セルフライゲーション　133
セルフライゲーションクリップ　147
セルフライゲーションスロット　66,79,97,98,102,196
セルフライゲーション効果　67
精密印象のプロトコール　14
切端咬合　150
石膏模型の作製　23
舌側咬頭の圧下　118
前歯部トルク　91
前歯部のカップリング　121
前歯部のトルクコントロール　4,8,92,157,163
前歯部の遠心ティップの防止策　109
前歯部の遠心傾斜の改善　122
前歯部の牽引方向　108
前歯部牽引時のメカニクス　185,192
前歯部叢生　208
● そ
装置の撤去法　140
叢生　96,144,194,208,214
● た
タッカー　123
タンデム法　101,102
ダブルケーブルテクニック　116,125,155,175,219
ダミー　97,98,101,104
大臼歯間歯列弓幅径の狭小　118
大臼歯近心頬側ローテーション　118
第二小臼歯の挺出コントロール　104
脱離の原因　53
脱離防止策　54
弾性回復　16
● ち
チューブ　8,32
治療用デジタルセットアップ　40
中等度の叢生　97
鋳造　27
● て
ティッシュガード　98
ティップコントロール　104,122
ティップチェーン　110,152,205,211,218

ティップチェーンエラスティクス　61
ティップバー　94,109,135
ディテイリング　121
ディテイリングワイヤー　122
ディボンディングプライヤー　140
デカルシフィケーション　10
デジタルセットアップ　23,37,44,131
デジタルトレー　44
デジタルリテラシー　33
デジタル技術　2
デジタル矯正治療システム　2
● と
トゥルーディフィニションスキャナー　21,36
トランスボンドIDB　52
トルク　59,121
トルク確立　96
トルク効果　89
トルクコントロール　58,88,150,170,182,189,198,201,218
トレー　136
● は
ハーフオクルーザルパッド　8,54,131
ハーブスト装置　72,74,194
ハイアングル　157,176,182
バーティカルコントロール　93,150,170,182,189,199,201
バーティカルのボーイング　90,175
バイトプレーン　135
バイヘリックス拡大装置　68
バドエッセン　6
パラタルバー　8,101,119,126,179
パワータイ　59,113,122,205,211,217
パワーチェーン　58,104,110,114,119,125,211,217
抜歯　157,182
抜歯スペースの閉鎖　104
抜歯症例　96
　　──のワイヤー選択　134
反対咬合　208
● ひ
非抜歯　144,89
非抜歯症例のワイヤー選択　135
非抜歯治療のプロトコール　65
● ふ
フィックスリテーナー　141
フィニッシング　121
フォーサス　72
フック付きチューブ　135

フレアアウト　101
ブラケット　8,32
　　──のポジショニング　14
　　──の設計　25
ブラケットスロットとワイヤーの遊び　107
ブラケットスロット幅　88
ブラケットベース　8,25
ブラケットポジショニング　44
ブラケット作製　131,136
ブラケット上部ウイング　66
ブラケット脱離　52
● へ
ベンディングロボット　28
● ほ
ホリゾンタルのボーイング　90,119,175,205
ホワイトスポット　10
保定装置　140
補助装置　72
● ま
マニュアルセットアップ　131
● め
メゼルのプライヤー　123
● ら
ラウンドトリップ　101
ラップアラウンドリテーナー　141
ラピッドプロトタイピング　26
ラボオーダーフォーム　66,84,96,130,136,146,153,165,172,197,210,216
● り
リデュース　104,152,204,211,217
リボンディング　8,51
リボンワイズシステムの特性　8
リボンワイズワイヤー　4,90,91,169,175
リンガルシース付きキャスティングリング　8
リンガルボタン　121
リンガルリガチャ　58
リンガル矯正のデメリット　3
● れ
レースタイ　217
レスキューワイヤー　109
レバーアーム　97,116,120
レベリング　96
レベリングステージ　66,96
レベリング時の副作用　102
レベルアンカレッジシステム　178,184,

索引

191,196

● ろ

ローアングル　166
ロープロファイルブラケット　8
ロングチューブ　8

● わ

ワイヤー　32,136
　　――の位置　88
　　――の設計　25
　　――の追加注文　137
ワイヤーサイズ　89,121
ワイヤーシークエンス　132
ワイヤーとブラケット幅の遊び　26
ワイヤーベンディングロボット　41

● 数字

1stオーダーベンド　8
2Dブラケット　68,69,71
2ndオーダーベンド　123
2フェーズシリコーン印象材　16
3Dデジタルセットアップ　39
3Dプリンター　2,4,25,28
8の字結紮　119
II級ゴム　72,73,132,191
III級ゴム　82,167,191,217

● ギリシャ文字

βチタンワイヤー　96,132

● A

AGPB　120
AngleI級　144
AngleII級　72,150,157,163,170
AngleII級1類　176,182
AngleII級2類　189,194
AngleIII級　81,201,208,214

● C

CAD/CAM　26,36
CAD/CAMシステム　3
CBCTデータ　24
CBCT画像　38,39

● D

DICOMデータ　38,40

● H

HARMONY　3

● I

Imprint Bite　20
Imprint3　16
Incognitoシステム　3,36
Incognitoの角線断面　89
Incognitoの作製工程　13
Inter Iincisal Angle　91
Invisalign　2
IPR　66,97,144
i-station　157
i-station マルチパターン　161

● L

LAS　178,184,191,196
lassoエラスティック　99
LOF　130

● M

MFT　207

● N

NiTiワイヤー　96,132

● O

O-lasso　100,101
O-lasso結紮法　97
Oリング　98

● S

SAS　78,192
STLデータ　36
suresmile　3,40

● T

TMP　22,30,39,96,97
　　――のメリット　30
Treatment Management Portal　22,30,37

● U

Unicem 2　52

● W

Wiechmann　5

あとがきにかえて

フルデジタル矯正治療の現在と将来

　デジタル技術の矯正治療への応用は，いままで築き上げられてきた矯正治療のパラダイムを大きく変化させ，次世代の矯正治療の姿を革新的に変化させていくことであろう．今後さらなるデジタル技術の向上により，矯正治療の診断はより予知性が高くなり，治療結果のクオリティも向上していくことが予想される．しかし，矯正治療というものを全体像として俯瞰して眺めてみれば，これまで述べてきたデジタル技術というものは，あくまでわれわれ矯正歯科医の診断，治療計画を作成する補助ツールにすぎないことを認識すべきであろう．

　矯正治療の主幹にかかわる各治療メカニクスの設計，矯正力をかける方向や量の決定，歯の移動のリアクションや治療中の患者の下顎位の変化などへの臨床的対応については，治療にあたる矯正歯科医の深い知識と経験が不可欠であり，デジタル技術が解決してくれるものではない．これからデジタル治療を志す矯正歯科医は，これまで同様に，診断学，治療学，また治療的手技であるワイヤーベンディング，バンド作製，鑞着などもあわせて研修，研鑽を積むべきである．

　また，これからのデジタル矯正では，デジタルセットアップおよび矯正装置の作製を進めるうえで，矯正歯科医と歯科技工士とがお互いの仕事の内容を理解してコミュニケーションを通じあうことが不可欠であり，デジタル矯正治療に習熟した矯正歯科医と歯科技工士との関係が望まれるところである．

　最後に，今後のデジタル技術の矯正治療への応用が正しく発展し，われわれ矯正歯科医，歯科技工士，なにより治療を受ける患者にとって素晴らしい未来がもたらされることを願い，稿を終えたい．

2017年9月

杉山晶二
広瀬圭三
居波　徹

【編著者略歴】

杉山　晶二
　1985 年　日本歯科大学歯学部卒業
　1992 年　医療法人社団 矯晶会 杉山矯正歯科医院（東京都渋谷区）

広瀬　圭三
　1985 年　日本歯科大学歯学部卒業
　1994 年　広瀬矯正歯科 西葛西クリニック（東京都江戸川区）
　1998 年　広瀬矯正歯科 六本木クリニック（東京都港区）

居波　徹
　1976 年　愛知学院大学歯学部卒業
　1981 年　いなみ矯正歯科（京都府宇治市）

フルデジタルによるカスタムリンガル矯正
治療のコンセプトとテクニック　　ISBN978-4-263-44510-5

2017 年 10 月 10 日　第 1 版第 1 刷発行

編集代表　杉　山　晶　二
発行者　白　石　泰　夫
発行所　医歯薬出版株式会社

〒113-8612　東京都文京区本駒込 1-7-10
TEL.（03）5395-7638（編集）・7630（販売）
FAX.（03）5395-7639（編集）・7633（販売）
http://www.ishiyaku.co.jp/
郵便振替番号 00190-5-13816

乱丁，落丁の際はお取り替えいたします　　印刷・あづま堂印刷／製本・皆川製本所

© Ishiyaku Publishers, Inc., 2017. Printed in Japan

本書の複製権・翻訳権・翻案権・上映権・譲渡権・貸与権・公衆送信権（送信可能化権を含む）・口述権は，医歯薬出版（株）が保有します．
本書を無断で複製する行為（コピー，スキャン，デジタルデータ化など）は，「私的使用のための複製」などの著作権法上の限られた例外を除き禁じられています．また私的使用に該当する場合であっても，請負業者等の第三者に依頼し上記の行為を行うことは違法となります．

JCOPY ＜（社）出版者著作権管理機構　委託出版物＞
本書をコピーやスキャン等により複製される場合は，そのつど事前に（社）出版者著作権管理機構（電話 03-3513-6969，FAX 03-3513-6979，e-mail : info@jcopy.or.jp）の許諾を得てください．